Dr. med. Jessica Klebe

Neustart fürs NERVENSYSTEM

REGULIEREN • NÄHREN • STÄRKEN

Dein Weg zu emotionaler Balance und körperlichem Wohlbefinden

riva

Inhalt

Dr. med. Jessica Klebe

Neustart fürs NERVENSYSTEM

REGULIEREN · NÄHREN · STÄRKEN

Für Jonne und Matilda

Vorwort von Florian Sump

Vor etwa zwei Jahren fing ich an, Dinge anders zu machen als vorher. Eigentlich begann es schon während der Pandemie, denn in dieser Zeit fand ich Beruhigung und Klarheit durch Atemübungen. Dass sowas wirklich funktioniert und kein Hokuspokus ist, faszinierte mich so sehr, dass ich fortan mein komplettes Umfeld damit vollquatschte, wie toll die Effekte dieser Atemübungen seien und dass jeder das einmal ausprobiert haben sollte. Die Gründe lagen doch auf der Hand: Es kostet nichts, ist an keinen bestimmten Glauben gebunden, frei zugänglich für alle Menschen, und wirkt sofort! Ich war gehypet. Es folgten kalte Duschen, Meditation, Sport, Vitamine und weitere Nährstoffe. Midlife-Crisis? Keine Ahnung, nach Krise hat sich das alles jedenfalls nicht angefühlt. Eher nach einem neuen Weg, meinem Körper etwas freundschaftlicher und bewusster zu begegnen als die Jahrzehnte zuvor. Das alles hatte für mich aber nichts zu tun mit der überall um sich greifenden, fast schon zwanghaften Selbstoptimierung, sondern wurde lediglich von mir praktiziert, um mir ein gutes Gefühl mit mir selbst zu geben und Ruhe zu finden. Wie oft spürt man schon Ruhe im stressigen Alltag? Und was kann man selbst dafür tun?

Wie ich herausfand, konnte ich eine ganze Menge dafür tun. Aber warum die Dinge, die ich jetzt anders machte als vorher, wirklich funktionierten und mir halfen, ein neues Gleichgewicht zu finden, das wurde mir erst beim Lesen dieses Buches so richtig klar. Wer sich *Neustart fürs Nervensystem* von Jessica Klebe ähnlich interessiert und begeistert durchliest wie ich, der wird verstehen, wie unser Körper funktioniert und wie viel wir selbst tun können, um unser geschundenes Nervensystem wieder auf Vordermann zu bringen. Spoiler: eine ganze Menge!

Wer auch immer du bist: Das hier ist essenzielles Wissen, das dein Leben und dein Verständnis von dir selbst so sehr bereichern kann, dass ich direkt wieder anfangen will, jeden damit vollzuquatschen. Lass ich aber lieber sein, dafür ist das Thema zu komplex und facettenreich. Außerdem gibt es ja jetzt dieses wunderbare Buch, das ich in seiner Entstehung begleiten durfte und das diesen Job mit Bravour erledigt.

Viel Freude beim Lesen!
Florian
Sänger der Kinderband *Deine Freunde* und ehemaliger Sänger der Popband *Echt*

Hilfe für alle, deren Batterien leer sind

Dieses Buch ist für alle, die montagmorgens aufwachen und sich wünschen, es wäre schon Freitag – weil sie ihre Woche nicht wirklich leben, sondern nur überstehen. Der Alltag fühlt sich wie eine endlose To-do-Liste an, während die eigenen Energiereserven immer weiter schwinden und sich allmählich körperliche und emotionale Erschöpfungszustände bemerkbar machen.

In unserer leistungsorientierten, schnelllebigen Gesellschaft ist Stress längst zur Normalität geworden. Doch anhaltender Druck und chronische Anspannung fordern ihren Preis – auf körperlicher, geistiger und seelischer Ebene.

Dieses Buch ist für dich, wenn du spürst, dass der ständige Stress an dir zehrt, und du einen Weg suchst, um deine innere Balance zurückzugewinnen. Es bietet dir ein ganzheitliches Konzept, das dir hilft, dein Nervensystem zu stärken, deine Batterien nachhaltig aufzuladen und das Leben wieder bewusst zu genießen.

Warum ich dieses Buch schreibe

Ich habe viele Jahre als Fachärztin für Innere Medizin in der klassischen Schulmedizin gearbeitet und mir dabei auch häufig die Nächte in Notaufnahmen und auf Intensivstationen um die Ohren geschlagen. Mein Blick auf den menschlichen Körper war geprägt von klaren Strukturen: Wir hatten Fachabteilungen, Spezialisten für jedes Organ und Symptome, die wir vor allem versuchten, mithilfe von Medikamenten in den Griff zu bekommen. Doch in all diesen Jahren war mir nicht bewusst, dass ich dabei immer nur Teile eines Ganzen sah – wie Puzzlestücke, die kein vollständiges Bild ergaben. Erst ein einschneidendes persönliches Erlebnis hat meine Perspektive grundlegend verändert.

2016 nahm sich meine Mutter nach langjähriger psychischer Erkrankung das Leben. Meine Tochter war zu diesem Zeitpunkt gerade erst anderthalb Jahre alt und ich war schwanger mit meinem Sohn. Schon während meiner Kindheit hatte meine Mutter immer wieder Phasen, in denen sie psychisch instabil war und in Kliniken behandelt werden musste. In vielen Jahren der Sorge um sie stand ich dauerhaft unter chronischem Stress. Über Jahre lebte ich mit der ständigen Angst, dass meine Mutter sich das Leben nehmen könnte. Diese Angst war wie ein Schatten, der mich überallhin begleitete – während ich als junge Assistenzärztin 60-Stunden-Wochen absolvierte und selbst erst lernen musste, mit der großen beruflichen Verantwortung umzugehen.

Als es geschah, wurde mir klar: Auf einen solchen Verlust kann man sich niemals wirklich vorbereiten. Der Schock traf mich tief – nicht nur emotional, sondern auch in meinem beruflichen Selbstverständnis. Plötzlich stellte ich mir Fragen, die ich zuvor nie zugelassen hatte. Wie kann ich trotz allem, was ich erlebt habe, glücklich sein? Wie kann ich verhindern, dass meine Kinder eines Tages eine ähnliche Last tragen müssen, wie ich sie getragen habe? Ich begann, unzählige Bücher zu lesen, Podcasts zu hören und zunehmend Fortbildungen in ganzheitlicher Medizin zu absolvieren. Ich machte mehrere Coaching-Ausbildungen und vertiefte mich immer weiter in die Frage, was uns Menschen wirklich gesund und glücklich erhält.

Nach und nach begann ich zu begreifen, dass wir weit mehr sind als die Summe unserer Organe und Systeme. Der Verlust meiner Mutter zwang mich, meine eigene Haltung zu hinterfragen und mich mit dem auseinanderzusetzen, was die Schulmedizin oft ausklammert: die Verbindung zwischen Körper, Geist und Seele.

Alles ist miteinander verbunden

Ich erkannte, dass unser Nervensystem ein zentraler Schlüssel ist, um den Menschen ganzheitlich zu verstehen. Es ist der Ort, an dem alle Erfahrungen – aus der Gegenwart wie aus der Vergangenheit – in unseren Erinnerungen gespeichert sind. Chronischer Stress, der in unserer modernen Welt allgegenwärtig ist, trifft stets auf alte, oft unbewusste Wunden. Diese hinterlassen nicht nur Spuren im Nervensystem, sondern äußern sich in unserem gesamten Körper. Zusammen entfalten sie eine Dynamik, die unsere Gesundheit auf allen Ebenen beeinflusst.

Viele Erkrankungen, die ich über Jahre hinweg behandelt habe – von chronischen Schmerzen über Verdauungsprobleme, Autoimmunerkrankungen bis hin zu Herz-Kreislauf-Erkrankungen –, hatten oft neben der rein organischen Ursache auch eine tiefere Wurzel, die ich damals nicht erkannte: den anhaltenden Stress in Körper und Nervensystem. Wir diagnostizieren in unserem Medizinsystem diese Krankheiten, behandeln die Symptome und verschreiben Medikamente, doch die chronischen Stressoren bestehen unter der Oberfläche weiter. Wir bekämpfen die Äste, während die Wurzeln ungehindert weiterwachsen.

Mittlerweile weiß ich, dass Heilung nicht allein durch Tabletten und Diagnosen erreicht werden kann. Ich bin nicht gegen die Schulmedizin – im Gegenteil. Ich sehe ihren Wert und ihre Notwendigkeit und konnte durch sie in der Klinik selbst dazu beitragen, Leben zu retten. Doch gerade bei chronischen Erkrankungen reicht es meist nicht, nur die Symptome zu behandeln. Es braucht einen Blick, der tiefer geht.

Der Weg zu Gesundheit und Wohlbefinden ist kein passiver Prozess, sondern ein Weg, den Arzt und Patient nur zusammen gehen können. Ich habe erkannt, dass ich als Behandlerin den Karren nicht allein aus dem Dreck ziehen kann. Eigenverantwortung spielt eine zentrale Rolle. Wer dauerhaft gesund sein möchte, muss verstehen, dass Heilung nicht ausschließlich von außen kommt, sondern zu einem großen Teil aus uns selbst heraus geschieht – wenn wir unserem Körper, unserem Nervensystem und unserer Seele die richtigen Bedingungen dafür schaffen.

Es ist ein Trugschluss zu glauben, dass die Ursachen psychischer Symptome immer nur im Kopf zu finden sind und die Ursachen körperlicher Symptome nur im Körper. Alles ist ein Netzwerk. Es ist sicher kein Zufall, dass so viele Menschen mit körperlichen Erkrankungen auch psychische Symptome entwickeln – und umgekehrt. Wenn wir dem begegnen wollen, müssen wir den Menschen als Ganzes betrachten – nicht in isolierten Teilen, als ließe sich das Herz vom Bauch und der Bauch vom Gehirn trennen.

Dieses Buch ist mein Versuch, eine Brücke zu schlagen – zwischen der Schulmedizin, die ich immer noch praktiziere, und einer ganzheitlichen Sichtweise, die mich gelehrt hat, den Menschen in seiner Gesamtheit zu sehen.

Fünf Säulen, auf denen ein starkes Nervensystem ruht

Wenn wir an ein gesundes Nervensystem denken, verbinden viele damit oft Entspannungsübungen. Diese sind zweifellos eine wichtige Säule für ein gesundes und widerstandsfähiges Nervensystem. Mittlerweile weiß ich jedoch, dass das nicht reicht. Nicht selten liegen treibende Stressoren im Unterbewusstsein verborgen oder es bestehen zahlreiche Nährstoffmängel, die eine gute Regulation des Körpers verhindern. Ganzheitliche Gesundheit basiert also immer auf mehreren Säulen.

Ich werde dir fünf Säulen vorstellen, die die essenziellen Grundpfeiler für ein nervenstarkes Leben bilden – basierend auf wissenschaftlicher Forschung, zahlreichen Fortbildungen und jahrelanger eigener Erfahrung. Die fünf Säulen sind:

1. **Essenzielles Wissen:** In den ersten Kapiteln des Buches wird es darum gehen, dir ein ganzheitliches Gesundheitsverständnis und tiefgreifendes Wissen über das Nervensystem zu vermitteln.
2. **Gesundes Denken:** Hier nutzen wir dein denkendes Gehirn, um Bewusstheit darüber zu erlangen, welche unbewussten, erlernten Muster dich bisher begleitet haben. Wir ersetzen stresserzeugende Denkmuster durch gesunde, Ruhe bringende Denkstrukturen. Auch auf das Unterbewusstsein gehen wir hierbei ein.
3. **Gesundes Fühlen:** Hierbei geht es darum, die Welt der Emotionen besser zu verstehen und einen gesunden Umgang mit ihnen zu entwickeln. Du erfährst, warum Emotionen wichtig sind und wie sie auf unseren Körper wirken. Zudem beleuchten wir ungesunde Bewältigungsstrategien, die langfristig Stress verstärken, und ich zeige dir Wege auf, wie du gesunde Alternativen für dich finden kannst.
4. **Körperarbeit:** Bei dieser Säule nutzen wir den Körper als Schlüssel zur Regulierung des Nervensystems. Denn Stress und belastende Erfahrungen zeigen sich nicht nur in unserem Geist, sondern manifestieren sich im gesamten Körper – auch in unseren Muskeln, Faszien und Gelenken.
5. **Die Organe nähren:** Bei dieser Säule geht es um die körperlichen Auswirkungen von chronischem Stress. Wir sehen uns an, wie eine gezielte darmgesunde Ernährung, Nährstofftherapie, Blutzuckerregulation sowie die Unterstützung der Entgiftungsleistung zur Stärkung des Nervensystems beitragen können.

Aaron Antonovsky, ein renommierter Medizinsoziologe, prägte den salutogenetischen Gesundheitsansatz. Er stellte die Frage »Was hält uns gesund?« statt, wie in der Medizin meist üblich, »Was macht uns krank?«. So definierte er den Begriff des Kohärenzsinns, der die innere Haltung eines Menschen beschreibt, die Gesundheit maßgeblich fördert, die psychische Widerstandsfähigkeit stärkt und sogar das Leben verlängern kann.[1] Kurz gesagt erscheint uns etwas kohärent – oder stimmig –, wenn drei Aspekte erfüllt sind:

- **Verstehbarkeit:** Wir können uns auf die Umstände einen Reim machen.
- **Handhabbarkeit:** Wir haben grundsätzlich das Gefühl, dass wir etwas bewirken können.
- **Sinnhaftigkeit:** Aufgaben und Ereignisse im Leben ergeben für uns einen Sinn.

Genau aus diesem Grund erhältst du in den ersten Kapiteln das nötige Wissen, das es braucht, um dir Verstehbarkeit zu vermitteln. Im Laufe der Kapitel entsteht daraus idealerweise eine wachsende Sinnhaftigkeit – du erkennst noch mehr, warum es sich lohnt, dich mit diesen Themen zu beschäftigen. Last but not least erwarten dich praktische Handlungsimpulse, die dir helfen, das Gelernte auch in deinem Alltag umzusetzen und damit Handhabbarkeit zu erfahren.

Vorweg ist es mir wichtig zu sagen, dass die Auseinandersetzung mit dem Nervensystem auf emotionaler, psychischer und körperlicher Ebene für manche Menschen herausfordernd sein kann. Es könnte sich anfühlen, als würde die Tür zu einem Kleiderschrank geöffnet, in dem es schon jahrelang unordentlich gewesen ist.

Andererseits gibt es Menschen – vielleicht so wie dich –, denen es ganz leicht fällt, die Inhalte zu lesen und umzusetzen und die rasch merken, wie sie sich immer besser fühlen. Deshalb ist es mir auch so wichtig, dass du die Inhalte des Buches in deinem eigenen, nervensystemfreundlichen Tempo liest und umsetzt.

Für manche könnte die Devise *The slower you go, the faster you grow* (»Je langsamer du gehst, desto schneller wächst du«) von immenser Bedeutung sein, während andere schnell voranschreiten möchten. Es gibt kein Richtig oder Falsch. Auf sich selbst zu achten, ist immer eine sehr gesunde Wahl.

KAPITEL 1

Die Kapazität der Gesundheit

In diesem Kapitel möchte ich dir zunächst ein grundlegendes Verständnis dafür vermitteln, wie unser Körper als Ganzes funktioniert, denn letztlich hängt alles in deinem Körper zusammen und beeinflusst sich gegenseitig. So kannst du deine Nervengesundheit beispielsweise nicht unabhängig von deiner Darmgesundheit betrachten – und umgekehrt.

In meinem Verständnis von Gesundheit ist es außerdem so, dass es meist nicht »die eine Sache« gibt, die uns krank macht oder gesund hält. Vielmehr kommen wir alle mit einer gewissen Gesundheitskapazität auf die Welt. Als Metapher dafür kannst du dir ein großes Fass vorstellen. Je nachdem, welche genetischen Voraussetzungen du hast, wie viele Stressoren oder andere Belastungsfaktoren deine Mutter während der Schwangerschaft erlebt hat und wie gut deine Bedürfnisse in den ersten wichtigen Jahren deines Lebens erfüllt wurden, entwickelst du ein größeres oder kleineres Gesundheitsfass.

Dieses Gesundheitsfass füllt sich im Laufe deines Lebens schneller oder langsamer durch Triggerfaktoren, die deine Gesundheit beeinträchtigen. Solange diese das Fass nicht

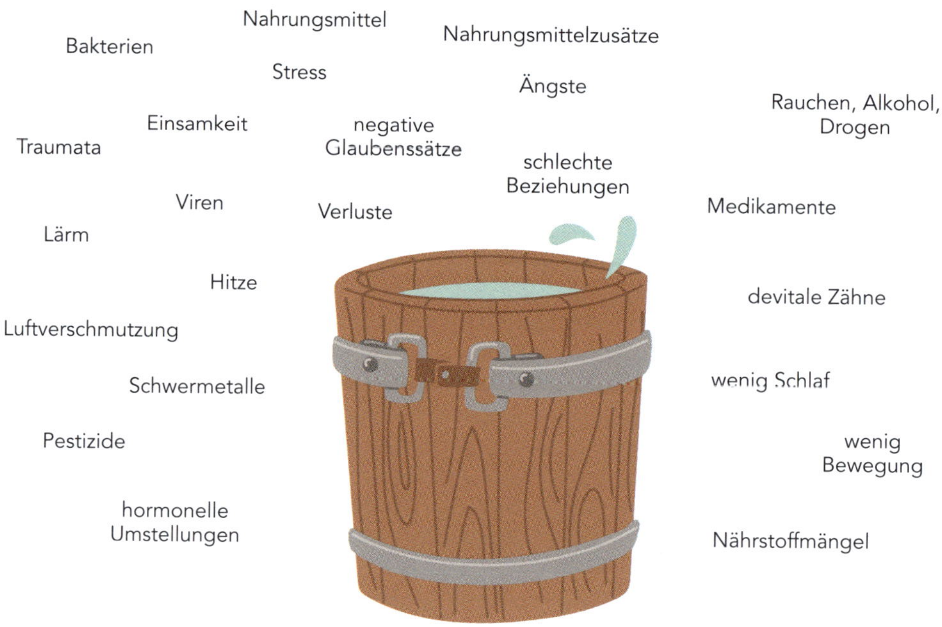

Unterschiedliche Triggerfaktoren können dazu beitragen, dass dein Gesundheitsfass überläuft.

zum Überlaufen bringen, kannst du gut damit umgehen. Je größer dein Fass ist, umso länger geht es gut. Läuft es jedoch irgendwann über, können Krankheiten entstehen.

Triggerfaktoren können vielfältiger Natur sein. Die nebenstehende Abbildung gibt dir einen Überblick darüber, um welche Einflussgrößen es sich im Einzelnen handeln kann. In unserer westlichen Medizin gehen wir meist von einer einzigen Krankheitsursache aus. Beispielsweise sagt man, Gefäßplaque hat einen Herzinfarkt ausgelöst. An dieser Stelle hört die Suche nach den Verursachern meist schon auf. Doch es gibt viele weitere Faktoren, die den Ausbruch einer Erkrankung mitverursachen können: Nährstoffmängel, Entzündungen oder – sehr häufig vorkommend – eine stark treibende mitverursachende psychoemotionale Komponente.

Mein Ausbilder in medizinischer Hypnose – Dr. Steve Bierman, Direktor der *Noetic Medicine Initiative* am Andrew Weil Center for Integrative Medicine der University of Arizona in den USA – hat viele Jahrzehnte mit unfassbaren Erfolgen hypnotische Techniken angewandt, sowohl als Notfallmediziner direkt in der Notaufnahme als auch später in eigener Praxis. Eine Frage, die er jedem Patienten stellt, lautet in etwa: »Ich weiß, Sie wissen es nicht, ich als Ihr Arzt weiß es auch nicht, aber wenn Sie einfach nur raten sollten … Warum bekommen Sie Ihre Erkrankung gerade heute? Warum jetzt? Nicht vor drei Monaten, nicht vor zwei Wochen?« Und er bekommt erstaunliche Antworten. So sagte ein Mann mit einer Nebenhodenentzündung: »Meinen Sie, das wird mich morgen vor der Sterilisation bewahren? Meine Frau besteht unbedingt darauf.«[2] Auch ich bekomme auf diese Frage oft weiterführende Antworten. Wir sollten also unser Blickfeld dafür öffnen, dass es Dinge gibt, die im Labor nicht erfassbar sind – und trotzdem sind sie da und können Hinweise auf den weiteren Umgang mit der Krankheit geben.

• PRAKTISCHE ANREGUNG •

Erstelle dein eigenes Gesundheitsfass und schätze ein, wie hoch es aktuell gefüllt ist und welche Triggerfaktoren von besonderer Bedeutung sind. Schau während des Lesens immer mal wieder auf dieses Fass und reflektiere, ob du noch etwas hinzufügen möchtest oder ob es Triggerfaktoren gibt, die du schon beseitigt hast.

Die wichtigsten Systeme des Körpers

Im Folgenden werde ich dir nun die wichtigsten Funktionsabteilungen deines Körpers so einfach wie möglich erklären. Sie machen als Ganzes deine Gesundheit aus, wenn sie fein aufeinander abgestimmt funktionieren.

Das Nervensystem

Wie dein Nervensystem im Einzelnen aufgebaut ist und funktioniert, erfährst du im zweiten Kapitel genauer. An dieser Stelle möchte ich dir für dein ganzheitliches Körperverständnis das Nervensystem jedoch schon einmal als bedeutende Stellschraube für Wohlbefinden präsentieren. Das Nervensystem ist die Steuerzentrale, von der aus dein gesamter Körper über Nervenbahnen angesteuert und beeinflusst wird. Gleichzeitig werden über diese Nervenbahnen auch Informationen aus dem Inneren des Körpers oder aus der Umwelt weitergeleitet.

Ich nenne unser Nervensystem daher auch gern den Dirigenten des Organorchesters, um zu verdeutlichen, dass ohne ein gesundes Nervensystem nichts funktioniert. Wenn der Dirigent die falschen Signale sendet, dann spielt das ein oder andere Organ auf Dauer zu leise, zu laute, schiefe oder gar keine Töne.

Das Herz-Kreislauf-System

Das Herz-Kreislauf-System ist das zentrale Versorgungssystem des Körpers. Es besteht aus Herz, Blutgefäßen und Blut. Das Herz pumpt unaufhörlich Blut durch ein weit verzweigtes Gefäßnetz, sodass Sauerstoff, Nährstoffe, Hormone und andere lebenswichtige Stoffe jede Zelle erreichen. Gleichzeitig werden Abfallprodukte wie Kohlendioxid abtransportiert. Arterien bringen sauerstoffreiches Blut vom Herzen zu den Organen, Venen transportieren sauerstoffarmes Blut zurück. In den feinen Kapillaren findet der Austausch von Sauerstoff und Nährstoffen statt. Die Hauptaufgabe ist also, die Versorgung aller Zellen sicherzustellen und überschüssige Stoffe auszuleiten – ohne gute Durchblutung kann der Körper nicht funktionieren.

Herz-Kreislauf- und Nervensystem sind eng verbunden. Das Nervensystem reguliert zum Beispiel den Herzschlag und die Gefäßweite. Umgekehrt ist das Gehirn stark von der Durchblutung abhängig: Es macht nur 2 Prozent des Körpergewichts aus, verbraucht aber rund 20 Prozent von Sauerstoff und Energie. Schon geringe Durchblutungsstörungen können Konzentration, Gedächtnis und Stimmung beeinträchtigen.

Das Atmungssystem

Die Lunge ist das zentrale Organ der Atmung und verantwortlich für den Gasaustausch zwischen Körper und Umwelt. Sie besteht aus einer rechten und einer linken Lunge, die jeweils in Lappen unterteilt sind. Ihre Hauptaufgabe ist es, Sauerstoff aus der Luft ins Blut aufzunehmen und Kohlendioxid – ein Abfallprodukt des Stoffwechsels – abzugeben. Dieser Gasaustausch hilft außerdem, den pH-Wert des Bluts stabil zu halten, und trägt zur Regulierung des Säure-Basen-Haushalts bei.

Die Atmung wird durch Muskeln gesteuert, vor allem durch das Zwerchfell. Es zieht sich bei der Einatmung zusammen und bewegt sich nach unten, wodurch ein Unterdruck entsteht, der Luft in die Lunge zieht. Gleichzeitig heben sich die Rippen durch die Zwischenrippenmuskulatur. Beim Ausatmen entspannen sich die Muskeln, der Brustraum wird kleiner und die Luft strömt wieder aus der Lunge.

Auch das Nervensystem beeinflusst die Atmung. Bei Stress oder körperlicher Aktivität wird die Atmung schneller, in Ruhe wird sie langsamer und tiefer. Eine ruhige, gleichmäßige Atmung ist ein Zeichen für ein entspanntes Nervensystem – und kann dieses gleichzeitig positiv beeinflussen.

Die Verdauungsorgane

In der ursachenbasierten Medizin sagen wir gern »Krankheit beginnt im Darm«. Schließlich bilden die Verdauungsorgane neben der Haut die wichtigste Grenzschicht nach außen und schützen uns vor unerwünschten Eindringlingen, wenn wir sie gut behandeln. Sie bilden dabei ein komplexes System, das dafür verantwortlich ist, Nahrung aufzunehmen, zu zerkleinern, Nährstoffe für den Körper bereitzustellen und Abfallstoffe auszuscheiden. Die Verdauung beginnt im Mund und endet am After. Jeder Abschnitt hat spezifische Aufgaben:

- **Mund und Speiseröhre:** Die Nahrung wird zerkleinert und mit Speichel vermischt. Er enthält Enzyme, die bereits Kohlenhydrate spalten. Schon hier fängt die Verdauungsleistung also an.
- **Magen:** Er zerkleinert die Nahrung weiter und mischt sie mit Magensäure, die schädliche Keime abtötet und Nahrungsbestandteile aufspaltet.
- **Leber:** Die Leber produziert die Gallenflüssigkeit, die für die Fettverdauung wichtig ist. Außerdem filtert sie Schadstoffe und hilft, Nährstoffe aus der Nahrung weiterzuverarbeiten.
- **Galle:** Neben der Ausschleusung von Giftstoffen über die Gallenflüssigkeit hat sie die Aufgabe, bei der Fettverdauung zu helfen.
- **Bauchspeicheldrüse:** Neben Insulin – das Hormon, das den Zucker aus dem Blut in unsere Zellen schleust – bildet sie nahrungsspaltende Enzyme.
- **Dünndarm:** Dies ist das Hauptorgan der Nährstoffaufnahme. Mithilfe der Verdauungssäfte aus Leber und Bauchspeicheldrüse werden die Makronährstoffe (Fette, Eiweiße und Kohlenhydrate) in ihre kleinsten Bausteine (Mikronährstoffe) zerlegt und über die Darmwand ins Blut aufgenommen.
- **Dickdarm:** Hier werden Wasser und Mineralstoffe zurückgewonnen, während Bakterien der Darmflora (die Gesamtheit dieser Bakterien wird Mikrobiom genannt) Ballaststoffe abbauen und unter anderem Vitamine produzieren.

Wichtig für das weitere Verständnis ist das Wissen, dass der Darm kein glatter Schlauch ist. Stattdessen besitzt er viele feine, fingerartige Ausstülpungen, die sogenannten Zotten. Dies erhöht die Oberfläche des Darms um ein Vielfaches und so können die Nährstoffe so effizient wie möglich aufgenommen werden. Die Darmschleimhautzellen, die diese Zotten auskleiden, sind durch dichte Verbindungen – sogenannte *Tight Junctions* – eng miteinander verbunden, sodass zwischen ihnen nicht einfach Darminhalt weiter ins Körperinnere gelangen kann. Eine zusätzliche Schutzbarriere ist eine Schleimschicht, die wie ein schützender Teppich die Darmschleimhaut bedeckt. In ihr sind auch lösliche Abwehrstoffe eingebettet (sogenanntes lösliches Immunglobulin A), die potenziell gefährliche Mikroorganismen abwehren.

Die Bedeutung der Verdauungsorgane geht weit über die reine Verdauungsleistung hinaus. Der Darm wird oft auch als »zweites Gehirn« bezeichnet, da er mit seinen Millionen von Nervenzellen ein eigenes *enterisches* Nervensystem hat (*enteron*, griechisch für »Darm«).

Die enge Verbindung mit dem zentralen Nervensystem wird auch als Darm-Hirn-Achse bezeichnet. Hierbei gehen deutlich mehr Nervenimpulse vom Darm zum Hirn als umgekehrt – was die Bedeutsamkeit der Darmgesundheit in Bezug auf die Nervensystemgesundheit unterstreicht. Das Mikrobiom spielt in diesem Gehirn-Nerven-Netzwerk eine wichtige Rolle, da es über Signalmoleküle und Stoffwechselprodukte direkt mit den Darmschleimhautzellen, den Nervenzellen und dem Immunsystem kommuniziert.

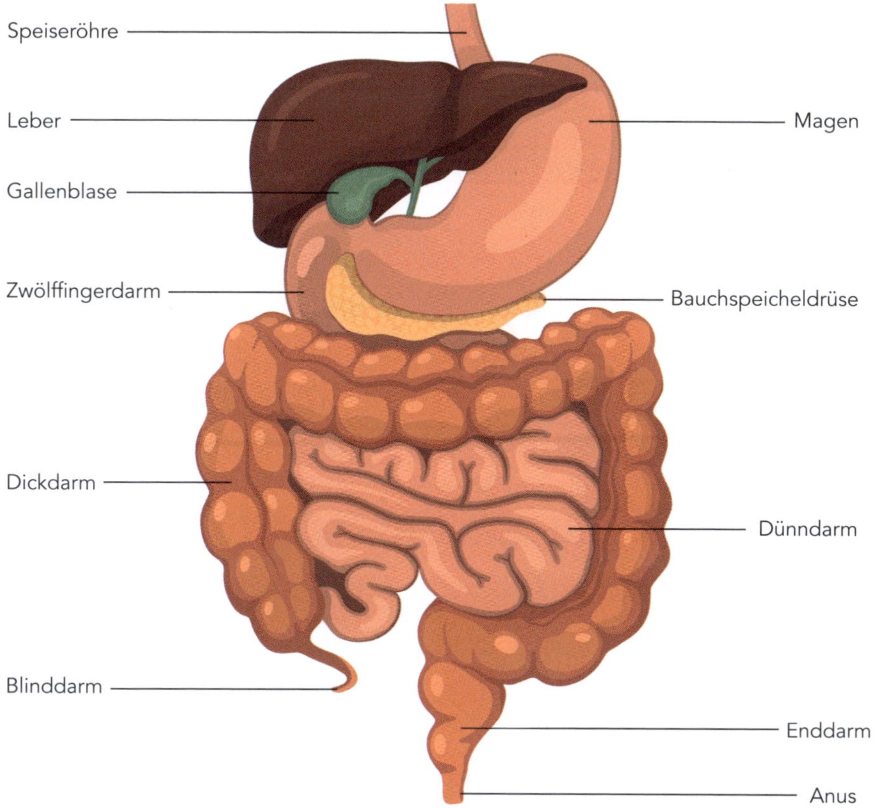

Die gesamten Verdauungsorgane sind ein fein aufeinander abgestimmtes System.

Die Abbau- und Entgiftungsorgane

Die Entgiftungsorgane sind dafür zuständig, schädliche Stoffe aus dem Körper zu entfernen. Dazu gehören Substanzen wie Umweltgifte, Medikamente, Stoffwechselabfallprodukte oder überschüssige Hormone. Die Hauptakteure dieses Reinigungssystems sind die Leber, die Nieren und der Darm. Aber auch Haut und Lunge sind unterstützend tätig. Jedes Organ trägt auf seine Weise dazu bei, den Körper sauber und gesund zu halten.

Die Leber

Sie ist unsere innere Müllverbrennungsanlage. Sie ist nämlich dazu in der Lage, Giftstoffe in einem komplexen, mehrschrittigen Prozess so umzuwandeln, dass sie dann über die Galle und den Darm oder über die Niere ausgeschieden werden können.

Die Leber hat aber noch vielfältige weitere Aufgaben. So ist sie auch eine Lagerhalle und speichert unter anderem Zucker und Vitamine, während sie zugleich als Produktionsstätte wichtige Eiweiße für das Blut und die Blutgerinnung produziert. Als Stoffwechselzentrale koordiniert sie außerdem den Zucker-, Fett- und Eiweißstoffwechsel und mischt auch bei der Krankheitsabwehr mit.

Die Niere

Ein weiteres wichtiges Entgiftungsorgan ist die Niere. Sie ist paarig auf Höhe der Taille angelegt und filtert unser Blut. Hierbei entfernt sie Giftstoffe aus dem Körper und hilft, den Blutdruck sowie Elektrolyt- und Säure-Basen-Haushalt zu regulieren. Wie ein feinfühliger Wasser- und Salzmanager prüft sie ständig, wie konzentriert der Urin ist. Je nach Bedarf hält sie Wasser und Elektrolyte im Körper zurück oder gibt sie zur Ausscheidung frei.

Das Immunsystem

Das Immunsystem ist unser körpereigenes Abwehrsystem, das uns vor Krankheitserregern wie Viren, Bakterien und Parasiten schützt. Es spielt aber auch eine zentrale Rolle dabei, entartete Körperzellen zu erkennen, auszuschalten und uns vor anderen schädlichen Einflüssen wie unverträglichen Nahrungsmittelbestandteilen zu bewahren. Es funktioniert wie eine gut organisierte Armee, die in verschiedenen Bereichen unseres

Körpers aktiv ist. Ein Großteil der Immunzellen befindet sich dabei direkt hinter der Darmschleimhaut. Dies ist besonders sinnvoll, da Krankheitserreger häufig über die Schleimhäute in unseren Körper eindringen.

Man unterscheidet zwischen zwei Teilen des Immunsystems: dem angeborenen und dem erworbenen Immunsystem. Das angeborene Immunsystem funktioniert wie eine Alarmanlage – es reagiert schnell, aber eher unspezifisch auf Eindringlinge. Es ist daher nicht so genau in dem, was es tut.

Das erworbene Immunsystem wird erst aktiv, wenn der Körper in Kontakt mit Krankheitserregern oder bestimmten Bestandteilen aus der Nahrung gekommen ist. Es bildet Antikörper und geht gezielt gegen Eindringlinge vor. Ein besonders wichtiger Aspekt des erworbenen Immunsystems ist, dass es lernfähig ist: Es merkt sich Infektionen und kann beim nächsten Kontakt schneller und gezielter reagieren.

Neben seiner Abwehrfunktion muss das Immunsystem auch in der Lage sein, wieder zur Ruhe zu kommen – eine Aufgabe, die umso schwerer fällt, je stärker der Körper durch Triggerfaktoren belastet ist.

Es besteht eine enge Wechselwirkung zwischen Immun- und Nervensystem. Über Nervenimpulse und Botenstoffe, die *Zytokine* genannt werden, tauschen beide Systeme ständig Informationen aus. Bei einer Infektion sendet das Immunsystem Signale an das Gehirn, die zum Beispiel Fieber auslösen und das Bedürfnis nach Ruhe verstärken – dies ist als das sogenannte Krankheitsverhalten *(sickness behaviour)* bekannt. Dieser Effekt ist gewollt, damit wir uns ausruhen und Energie in die Immunabwehr stecken können. Leider gehen viele Menschen regelmäßig mit Medikamenten über diese sinnvolle Reaktion hinweg, um weiter funktionieren zu können. Doch langfristig kann dies dem Körper schaden, da er nicht die notwendige Zeit bekommt, sich zu regenerieren.

Das Hormonsystem

Das Hormonsystem ist ein Netzwerk aus Drüsen und Geweben, das über chemische Botenstoffe – die Hormone – nahezu alle wichtigen Vorgänge im Körper steuert.

Hormone regulieren zentrale Körperfunktionen wie den Stoffwechsel, den Schlaf-Wach-Rhythmus, Wachstum, Fortpflanzung und die Stressreaktion. Wichtige hormonproduzierende Drüsen und ihre Aufgaben sind:

- **Schilddrüse:** Sie produziert unsere Schilddrüsenhormone, die die wichtigsten Taktgeber unseres Stoffwechsels sind. Sie beeinflussen den Energieverbrauch, die Wärmeproduktion, die Kreislaufaktivität, neuronale Funktionen und das Wachstum.
- **Bauchspeicheldrüse:** Sie bildet Insulin zur Blutzuckersenkung und Glukagon als Gegenspieler. Außerdem stellt sie noch andere Hormone her, zum Beispiel Somatostatin, das andere Hormone bremst, und ein weiteres Hormon, das die Verdauung steuert.
- **Nebennieren:** Sie produzieren Stresshormone (zum Beispiel Cortisol oder Adrenalin), Geschlechtshormone sowie Hormone zur Steuerung des Salz- und Wasserhaushalts (Aldosteron).
- **Eierstöcke (bei Frauen):** Sie bilden die weiblichen Geschlechtshormone (beispielsweise Östrogen oder Progesteron).
- **Hoden (bei Männern):** Sie produzieren vor allem das männliche Geschlechtshormon Testosteron. Dies wird jedoch in kleinen Mengen auch in Östrogen umgewandelt.

Das Hormonsystem arbeitet eng mit anderen Systemen wie dem Nervensystem, dem Immunsystem und dem Kreislaufsystem zusammen, was unseren Organismus zu einem besonders empfindlichen und komplexen Netzwerk macht. Ein ausgewogenes Hormonsystem ist entscheidend für unser körperliches und geistiges Wohlbefinden. Faktoren wie Schlaf, Ernährung, Bewegung und Stressmanagement tragen entscheidend dazu bei, das sensible Gleichgewicht der Hormone zu bewahren und somit die Gesundheit langfristig zu fördern.

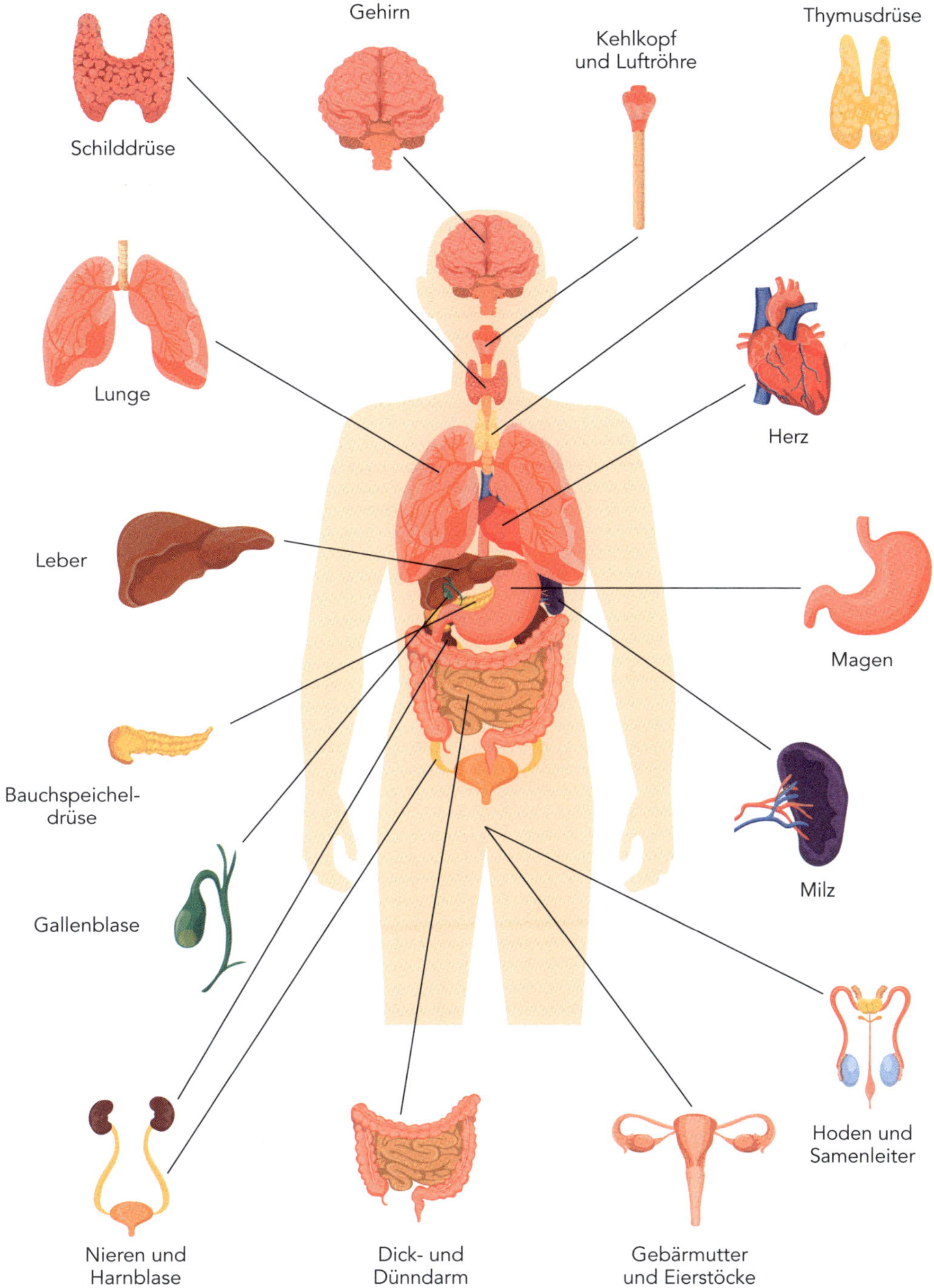

Diese Abbildung zeigt die Gesamtheit und die Lage aller beschriebenen Organsysteme zueinander.

KAPITEL 2

So arbeitet das Nervensystem

Nichts in unserem Körper ist so komplex wie unser Nervensystem. Diese Steuerzentrale unseres Körpers hat mich damals im Studium, als ich über den Büchern brütete, um die Zusammenhänge zu verstehen, regelrecht um den Verstand gebracht. Doch gerade diese Komplexität macht das Nervensystem so faszinierend. Es ist das Netzwerk, das jede einzelne Zelle unseres Körpers mit den anderen verbindet, Gedanken, Bewegungen, Gefühle und Reflexe steuert und uns ermöglicht, die Welt um uns herum zu erfahren. Es arbeitet ununterbrochen im Hintergrund, reguliert Körperfunktionen wie Atmung und Herzschlag und erlaubt uns gleichzeitig, bewusst Entscheidungen zu treffen oder tief in Erinnerungen einzutauchen.

Im Folgenden gebe ich dir einen Überblick über das gesamte Nervensystem, bevor wir später in Bezug auf das stressverarbeitende Nervensystem in die Tiefe gehen.

Das zentrale und periphere Nervensystem

Unser Nervensystem lässt sich in zwei Hauptbereiche unterteilen: das zentrale Nervensystem (ZNS) und das periphere Nervensystem (PNS). Diese beiden Systeme arbeiten natürlich eng zusammen, um sämtliche Funktionen unseres Körpers zu steuern und um uns mit der Außenwelt zu verbinden. Rein funktionell lassen sie sich also nicht trennen.

Das zentrale Nervensystem – bestehend aus Gehirn und Rückenmark – ist das Steuerzentrum unseres Körpers. Es empfängt, verarbeitet und speichert Informationen aus dem Körperinneren und der Umwelt und steuert daraufhin gezielt unsere Reaktionen. Zu den wichtigsten Aufgaben des ZNS zählen:

- **Verarbeitung von Sinneseindrücken:** Alles, was wir sehen, hören, riechen, schmecken oder fühlen, wird im Gehirn verarbeitet.
- **Steuerung von Bewegungen:** Das ZNS sendet Signale an Muskeln und Gelenke und sorgt so dafür, dass wir uns gezielt bewegen können.
- **Regulierung von Körperfunktionen:** Viele lebenswichtige Prozesse wie Atmung, Herzschlag oder Verdauung werden vom ZNS koordiniert.

- **Emotionen und Denken:** Gefühle, Erinnerungen, Sprache, Entscheidungen, Konzentration – all das entsteht im Gehirn.
- **Kommunikation mit dem Körper:** Über das Rückenmark und das periphere Nervensystem werden Informationen zwischen Gehirn und Körper hin- und hergeleitet.

Das periphere Nervensystem (PNS) ist wie ein riesiges Netzwerk aus Datenkabeln, das dein ganzes Gehirn mit dem Körper verbindet. Es umfasst alle Nerven, die außerhalb von Gehirn und Rückenmark liegen, und sorgt dafür, dass Informationen in beide Richtungen fließen können. Wenn du zum Beispiel etwas Heißes berührst, leitet das PNS den Reiz sofort an das ZNS weiter und das gibt blitzschnell den Befehl zurück, die Hand wegzuziehen. Ob Bewegung, Berührung, Schmerz oder Temperatur – das PNS sorgt dafür, dass dein Körper ständig mit deinem Gehirn im Austausch steht.

Funktionell unterscheiden wir zwei weitere Anteile des Nervensystems – das *somatische* und das *autonome* Nervensystem. Beide Systeme bestehen aus zentralen und peripheren Anteilen.

- Das somatische Nervensystem (*soma*, griechisch für »Körper«) ist das bewusste Nervensystem. Wenn wir eine Berührung wahrnehmen oder unsere Muskeln bewegen, dann ist dieser funktionelle Bereich aktiv.
- Das autonome Nervensystem (*autonomos*, griechisch für »sich selbst regelnd«) wird auch als *vegetatives* Nervensystem bezeichnet. Es steuert all die körperlichen Funktionen, die automatisch ablaufen müssen – zum Beispiel die Atmung, Verdauung, den Kreislauf oder die Körpertemperatur.

Das Zusammenspiel von ZNS, PNS sowie den aus ihnen hervorgehenden somatischen und autonomen Anteilen ist entscheidend für unsere Existenz. Übergeordnet geht es immer darum, dass wir unser Überleben sichern. Sicherheit herzustellen ist deshalb eines der zentralsten Anliegen unseres Nervensystems. Eine weitere Aufgabe des Nervensystems besteht darin, unser Körperbudget zu regulieren: Es verteilt Energie, sorgt für Balance und passt Prozesse wie Stoffwechsel oder Immunaktivität an. So entscheidet es ständig, ob genügend Ressourcen für Handeln, Heilung oder Ruhe bereitstehen.

Der Aufbau unseres Gehirns

Damit du wirklich verstehst, wie du »tickst«, möchte ich mit dir noch eine Ebene tiefer in das Nervensystem eintauchen und gezielt auf den Aufbau des Gehirns eingehen. Dieses Organ ist extrem komplex und viele seiner Abläufe sind noch nicht vollständig erforscht. Die moderne Neurowissenschaft hat jedoch einige frühere Theorien widerlegt und durch neue Erkenntnisse ersetzt. Trotzdem möchte ich dir ein älteres Modell vorstellen, das du vielleicht bereits aus Büchern oder anderen Medien kennst. Auch wenn es wissenschaftlich nicht mehr in allen Punkten gilt, kann es helfen, das Gehirn besser zu verstehen. Im Anschluss verknüpfe ich dieses Modell mit aktuellen wissenschaftlichen Erkenntnissen, damit ein fundiertes und gut nachvollziehbares Gesamtbild entsteht.

Das dreieinige Gehirn

Nach dem Modell des dreieinigen Gehirns von Paul MacLean wurde lange postuliert, dass unser Gehirn aus drei unterschiedlichen Teilen besteht, die rein evolutionär zu unterschiedlichen Zeitpunkten entstanden sind.[3] Man könnte es auch mit einem Haus vergleichen, dessen drei Stockwerke nacheinander gebaut wurden. Diese drei Teile sind:

- der Hirnstamm (Reptiliengehirn)
- das limbische System (Emotionalgehirn)
- der Neokortex (das »neue« Gehirn)

Das Fundament – der Hirnstamm

Der Hirnstamm bildet gewissermaßen das Fundament im Hause Gehirn. Hier werden die lebensnotwendigen Körperfunktionen wie Atmung, Kreislauf, Bewegung und Muskelspannung sowie Reflexe gesteuert. Es ist der Teil des Gehirns, der immer aktiviert und in akuten Stresssituationen maßgeblich dafür zuständig ist, die nötigen Reaktionen einzuleiten. Ein beteiligtes Nervennetzwerk (die *Formatio reticularis*) unterstützt dabei auch unsere Wachheit sowie die Verarbeitung von Schmerzreizen. Das Fundament des Gehirns ist also darauf ausgelegt, unser Überleben zu sichern. Weil diese basalen und reflexartigen Gehirnfunktionen auch schon bei Reptilien vorhanden sind, nennt man diesen ältesten Bereich in der Theorie des dreieinigen Gehirns auch Reptiliengehirn.

Das Erdgeschoss – das limbische System

Direkt über dem Fundament liegt das Erdgeschoss: das *limbische System*. In diesem Stockwerk werden Emotionen verarbeitet, Erinnerungen gespeichert und Triebe gesteuert. Auch das Belohnungssystem ist hier verortet. Wenn du dich beispielsweise nach dem Essen eines Stücks Schokolade so richtig gut fühlst, dann ist dein limbisches System am Werk. Genau deshalb wird es auch Emotionalgehirn genannt.

Das limbische System verbindet das Fundament mit der darüberliegenden Etage und sorgt dafür, dass die grundlegenden Körperfunktionen um Emotionen und soziale Interaktionen ergänzt werden. Emotionen verfolgen dabei immer die Absicht, uns in eine bestimmte Richtung zu lenken. So kann Angst beispielsweise dazu führen, dass wir wegrennen.

Lass mich dir zwei wichtige Strukturen des limbischen Systems genauer erläutern, damit du ein Gefühl für dessen Komplexität bekommst: die Amygdala und den Hippocampus.

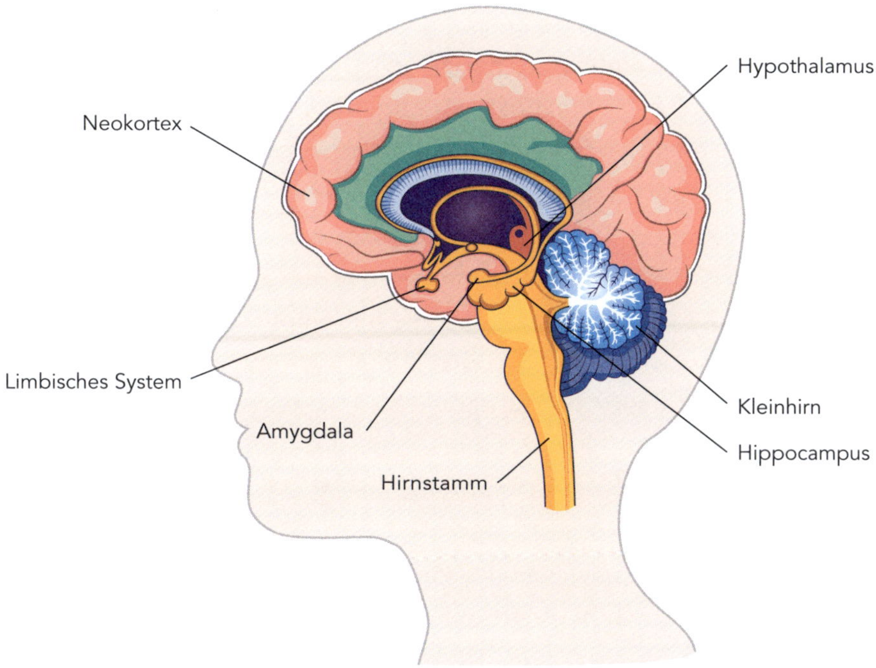

Jedes »Stockwerk« des dreieinigen Gehirns hat eigene Funktionen, aber alle Bereiche sind miteinander verbunden.

Die Amygdala, auch Mandelkern genannt, ist ein zentraler Bestandteil unseres Alarmsystems. Sie gilt als das Angstzentrum des Gehirns, da sie eine Schlüsselrolle bei der Wahrnehmung und Verarbeitung von Angst spielt. Neuere Forschungen zeigen jedoch, dass die Amygdala nicht allein für das Auftauchen von Angst verantwortlich ist. Stattdessen ist sie Teil eines größeren Netzwerks, das gemeinsam verschiedene Emotionen, einschließlich Angst, erzeugt. Die Amygdala ist also auch an der Verarbeitung anderer Emotionen beteiligt.[4]

Wenn eine Situation neu ist und wir uns bedroht fühlen, ist die Amygdala besonders aktiv. Damit wir uns an potenziell bedrohliche Situationen erinnern können, arbeitet sie eng mit dem Hippocampus zusammen – der Hirnregion, die für das Abspeichern von Erinnerungen zuständig ist. Die Amygdala erhält sensorische Informationen aus den Sinnesorganen und direkt aus dem Körper, verknüpft diese mit den jeweiligen emotionalen Umständen und bewertet sie entsprechend. Dadurch speichert unser Gehirn nicht nur die Situation selbst, sondern auch die damit verbundenen Emotionen.

Ein gutes Beispiel für diese emotionale Konditionierung ist ein Hundebiss. Wurden wir einmal gebissen, kann diese Konditionierung dazu führen, dass das Gehirn Angst mit dem eigentlich neutralen Reiz »Hund« verknüpft. Infolgedessen kann allein der Anblick eines Hundes künftig Angst auslösen.

Der Hippocampus nun, dessen Aussehen ein wenig an ein Seepferdchen erinnert, hilft uns dabei, Erinnerungen zu speichern und diese mit Emotionen zu verknüpfen. Er ist entscheidend dafür, dass wir aus Erfahrungen lernen können. Er merkt sich Ereignisse umso besser, je stärker sie uns emotional berührt haben. Emotionen sind letztlich unsere inneren Wegweiser dafür, wie bedeutsam etwas für uns ist. Deshalb erinnern wir uns eher an Dinge, die uns begeistern – und unser Gehirn speichert auch angstauslösende Ereignisse sehr genau ab, um künftig ähnliche Situationen mit dieser Erfahrung abgleichen zu können und uns vor weiteren Gefahren zu schützen. Das ist einerseits eine große Ressource, die uns davor bewahrt, immer wieder die gleichen Fehler zu machen. Andererseits können traumatische oder als bedrohlich empfundene Erlebnisse – besonders aus der Kindheit – noch Jahre später durch bestimmte Auslöser, etwa einen Geruch oder ein Geräusch, unbewusst eine intensive Stressreaktion auslösen.

Die Anzahl erinnerungsspeichernder Nervenzellen im Hippocampus ist nicht unbegrenzt. Eine einzelne Nervenzelle kann immer nur zu einer Zeit für ein Erinnerungsereignis genutzt werden, wobei eine Erinnerung natürlich nie in nur einer einzigen Zelle gespeichert wird. Vielmehr entsteht sie durch das Zusammenspiel von Nervenzellen.

Damit wir nicht irgendwann vor einem vollen Erinnerungsspeicher stehen, werden die im Hippocampus gespeicherten Erinnerungen nachts, wenn wir schlafen, in das Großhirn hochgeladen. Hierdurch wird Speicherkapazität im Hippocampus wieder frei und wir können – eine gute Schlafqualität vorausgesetzt – am nächsten Tag mit einem frischen Erinnerungsakku in den Tag starten. Dies erklärt, warum Menschen mit Schlafproblemen große Einschränkungen in ihrer Gedächtnisleistung haben, denn es braucht ausreichend Zeit in der Tiefschlafphase, um den Prozess des »Umspeicherns« der Erinnerungen durchzuführen und abzuschließen. Wenn das nicht geschieht, kann im Hippocampus kein Raum für das Abspeichern neuer Erinnerungen geschaffen werden.

Der Mediziner Michael Nehls vergleicht diesen Vorgang in seinem Buch *Das erschöpfte Gehirn* mit dem Hochladen von Bildern von der Speicherkarte auf die Festplatte.[5] Die Erinnerung an sich ist dann in unterschiedlichen Bereichen des Großhirns abgelegt. Das Einzige, was im Hippocampus zurückbleibt, sind die »Postadressen«, also die Informationen, mit deren Hilfe die Erinnerungen später wiederzufinden sind.[6] Auch diese brauchen natürlich Speicherplatz, weshalb der Hippocampus zu lebenslangem Wachstum und somit Neubildung von Nervenzellen in der Lage ist.

Fakt ist allerdings auch, dass das Hippocampusvolumen der Bevölkerung laut aktueller Studienlage im Durchschnitt von Jahr zu Jahr abnimmt. Diese doch erschreckende Tatsache zeigt, dass wir ihm offensichtlich nicht die richtigen Wachstumsbedingungen liefern.[7,8] Fatal, wenn wir den Hippocampus als das sehen, was er ist: der Hüter unserer persönlichen Lebensgeschichte und damit auch ein wichtiger Teil von uns, der uns unseren Charakter und unsere Identität verleiht.[9]

Umso bedeutsamer ist es, Bedingungen zu schaffen, die den Hippocampus stärken und seine Neubildung von Nervenzellen unterstützen. Denn nur wenn er flexibel bleibt, kann er Erinnerungen bewahren, neue Informationen aufnehmen und verarbeiten.

NEUE NERVEN, VIELFÄLTIG GESPEIST

Die Neubildung von Nervenzellen im Hippocampus wird durch Bewegung, Lernen (indem wir also das Gehirn mit neuen Lerninhalten herausfordern), eine gesunde Ernährung, soziale Bindung und Achtsamkeit gefördert – Themenbereiche, auf die wir in diesem Buch noch genauer schauen werden.

Viele Prozesse im limbischen System laufen sehr schnell und unbewusst ab und gleichzeitig haben unsere Emotionen und Erinnerungen einen größeren Einfluss auf unser Verhalten und unser Wohlbefinden, als uns manchmal lieb ist. Vielleicht wird dir jetzt schon klarer, warum wir unsere Probleme nicht durch Denken allein lösen können.

Das Obergeschoss – der Neokortex

Ganz oben im Gehirn befindet sich der Neokortex, auch Großhirnrinde genannt, der für all unsere höheren kognitiven Funktionen zuständig ist. Über all diese ließe sich viel schreiben. Einen genaueren Blick möchte ich hier aber nur auf den *präfrontalen Kortex* (*prä*, »vor«, *frons*, »Stirn« und *Kortex*, »Rinde«) werfen, der direkt hinter der Stirn sitzt. Er ist eine Art Chefplaner. Er hilft uns, kluge Entscheidungen zu treffen, unser Verhalten zu steuern und den Fokus auf langfristige Ziele zu richten. Wir brauchen ihn, um Probleme zu lösen, unsere Impulse zu kontrollieren und uns in andere Menschen hineinzuversetzen. Doch dieser Bereich ist weit mehr als nur ein Ort rationaler Überlegungen – er ist auch bei der Entstehung von Mitgefühl, Kreativität und Innovation beteiligt.

Besonders wichtig ist seine Fähigkeit, mit den tieferliegenden Hirnregionen zu kommunizieren und regulierend auf sie einzuwirken. Denn nur durch dieses Zusammenspiel kann er uns helfen, mit stressigen Situationen konstruktiv umzugehen.

Ein Zitat, das häufig Viktor Frankl zugeschrieben wird, auch wenn die exakte Quelle unklar bleibt, lautet: »Zwischen Reiz und Reaktion liegt ein Raum. In diesem Raum liegt unsere Macht zur Wahl unserer Reaktionen. In unseren Reaktionen liegt unser Wachstum und unsere Freiheit.« Sein Buch, in dem er sein Überleben in Konzentrationslagern beschreibt, ist sehr beeindruckend: *Trotzdem ja zum Leben sagen.*

Was aber ist mit Reiz und Reaktion und dem Raum dazwischen gemeint? So wollen wir unserem Chef vielleicht manchmal an die Gurgel gehen, doch unser präfrontaler Kortex sorgt in diesem Raum dafür, dass wir es doch nicht tun. Der präfrontale Kortex hat eine enge Verbindung zu Hirnstrukturen, die für die Fähigkeit zur inneren Selbstwahrnehmung und Beobachtung stehen, was wir auch als Achtsamkeit bezeichnen Vielen Menschen ist diese wichtige Fähigkeit im Laufe ihres stressreichen Lebens abhandengekommen. Im Laufe des Buches werde ich daher noch gezielte Übungen vorstellen, mit denen wir die Achtsamkeit fördern können (Kapitel 5, Seite 146).

Interessanterweise dauert die Entwicklung des präfrontalen Kortex sehr lange: Sie ist erst mit etwa 25 Jahren abgeschlossen.[10] Das Ungleichgewicht zwischen Ausreifung des Emotionalgehirns und des rationalen Gehirns erklärt auch die emotionalen Ausbrüche und die teils risikoreichen, unvernünftigen Entscheidungen, die wir mitunter im Jugendalter treffen.

Umso skurriler fand ich die Maßnahme der Lehrerin eines meiner Kinder direkt zu Beginn der ersten Klasse: Die »Charakterstärke« Selbstkontrolle wurde als Wochenziel ausgerufen und eine Medaille für das beste Gelingen verliehen. Auch wenn ich die Lehrerin sehr schätze, fand ich diese Maßnahme zu diesem frühen Zeitpunkt etwas über das Ziel hinausgeschossen.

Neue Ansätze: weg von aufeinander aufbauenden Etagen, hin zu Netzwerken und Konzepten

Laut neuester Hirnforschung ist das Gehirn nun nicht mehr in nacheinander entstandene Schichten einzuteilen, die für getrennte Funktionen zuständig sind. Vielmehr hat sich das Gehirn im Laufe der Zeit immer wieder reorganisiert und ist immer komplexer geworden. Seine Entwicklung war somit nicht linear, sondern ein dynamischer Prozess, in dem sich bereits bestehende Strukturen weiterentwickelten, neue Netzwerke entstanden und Funktionen zunehmend verfeinert wurden.[11] Moderne Neurowissenschaftler, wie beispielsweise Lisa Feldman Barrett, haben gezeigt, dass Emotionen, Kognition und Körperfunktionen nicht unabhängig voneinander existieren. Statt eines starren, hierarchischen Aufbaus, bei dem einzelne Gehirnareale für spezifische Funktionen zuständig sind, funktioniert das Gehirn als ein hochgradig vernetztes Organ, das flexibel auf innere und äußere Reize reagiert.

Nervenzellen sind lokal in kleinen Clustern organisiert, die durch ihre Nervenendigungen – auch Synapsen genannt – miteinander in Verbindung stehen. Diese Cluster stehen wiederum miteinander in Verbindung, indem sie weit verzweigte Netzwerke bilden.[12] Dies ist mit einem Flugplan aller Flughäfen der Welt vergleichbar. Es gibt viele direkte Verbindungen zwischen den großen Flughäfen. Doch nicht alle Flughäfen sind direkt miteinander verbunden. Manche von ihnen sind von einem Ort nur über andere Flughäfen erreichbar.

Dass diese Netzwerke nicht starr sind, sondern sich zeitlebens verändern können, war eine bahnbrechende Erkenntnis. Der Begriff der Neuroplastizität beschreibt genau diese Fähigkeit des Gehirns, sich strukturell und funktionell anzupassen. Sie ermöglicht es, dass wir uns auf neue äußere Einflüsse einstellen und uns ein Leben lang verändern können. Einfach zu sagen »So bin ich eben« ist daher eine Fehleinschätzung. Ich selbst bin das beste Beispiel dafür. Nach dem Tod meiner Mutter fühlte es sich an, als hätte sich mein Inneres auf links gedreht – ich hinterfragte all meine automatisierten Verhaltensweisen, Gedanken- sowie Gefühls- und Wahrnehmungsmuster. Heute ist meine wohlwollende Grundhaltung dem Leben gegenüber zu einem festen Teil von mir geworden. Nur noch selten verfalle ich in den Pessimismus, den mich meine Herkunftsfamilie gelehrt hatte.

Eine wichtige weitere Erkenntnis ist, dass unser Gehirn Informationen nicht nur passiv wahrnimmt, sondern aktiv Konzepte erschafft, um unseren Erfahrungen einen Sinn zu geben. Konzepte sind wie mentale Schubladen, in die unser Gehirn neue Eindrücke einsortiert, damit es künftig schneller auf Ähnliches reagieren kann. Sie helfen uns, die Welt nicht jedes Mal völlig neu interpretieren zu müssen. Statt alles einzeln zu analysieren, greift unser Gehirn auf gespeicherte Erfahrungen zurück und trifft blitzschnell Vorhersagen über das, was wir wahrnehmen.

Es arbeitet dabei vorhersagend – es versucht ständig vorauszusagen, was als Nächstes passiert, basierend auf dem, was es in der Vergangenheit gelernt hat. Wenn unser

Gehirn zum Beispiel einen bellenden Hund hört, greift es auf das Konzept »Hund« zurück, um den Laut sofort zuzuordnen und nicht erst jedes akustische Detail analysieren zu müssen. Zu dem Konzept »Hund« gehören dann nicht nur unterschiedliche Rassen, Größen und Farben. Auch Emotionen und Gedanken können mit abgespeichert werden. Haben wir mit großen Hunden schlechte Erfahrungen gemacht, können sie Angst in uns auslösen, während kleinere Exemplare vielleicht ein Wohlgefühl hervorrufen. Das Konzept Hund wurde weiter differenziert.

Unsere Wahrnehmung liefert somit keine rein objektive Realität, sondern eher eine Interpretation, basierend auf früheren Erfahrungen und Empfindungen, die damals mit dem Erlebnis einhergingen. Unser Gehirn funktioniert also nicht wie eine Kamera, die die Welt einfach abbildet, sondern ist wie ein kreativer Geschichtenerzähler, der Erfahrungen sinnvoll zusammenfügt. Und Heilung beginnt daher mit bewusster Arbeit mit dem gesamten vernetzten System.

Das autonome Nervensystem: ein Balanceakt zwischen Anspannung und Entspannung

Unser autonomes Nervensystem (ANS) ist wie ein unsichtbarer Dirigent, der im Hintergrund ständig dafür sorgt, dass sich sämtliche körperlichen Funktionen und der Energiehaushalt ganz ohne unser bewusstes Zutun an die gegebenen Anforderungen des Lebens anpassen. Letztlich immer, um unser Überleben zu sichern. Hierbei werden drei Anteile unterschieden:

- Sympathikus (Aktivierungsmodus)
- Parasympathikus (Regenerationsmodus)
- Enterisches Nervensystem

Während Letzteres vor allem die Darmtätigkeit koordiniert, übernehmen Sympathikus und Parasympathikus die übergeordnete Steuerung von Aktivierung und Erholung im gesamten Körper. Werfen wir hierauf doch auch einen genaueren Blick.

Sympathikus: der Modus der Aktivierung

Der Sympathikus ist unser körpereigenes Gaspedal. Er springt an, wenn wir wach oder aktiv sein müssen, und ist der Teil des Nervensystems, der uns auf Herausforderungen vorbereitet. Seine Aktivierung wird auch als Fight-or-Flight-Modus bezeichnet: Kampf oder Flucht. Sie passiert blitzschnell.

Der Sympathikus ist anatomisch über mehrere Stationen im Körper organisiert. Die ersten Nervenfasern entspringen im Rückenmark, genauer gesagt im Brust- und oberen Lendenbereich. Von dort ziehen sie sich zu einer wichtigen Umschaltstelle – dem sogenannten sympathischen Grenzstrang. Dieser verläuft rechts und links entlang der Wirbelsäule und enthält Nervenknoten (*Ganglien*), in denen die Signale vom Rückenmark umgeschaltet und anschließend an die Zielorgane im Körper weitergeleitet werden.

Ein besonders wichtiger Verstärker dieser Reaktion ist das Nebennierenmark – der innere Teil der Nebenniere, die wie ein kleines Hütchen auf den Nieren sitzt. Ihr Mark wird direkt durch den Sympathikus aktiviert und schüttet daraufhin die Stresshormone Adrenalin und Noradrenalin aus. Dieser Teil der Stressaktivierung nennt sich auch SAM-Achse (*Sympathoadrenomedulläre Achse*, *Sympatho* für Sympathikus, *adreno* für Nebenniere und *medullär* für Mark). Adrenalin und Noradrenalin gelangen über das Blut in den ganzen Körper und verstärken die sympathische Reaktion, die wir uns nun im Einzelnen anschauen werden.

DIE EFFEKTE DER SCHNELLEN STRESSREAKTION IM ÜBERBLICK

- **Herz und Kreislauf: Gas geben**
  Der Sympathikus sorgt dafür, dass das Herz schneller schlägt und der Blutdruck steigt, um Muskeln, Herz und Gehirn rasch mit Sauerstoff und Nährstoffen zu versorgen. Weniger wichtige Bereiche wie Haut und Verdauungsorgane werden dagegen schlechter durchblutet. Auch die Blutgerinnung wird gesteigert – für den Fall einer Verletzung.

- **Lunge: mehr Luft**
  Die Atemwege weiten sich, was bedeutet, dass wir mehr Sauerstoff aufnehmen können. Gleichzeitig wird weniger Schleim produziert, damit die Atemwege frei bleiben. Das macht den Körper bereit für Höchstleistungen.
- **Verdauungsorgane: Pause**
  In stressigen Momenten sind die Verdauungsorgane weniger wichtig. Der Sympathikus bremst die Magen-Darm-Tätigkeit, damit nicht unnötig Energie für die Verdauung aufgebraucht wird.
- **Leber und Energie: Akku aufgeladen**
  Unter Einfluss des Sympathikus wird gespeicherter Zucker *(Glykogen)* freigesetzt, der uns blitzschnell Energie liefert. Gleichzeitig werden Fettreserven mobilisiert, damit der Körper für längere Herausforderungen gerüstet ist.
- **Muskeln und Haut: bereit für Aktion**
  Unsere Muskeln werden stärker durchblutet und spannen sich an. Die Stressreaktion sitzt uns quasi im Nacken. Die Haut wird blasser – das Blut wird dorthin gelenkt, wo es bei Kampf oder Flucht gebraucht wird. Auch schwitzen wir vermehrt, um uns bei potenzieller Anstrengung vor Überhitzung zu schützen.
- **Augen: scharfer Blick**
  Die Pupillen erweitern sich, damit wir in Gefahrensituationen besser sehen können. Unser Blick wird schärfer – perfekt, um potenzielle Gefahren schnell zu erkennen.
- **Blase und Geschlechtsorgane: nicht jetzt**
  Während der Sympathikus aktiv ist, wird die Blase daran gehindert, sich zu entleeren. Auch sexuelle Funktionen treten in den Hintergrund – in einem Moment, der über Leben und Tod entscheiden könnte, hat der Körper für diese Dinge keinen Raum.
- **Immunsystem: auf Verletzungen vorbereiten**
  Akuter Stress dämpft zunächst die Produktion entzündlicher Botenstoffe, während gleichzeitig Immunzellen aus den Reserven mobilisiert werden, um bei einer Verletzung sofort zur Stelle zu sein.

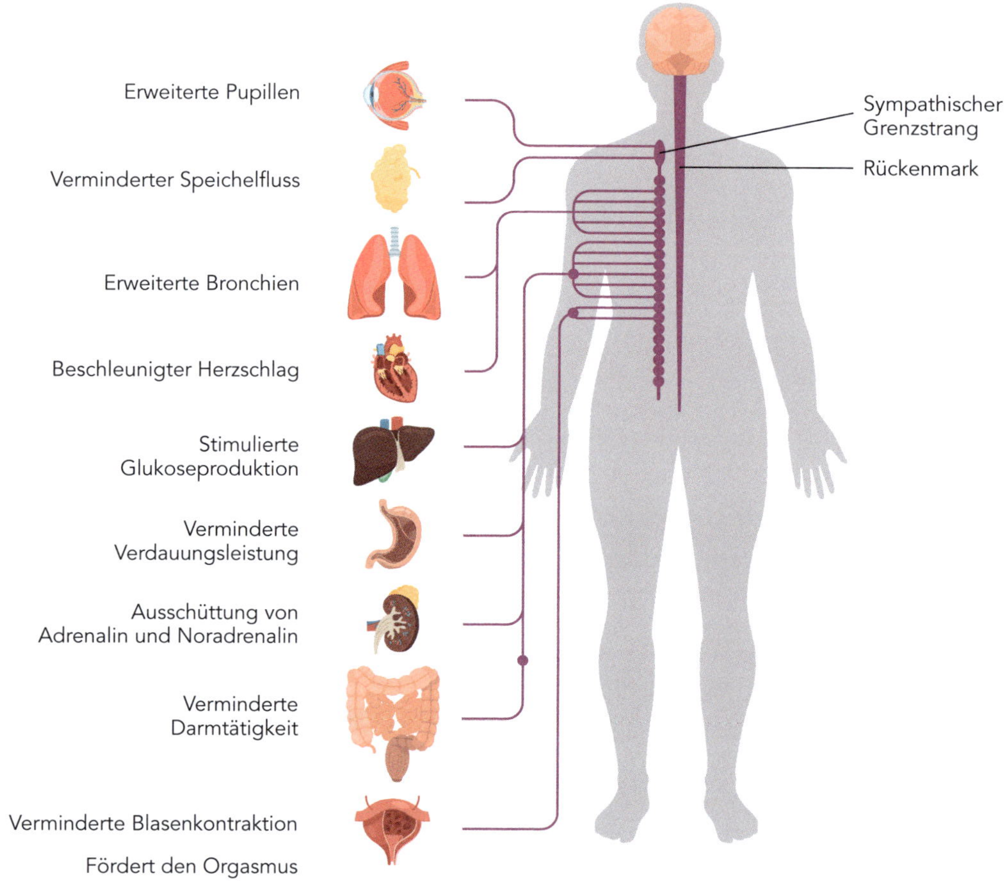

Das sympathische System: Der sympathische Grenzstrang verteilt Aktivierungsimpulse im ganzen Körper und versetzt die Organe blitzschnell in Bereitschaft.

Die hormonelle Stressachse: HPA-Achse

Ein weiterer Bestandteil der Stressreaktion ist die sogenannte hormonelle Stressachse – medizinisch *Hypothalamus-Hypophysen-Nebennierenrinden-Achse*, kurz HPA-Achse. Sie sorgt dafür, dass unser Körper auf anhaltenden Stress nicht nur mit einem blitzschnellen Alarm durch Adrenalin und Noradrenalin reagiert, sondern sich auch langfristig hormonell anpasst.

Der Prozess beginnt im Hypothalamus – einem Bereich im Zwischenhirn, der eine zentrale Rolle in der Verbindung zwischen dem Nervensystem und dem Hormonsystem spielt. Er empfängt Informationen über den inneren Zustand des Körpers, etwa ob Gefahr droht oder Stress besteht, und sendet entsprechende Signale (über CRH, *Corticotropin-releasing-Hormon*) an die Hypophyse – die sogenannte Hirnanhangsdrüse, die direkt mit dem Hypothalamus verbunden ist.

Die Hypophyse gibt diese Information via ACTH (*Adrenocorticotropes Hormon*) an die Nebennierenrinde weiter, die daraufhin das Stresshormon Cortisol freisetzt. Diese Reaktion verläuft langsamer als die sofortige Ausschüttung von Adrenalin, hält dafür aber länger an – sie hilft dem Körper, mit längerfristigem Stress umzugehen und die nötigen Energiereserven bereitzustellen.

Der Hypothalamus reguliert aber nicht nur die Stressachse. Über die Hypophyse steuert er auch andere wichtige Hormonachsen, zum Beispiel die Schilddrüsenachse, die den Stoffwechsel beeinflusst, oder die Gonadenachse (*gonḗ*, griechisch für »Zeugung«), die die Produktion von Geschlechtshormonen wie Östrogen oder Testosteron kontrolliert.

Alle diese Regelkreise funktionieren über Rückmeldungssysteme: Ist zu wenig Hormon im Blut, geben Hypothalamus und Hypophyse das Signal: »Mehr produzieren!« Ist genug da, folgt das Signal: »Stopp, es reicht.«

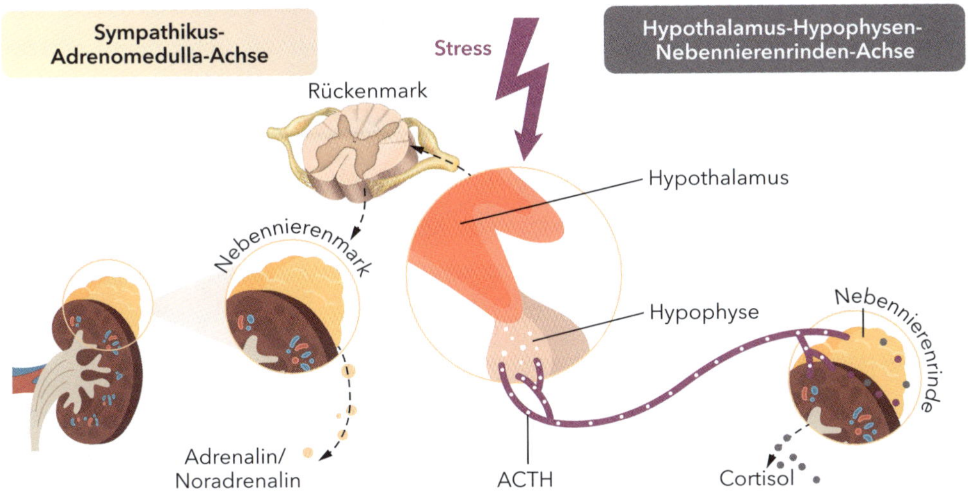

Die beiden wichtigsten Stressreaktionen des Körpers: links die schnelle Reaktion über die Sympathikusaktivierung, rechts die etwas langsamere, hormonelle Reaktion durch die Cortisolausschüttung.

DIE EFFEKTE DER CORTISOLAUSSCHÜTTUNG IM ÜBERBLICK

- **Energieversorgung:** Notfallspritze für den Blutzucker. Während die schnelle Stressantwort über Adrenalin Zucker ins Blut schwemmt, indem es schon vorhandene Zuckerreserven aus Muskeln und Leber freigibt, sorgt Cortisol dafür, dass Zucker neu im Körper gebildet wird. Genau aus diesem Grund wird Cortisol nicht nur ausgeschüttet, wenn wir psychoemotionalen Stress wahrnehmen, sondern immer dann, wenn wir Energie benötigen. So kann auch ein niedriger Blutzucker beispielsweise das Signal für das Gehirn sein, Cortisol bereitzustellen.
- **Immunsystem:** Während die schnelle Stressantwort über den Sympathikus Entzündungsmediatoren moduliert und Abwehrzellen mobilisiert, sorgt Cortisol etwas später für eine Dämpfung der Immunreaktion – ganz so wie ein Einsatzleiter der Feuerwehr, der dafür sorgt, dass kein Brand außer Kontrolle gerät.
- **Blutdruck und Kreislauf: Cortisol gibt Schub.** Cortisol unterstützt die Wirkung von Adrenalin und Noradrenalin, indem es deren Ausschüttung fördert. Im Gewebe sorgt es dafür, dass die Rezeptoren empfindlicher auf Adrenalin und Noradrenalin reagieren und so der Blutdruck weiter gesteigert werden kann. Dies sorgt dafür, dass der Körper besser durchblutet wird und mehr Sauerstoff für die Anpassungsprozesse an eine Stressreaktion zur Verfügung steht.
- **Gehirn: Wachmacher.** Cortisol beeinflusst das Gehirn. In seiner ursprünglich gedachten, kurzfristigen Ausschüttung sorgt es dafür, dass wir wach, fokussiert und reaktionsschnell werden – wir sind voll da! Erst langfristig stört es das emotionale Gleichgewicht und die Gedächtnisbildung.
- **Ein beeindruckendes Zusammenspiel.** Diese vielen kleinen und großen Veränderungen sorgen gemeinsam dafür, dass unser Körper auf Hochtouren läuft, sobald der Körper Stress wahrnimmt. Wenn dieser Modus allerdings zu lange anhält, belastet er den Organismus – was Folgen für die gesamte Gesundheit hat. Hiermit beschäftigen wir uns näher in Kapitel 4.

Die Fawn-Reaktion

Die Fawn-Reaktion nimmt eine Sonderstellung bei den Stressreaktionen ein, denn sie ist keine automatisierte Nervenaktivierung, wie die vorherig genannten autonomen Zustände. Vielmehr ist sie eine Verhaltensweise oder Schutzstrategie, auf die in bedrohlichen Situationen zurückgegriffen werden kann. *Fawn* bedeutet auf Deutsch so viel wie »sich unterwürfig zeigen«. Im Kontext der danach benannten Reaktion beschreibt der Begriff ein Verhalten, das durch Unterordnung, Anpassung und ein Bemühen um Harmonie geprägt ist, um Konflikte oder potenzielle Bedrohungen zu entschärfen. Die Fawn-Reaktion stellt eine häufige Bewältigungsstrategie dar, um höchst unsichere Situationen mit anderen Menschen unbeschadet zu bewältigen. So wird signalisiert: »Ich bin auf deiner Seite«, was die Chancen erhöht, aus einer bedrohlichen Situation herauszukommen oder weitere bedrohliche Situationen zu verhindern.

AUS DEM LEBEN

Ich hatte mal einen Patienten, nennen wir ihn Jonas, der als Kind auf dem Bauernhof seiner suchtkranken Eltern die komplette Verantwortung für den Betrieb übernommen hat. Er fuhr als Sechsjähriger Trecker auf den Feldern und war für die Versorgung Hunderter Tiere verantwortlich. Wenn ihm ein Fehler unterlief oder er sich selbst bei der Arbeit wehtat, dann bekam er Prügel statt Trost. Aus dieser höchst unsicheren und gewaltvollen Situation entwickelte sich eine ausgeprägte Fawn-Reaktion. Jonas hat sich sein ganzes Leben lang für andere aufgeopfert und sogar seine Eltern noch jahrelang gepflegt, obwohl sie ihm so viel Leid zugefügt hatten. Zu seinem eigenen Körper, zu seinen Gefühlen und Wünschen hatte er keinerlei Zugang mehr.

Parasympathikus: der Modus der Entspannung

Während der Sympathikus das Gaspedal ist, fungiert der Parasympathikus als unsere Bremse. Er hilft dem Körper, sich zu erholen, aufzutanken und wichtige Reparaturprozesse in Gang zu setzen.

Wenn der Parasympathikus aktiv ist, verlangsamt sich der Herzschlag und der Blutdruck sinkt. Die Verdauung wird angeregt und die Aufnahme von Nährstoffen verbessert sich. Die Muskeln entspannen sich und der Atem wird tiefer und ruhiger. Dies ist auch der Modus, in dem die Zellen am besten regenerieren und im Körper aufgeräumt werden kann. Denn logischerweise findet der Hausputz in den Zellen nicht dann statt, wenn wir rein biologisch im Rahmen der Stressreaktion gerade um unser Überleben kämpfen.

Der Parasympathikus sorgt dafür, dass unser Körper nicht in einem ständigen Alarmzustand verharrt. Er ist das Gegengewicht zum Sympathikus und hilft uns, uns nach Anspannung wieder zu erholen.

Der Vagusnerv: unser Entspannungsnerv

Der Vagusnerv, der Hauptnerv des Parasympathikus, spielt eine zentrale Rolle in der Regulation unseres vegetativen Nervensystems. Er ist ein wichtiger Schlüssel für die Entspannung und hilft uns nach Stress, wieder ins Gleichgewicht zu finden. Er ist einer von zwölf Hirnnerven, die alle direkt dem Gehirn entspringen und vorwiegend Funktionen im Kopf- sowie Halsbereich – wie die Motorik und Sinneswahrnehmung – steuern. Sein Name leitet sich vom lateinischen *vagare* (»umherschweifen«) ab, da er im Gegenzug zu den anderen Hirnnerven weit durch den Körper »wandert« und zahlreiche Organe erreicht, darunter Rachen und Kehlkopf, Herz, Lunge und die Verdauungsorgane.

Ein kleiner Teil der parasympathischen Fasern entspringt nicht dem Vagusnerv, sondern Nervenkernen anderer Hirnnerven, die Bereiche wie Gesicht und Rachen versorgen, sowie dem unteren Abschnitt des Rückenmarks, dem Sakralmark. Diese sakralen Fasern innervieren vor allem Blase, Genitalien und den unteren Teil des Dickdarms.

Eine gute Aktivität des Vagusnervs ist essenziell für ein starkes und ausgeglichenes Nervensystem. Im nächsten Abschnitt gehe ich genauer auf seine Funktionen sowie auf die Polyvagal-Theorie ein, die den Parasympathikus differenzierter betrachtet. Sie dient als Erklärungsmodell dafür, wie unser Nervensystem in sozialen sowie stressreichen Situationen reagiert.

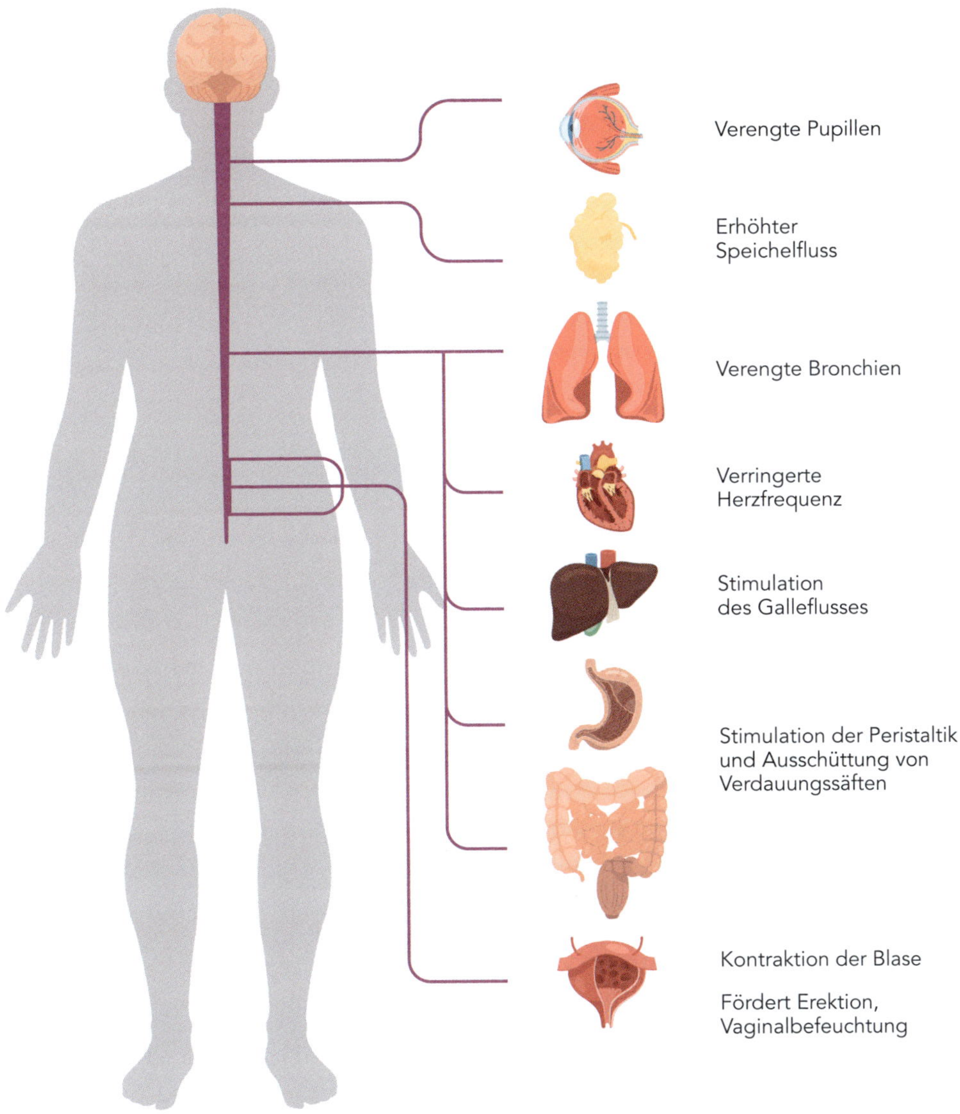

Das parasympathische System steuert Erholung, Verdauung und Regeneration. Es dämpft die Aktivierung des Körpers und stellt das innere Gleichgewicht wieder her.

Die Polyvagal-Theorie

Wertvoll für ein ausbalanciertes Leben ist das Verständnis der Polyvagal-Theorie. Sie wurde in den 1990er-Jahren von Stephen Porges, einem amerikanischen Psychologen und Neurowissenschaftler, entwickelt und bietet eine neue Perspektive darauf, wie unser autonomes Nervensystem unsere Emotionen, unser Verhalten und unsere Gesundheit beeinflusst. Zwar gilt die Polyvagal-Theorie in der wissenschaftlichen Gemeinschaft als umstritten, sie ist jedoch nicht vollständig widerlegt, wie es öfter behauptet wird. In der therapeutischen Praxis sind ihre Annahmen sehr hilfreich, um physiologische Reaktionen auf Stress besser zu verstehen – und gezielt zu regulieren. Deshalb soll sie uns im Rahmen der ganzheitlichen Nervensystemstärkung als Erklärungsmodell begleiten.

Im Kern besagt die Polyvagal-Theorie, dass der Vagusnerv – der zehnte Hirnnerv – aus zwei unterschiedlichen Anteilen besteht: einem vorderen *(ventralen)* und einem hinteren *(dorsalen)* Ast. Beide Äste sind für unterschiedliche Nervensystemzustände verantwortlich. Wenn sie aktiviert werden, beeinflussen sie die einzelnen inneren Organe auf unterschiedliche Weise und fördern so unterschiedliche emotionale Zustände und Verhaltensweisen.[13]

Der vordere, ventrale Anteil – auch ventraler Ast genannt – ist der Teil des Vagusnervs, der aktiv ist, wenn wir uns sicher und geborgen fühlen. In der Polyvagal-Theorie wird er als zentraler Bestandteil des sogenannten *Social Engagement Systems* beschrieben. Dieses System sorgt dafür, dass wir uns ruhig, ausgeglichen und sozial verbunden fühlen und mit anderen Menschen in einen zugewandten, empathischen Kontakt treten können. Dabei arbeitet der ventrale Vagusnerv eng mit anderen Hirnnerven zusammen, die für Mimik, Gesichtsausdruck, Stimme, Blickkontakt und Hören zuständig sind – also all die Dinge, die unsere soziale Kommunikation ermöglichen. Ist dieses System aktiv, erleben wir also Verbundenheit, Kreativität, Offenheit und emotionale Stabilität.

Diese Sichtweise auf den Vagusnerv ist deutlich differenzierter als das klassische Bild des *Nervus vagus* als reinem »Entspannungsnerv«. Vielleicht nimmst du beispielsweise wahr, dass sich deine Stimme ruhig und gelassen anhört, wenn du dich wohl und sicher fühlst. Auch deine Mimik wird weicher und ausdrucksvoller, die Gesichtszüge entspannen sich und dein Blick öffnet sich – Zeichen dafür, dass sich dein Nervensystem in einem Zustand von Sicherheit befindet. Die Atmung und der Herzschlag werden ruhiger.

Spannend ist auch, was im Mittelohr passiert: Dort spannen sich bestimmte Muskeln an, sodass menschliche Stimmen besser herausgefiltert werden können. Das hilft uns, Sprache von Hintergrundgeräuschen zu unterscheiden und uns auf soziale Interaktion zu konzentrieren. In Gefahrensituationen verändert sich die Spannung der Mittelohrmuskeln dahingehend, dass wir eher tieffrequente Geräusche – wie das Knurren oder Brüllen eines Raubtiers – wahrnehmen. Wenn dieser Gefahrenmodus dauerhaft aktiviert bleibt, kann das dazu führen, dass es uns in lauten Umgebungen schwerfällt, Gesprächen zu folgen – obwohl organisch alles in Ordnung ist.

Der hintere, dorsale Anteil – auch dorsaler Ast genannt – ist der Teil des Vagusnervs, der insbesondere mit der sogenannten Immobilisierungsreaktion des Körpers in Verbindung gebracht wird, auch bekannt als »dorsaler Shutdown«. Diese Reaktion stellt neben der bekannten Kampf- oder Fluchtreaktion eine weitere, tief verankerte Schutzstrategie unseres Nervensystems dar. Sie tritt dann auf, wenn wir uns extrem bedroht fühlen, jedoch keine Möglichkeit zu Flucht oder Gegenwehr besteht. In diesem Zustand fährt der gesamte Organismus herunter: Herzschlag, Atmung, Muskeltonus und Verdauung verlangsamen sich – der Körper verfällt in eine Art Schockstarre, einen Zustand äußerer Regungslosigkeit, während das Nervensystem innerlich jedoch hoch aktiviert ist.

Ein eindrückliches Bild dafür ist die Antilope, die scheinbar leblos im Maul eines Löwen hängt – nicht tot, sondern von ihrem Nervensystem in einen Zustand tiefster Immobilität versetzt, um Schmerz und Angst möglichst auszublenden. Innerlich ist das Nervensystem jedoch weiter auf Hochspannung – bereit zu flüchten, falls sich eine Gelegenheit ergibt. Auch beim Menschen kann diese Reaktion auftreten – insbesondere in Situationen von Gewalt oder Überforderung. Im Extremfall kann es zu einer Dissoziation kommen: Die bewusste Wahrnehmung des Körpers wird abgespalten, als würde man das Geschehen von außen beobachten. Die Person ist zwar körperlich anwesend, aber innerlich wie abgeschaltet.

Diese Reaktion ist alles andere als ein Zeichen von Schwäche – im Gegenteil: Es ist ein hochintelligenter Überlebensmechanismus des Nervensystems, der den Menschen in extremen Situationen, die meist mit einer bedrohlichen Gefahr verbunden sind, vor überwältigendem Schmerz und psychischer Überflutung schützt.

FUNKTIONELLER FREEZE – STILL ERSTARRT IM ALLTAG

Der funktionelle Freeze beschreibt einen Zustand, in dem Menschen im Alltag scheinbar »funktionieren«, innerlich aber wie abgeschnitten sind. Es ist kein akuter Shutdown, wie bei einer überwältigenden Bedrohung, sondern ein chronischer Überlebensmodus, in dem das Nervensystem in einer anhaltenden Erstarrung verharrt. Hierbei ist es typisch, dass Betroffene nach außen oft leistungsfähig und präsent wirken – doch innerlich herrschen emotionale Taubheit, chronische Erschöpfung, Antriebslosigkeit oder soziale Rückzugstendenzen. Die Ursache liegt in einer dauerhaft aktivierten Schutzreaktion des Nervensystems, oft ausgelöst durch unverarbeitete Stress- oder Traumaerfahrungen.

Der dorsale Vagusnerv ist aber nicht nur für diese Schutzreaktion zuständig. Seine moderate Aktivierung brauchen wir auch in den Momenten, in denen wir uns sicher fühlen, sodass die vom Vagusnerv innervierten Organe, wie der Darm, ihre Arbeit reguliert tun können. Wir sprechen hier von einer *low-tone-dorsalen* Aktivität oder einer »Immobilisierung ohne Angst«[14]. Auch wenn wir ruhig auf dem Sofa liegen oder mit unseren Liebsten kuscheln, brauchen wir also diese Form der gefahrlosen Immobilisierungsenergie.

Neben der reinen Aktivierung des ventralen Vagus, der Kampf- oder Fluchtreaktion über den Sympathikus und dem Shutdown durch den dorsalen Vagus gibt es außerdem Zwischentöne – Zustände, in denen mehrere Anteile des Nervensystems gleichzeitig aktiv sind. Wenn du spielst, tanzt oder eine Teamsportart betreibst, ist oft sowohl das Kontaktsystem aktiv (ventraler Vagus) als auch eine gewisse sympathische Aktivierung – eine gesunde Portion Anspannung und Energie, um dich zu bewegen, zu reagieren, mitzumachen. Auch beim intimen Kuscheln und Nähe-Erleben ist sowohl ventral-vagale Verbundenheit sowie gleichzeitig etwas dorsale Energie vorhanden. Unser autonomes Nervensystem ist also dynamisch und flexibel – und viele Zustände sind Mischformen, in denen mehrere Systeme gleichzeitig wirken.

Die autonome Hierarchie

Dieses Modell dient dem Verständnis, wann und in welcher Reihenfolge die drei Hauptzustände des autonomen Nervensystems aktiviert werden:

1. **Oberste Sprosse:** Sicherheit und soziale Verbundenheit (ventraler Vagus)
2. **Mittlere Sprosse:** Kampf- oder Fluchtreaktion (Sympathikus); sobald dein Nervensystem Gefahr wahrnimmt, steigst du auf der Leiter nach unten ab. In der Sympathikus-Aktivierung schaltet der Körper auf Alarmbereitschaft.
3. **Unterste Sprosse:** Erstarren oder Zusammenbruch (dorsaler Vagus); wenn die Bedrohung so überwältigend wird, dass weder Kampf noch Flucht möglich sind, sinkst du auf die unterste Sprosse der Leiter.

Auch wenn sich dein Nervensystem ständig zwischen diesen Sprossen der Leiter hin- und herbewegt, ist es das Ziel, möglichst oft auf der obersten Sprosse zu verweilen, ohne dabei völlig zu vermeiden, die unteren Ebenen zu betreten – denn auch sie haben ihren Platz und ihre Funktion. Sie werden aktiviert, wenn das Betreten der obersten Sprosse aufgrund von fehlender Sicherheit nicht möglich ist. Aber erst wenn die mittlere Sprosse nicht mehr zugänglich ist, geht es auf die untere.

Die oberste Sprosse ist mit Gesundheit und Regeneration verbunden – und diese möchte dein Körper natürlich immer erreichen. Deshalb: Wenn er kann, befindet er sich hier. Aus diesem Grund wird der ventrale Vagus im Gegensatz zum dorsalen Vagus auch von einer besonderen Schicht umhüllt – der Myelinschicht –, die ihn besonders leitfähig macht und somit die Fähigkeit zur sozialen Interaktion erhöht.

Die Polyvagal-Leiter zeigt sehr anschaulich, warum es Menschen mit viel dorsal vagaler Aktivität oft nicht gelingt, sich durch klassische Meditation zu entspannen. Wer sich im Freeze-Zustand befindet, für den kann sich Meditation eher wie eine weitere »Abschaltung« anfühlen. In solchen Fällen kann eine sanfte Aktivierung durch Körperübungen, wie ich sie in Kapitel 5 vorstelle, helfen, um den ventralen Vagus zu aktivieren. Auch wer im akuten Sympathikusmodus ist, sollte die aktivierte Energie erst loswerden und nicht zwingend erwarten, dass es ihm leicht fällt zu meditieren. Derartige Achtsamkeitstechniken sind nicht für den Moment gedacht, wenn das Haus schon lichterloh brennt. Sie sind aus meiner Sicht eher für die langfristige Nervensystempflege sinnvoll.

Wie dein Nervensystem merkt, dass es in Sicherheit ist

Nachdem wir nun gelernt haben, welch vielfältiges Repertoire unser Nervensystem bereithält, um unser Überleben zu sichern, stellt sich die nächste spannende Frage: Woher weiß das Nervensystem überhaupt, ob wir in Sicherheit sind oder in Gefahr? Die Antwort darauf liegt in einem unbewussten Vorgang, den Stephen Porges als Neurozeption bezeichnet. Sie beschreibt, wie unser Nervensystem ständig – ohne unser bewusstes Zutun – die Umgebung, andere Menschen und sogar unseren eigenen Körper danach scannt, ob Gefahr droht oder Sicherheit gegeben ist.

Interozeption: die Wahrnehmung von innen

Ein Teil dieser Sicherheitsbewertung erfolgt über die Interozeption, bei der Signale des Körpers selbst wahrgenommen werden. Unser Nervensystem registriert den Herzschlag, die Atmung, den Spannungszustand der Muskeln oder den Druck im Magen. All diese Informationen fließen zusammen und es schätzt ein, ob der Körper gerade ausgeglichen ist oder in Alarmbereitschaft versetzt werden sollte. Ein ruhiger Herzschlag und eine tiefe, entspannte Atmung signalisieren dem Nervensystem Sicherheit. Eine rasende Herzfrequenz oder ein flacher Atem können dagegen auf Stress oder Gefahr hinweisen.

Exterozeption: die Wahrnehmung von außen

Die zweite wichtige Komponente ist die Exterozeption – also die Wahrnehmung der äußeren Welt durch die Sinne. Das Nervensystem analysiert ständig Geräusche, Bewegungen, Gesichtsausdrücke oder die Tonlage der Menschen um uns herum. Ein freundlicher Blick, eine sanfte Stimme oder ruhige Umgebungsgeräusche signalisieren ihm, dass die Situation sicher ist. Im Gegensatz dazu können laute Geräusche, hektische Bewegungen oder bedrohliche Gesichtsausdrücke das Nervensystem alarmieren und es in einen Verteidigungsmodus schalten.

Spannend ist dabei, dass die Neurozeption nicht immer fehlerfrei arbeitet. Traumatische Erlebnisse oder chronischer Stress können dazu führen, dass unser Nervensystem auch dann Gefahr signalisiert, wenn objektiv keine Bedrohung vorliegt. Genau deshalb geht es bei der Neurozeption auch nicht immer darum, dass wir wirklich sicher sind, sondern ob wir uns sicher fühlen.

• PRAKTISCHE ANREGUNG •

Fang einmal an, in deinem Alltag wahrzunehmen, in welchem Nervensystemzustand du dich gerade befindest. Beobachte, welche Signale in deiner inneren und äußeren Welt dir Sicherheit und welche dir Gefahr signalisieren. Zu welchem Verhalten führt dies jeweils? Schreib es dir gern auf, um deine persönliche Nervensystemlandkarte zu erstellen.

Beispiel für ein Gefahrensignal im Inneren: Du nimmst ein Zwicken in deinem Bauch wahr und steigerst dich in die Idee hinein, dass du Krebs hast. In der Folge horchst du extrem in dich hinein und überbewertest jedes weitere Zwicken, bis du ganz außer dir bist vor Sorge.

Beispiel für ein Signal von Sicherheit im Außen: Du bist mit einem guten Freund unterwegs, den du schon lange kennst. Bei ihm hast du schon vielfach die Erfahrung gemacht, dass du ganz du selbst sein kannst. Er ist dir freundlich zugewandt und hat eine offene Körperhaltung. Seine Stimme ist ruhig.

KAPITEL 3

Was dein Nervensystem reizt und was es beruhigt

Um zu verstehen, was dein Nervensystem aus dem Gleichgewicht bringen kann, möchte ich zunächst mit dir klären, was unter Nervensystem-Dysregulation – und in der Folge auch unter Regulation – eigentlich zu verstehen ist. Diese Begriffe sind mittlerweile in aller Munde, werden jedoch häufig ungenau oder missverständlich verwendet.

Dysregulation wird häufig so verstanden, dass man durch allerlei Stress in einem Erregungszustand gelandet ist. Um aus diesem Zustand wieder herauszukommen, werden dann bestimmte Übungen gemacht – was oft als Regulation bezeichnet wird. Doch dieses »Runterkochen« starker Aktivierung ist nicht gleichzusetzen mit echter Regulation. Wer ständig im Kampf- oder Fluchtmodus ist und regelmäßig Techniken braucht, um sich zu beruhigen, der managt lediglich seine Dysregulation. Die Beruhigung ist in solchen Fällen meist nur kurzfristig, während das Nervensystem insgesamt weiterhin im Alarmzustand bleibt.

Wahre Regulation bedeutet auf der anderen Seite auch nicht, dass nie Stress vorhanden sein darf und man immer nur entspannt ist. Es bezeichnet die Fähigkeit des autonomen Nervensystems, auf innere und äußere Reize angemessen zu reagieren – und

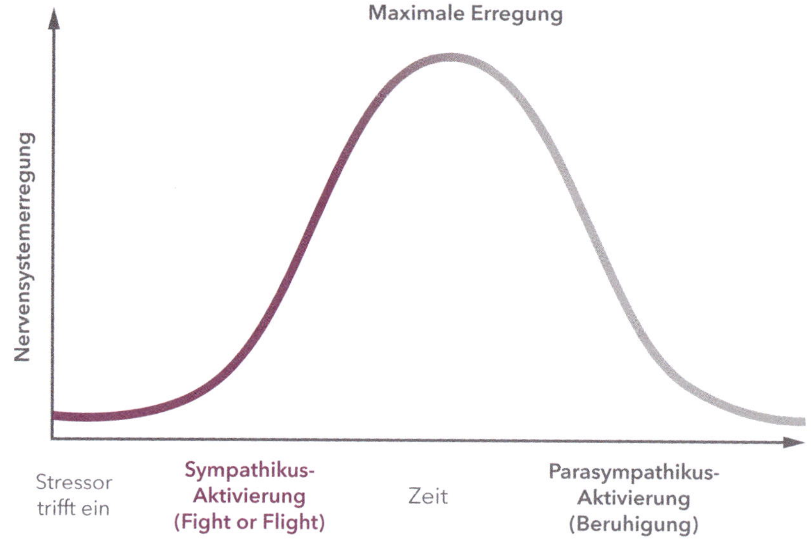

Die regulierte Stressantwort flutet an und kann im Körper so verarbeitet werden, dass sie innerhalb des Stresstoleranzfensters wieder abklingt.

nach Aktivierung ganz natürlich wieder in einen Zustand von innerer Ausgeglichenheit und Sicherheit zurückzukehren. Es findet somit kein dauerhaftes Verharren in den vorhandenen Überlebensreaktionen statt – weder in der Über- noch in der Unteraktivierung. Doch wie entwickelt sich ein gut reguliertes Nervensystem? Welche Bedingungen braucht es dafür – und wann beginnt diese Entwicklung? Genau darum soll es im nächsten Abschnitt gehen.

Was das Nervensystem braucht, um zu erblühen

Im Vergleich zu vielen Tieren, die häufig direkt nach der Geburt mit dem Laufen beginnen, kommen wir Menschen recht unreif auf die Welt. Natürlich sind auch sie auf Fürsorge und Lernen angewiesen – aber wir Menschen sind in den ersten Lebensmonaten und -jahren in jeder Hinsicht ohne Hilfe völlig aufgeschmissen. Wie sich diese Hilfe gestalten sollte, damit wir auch im Hinblick auf unser Nervensystem gut gedeihen können, schauen wir uns einmal etwas genauer an.

Die Erfüllung unserer Grundbedürfnisse

Für unser unmittelbares Überleben ist es unabdingbar, dass unsere Grundbedürfnisse erfüllt werden. Dabei denken wir zunächst an das Offensichtliche: an Nahrung, an warme Kleidung, eine saubere Windel und ausreichend Schlaf. Doch ein Baby braucht weit mehr als das. Damit aus einem kleinen, schutzlosen Säugling ein gesunder, widerstandsfähiger und lebensfroher Erwachsener werden kann, braucht es zusätzlich das Gefühl von Sicherheit, Zuneigung und Verbundenheit – von Anfang an. Dies gilt nicht erst ab dem Moment, wenn die Nabelschnur durchtrennt wird. Bereits im Mutterleib sind die Sinne des Babys aktiviert und es bekommt über die Hormone der Mutter einen Eindruck davon, ob es gut aufgehoben ist.

Ein Baby kann noch nicht bewusst denken: »Ich habe jetzt Hunger, deshalb weine ich jetzt mal!« Das Nervensystem des Babys ist zu diesem Zeitpunkt nicht ausgereift und nimmt vor allem körperliche Empfindungen wahr – etwa Kälte, Schmerz oder ein Ziehen in der Magengegend bei Hunger. Diese Signale werden über das Nervensystem an das Gehirn weitergeleitet und dort vor allem auf Hirnstammebene verarbeitet. Die Reaktion des Babys auf die körperliche Wahrnehmung erfolgt automatisiert – zum Beispiel durch Weinen. So wird bestenfalls die Aufmerksamkeit der Bezugspersonen erlangt.

Hierzu ist das Kind vollständig auf feinfühlige und präsente Bezugspersonen angewiesen, die auf seine Signale reagieren und es beruhigen – durch Nähe, Stimme, Wärme und Berührung. Über die Exterozeption, also die äußeren Sinneskanäle, nimmt das Baby beruhigende Reize wie das Schaukeln, eine sanfte Stimme oder Hautkontakt wahr. Gleichzeitig verarbeitet sein Nervensystem über die Interozeption, also durch innere Körpersignale, ob sich beispielsweise das flaue Gefühl im Bauch durch Nahrungsaufnahme beruhigt hat.

So entsteht Regulation auf zwei eng miteinander verbundenen Wegen: über das Stillen der körperlichen Bedürfnisse und durch emotionale Zuwendung. Beides geht Hand in Hand und legt den Grundstein für ein gesund reguliertes Nervensystem.

Die Regulation der inneren Zustände des Babys durch die Hilfe der Bezugspersonen nennt sich Co-Regulation und ist einer der wichtigsten Aspekte einer sicheren Bindung – der ultimative Dünger für ein zufriedenes Leben, den wir auch als Erwachsene noch immer zwingend brauchen. Zwar brauchen wir ihn nicht in dem Maße, wie ein Baby es tut – es ist aber ein Irrglaube zu denken, dass wir im Erwachsenenleben immer alles allein geregelt bekommen müssen. Wir brauchen auch einander. Wie wir das Miteinander als Erwachsene gestalten, hängt auch stark davon ab, welcher Bindungstyp sich bei uns während der frühen Prägungen der Kindheit entwickelt hat.

Die Bindungstheorie: wie sichere und unsichere Bindungen das Nervensystem formen

Die Art und Weise, wie eine Bezugsperson auf die Signale eines Babys reagiert, prägt nicht nur die emotionale Entwicklung des Kindes, sondern auch die Struktur und Funktionalität seines Nervensystems. In einer Studie an verwahrlosten rumänischen Waisenkindern, die bis zur Adoption keinerlei Zuwendung bekamen und unter schwersten, unmenschlichen Bedingungen überlebten, konnte auf traurige Art gezeigt werden, dass bei den meisten dieser Kinder massive sowohl körperliche als auch psychoemotionale Defizite zu finden waren.[15] Die Grundlage für das Verständnis der Auswirkungen von fehlender sicherer Bindung auf unsere ganzheitliche Gesundheit bildet die Bindungstheorie, die von John Bowlby und später von Mary Ainsworth erforscht wurde.

Die sichere Bindung

Wenn eine Bezugsperson feinfühlig und vorhersehbar reagiert – das Kind tröstet, wenn es weint, seine Gefühle jeglicher Art begleitet und es liebevoll versorgt –, lernt das Nervensystem des Kindes, dass die Welt ein sicherer Ort ist. Diese Erfahrung bildet die Grundlage für eine sichere Bindung.

Ein sicher gebundenes Kind entwickelt im Laufe der Zeit ein Nervensystem, das flexibel auf seine Umwelt und auf Stress reagieren kann. Denn es wurde selbst dabei begleitet, seine Gefühlszustände zu regulieren, als es das allein noch nicht konnte. Im optimalen Fall darf es im Laufe der kommenden Jahre am Modell seiner Eltern lernen, wie sie selbst gesund mit Gefühlen umgehen. In meiner Ausbildung zur klinischen Hypnose sagte mein bereits genannter Ausbilder Steve Bierman immer: »Ich weiß, es gefällt euch vielleicht nicht. Mir hat es auch nicht gefallen, das zu hören. Aber unsere Genetik ist zu 98,8 Prozent Schimpanse.« Dabei schaute er eindringlich in die Runde, ergänzte: »Monkey see, monkey do!« und kratzte sich wie ein Schimpanse am Hinterkopf. Was lustig wirkte, ist allerdings pure Realität. Wir dürfen uns bewusst machen, dass die Nachahmung auch für uns Menschen ein wichtiges Überlebensprinzip der Kindheit ist, wenn wir höchst abhängige Wesen sind, die ohne Identifikation mit einer primären Bezugsperson nicht überleben können. Wir lernen in dieser Zeit von unserer Identifikationsperson, wie die Welt ist, wie wir uns in Beziehung zu einem Partner verhalten, wie Beziehung zu Kindern funktioniert und – was wir gern vergessen – welche Beziehung wir zu uns selbst haben und pflegen. Diese erlernten Prinzipien wirken wie eine zweite Nabelschnur, die uns an unsere Bezugspersonen bindet.

Verena König, eine bekannte deutsche Traumatherapeutin, bezeichnet das Band, das zwischen einer sicheren Bindungsperson und ihrem Kind entsteht, als stabil und flexibel.[16] Mit dem Bewusstsein über das sichere Band der Bindung kann sich das Kind nach und nach in die Welt hinaustrauen und sie erforschen. Es entwickelt somit eine angemessene Autonomie, die sich immer weiter ausdehnt. Wenn das Bindungsband einmal zu stark gespannt wird, kann es auch wieder in den sicheren Hafen der Bezugsperson zurückkehren.

Verena König sagt: »Wir lernen von Menschen, die sicher sind, also keine Bedrohung darstellen, wie es sich anfühlt, sicher zu sein.«[17] Und mit der Zeit weiß das Kind: »Ich bin nicht allein. Ich werde gesehen und versorgt. Ich darf entspannen.«

Die unsichere Bindung

Leider erfahren nicht alle Kinder diese Sicherheit. Ich würde sogar sagen, dass es viel zu viele Menschen auf dieser Welt gibt, denen eine wahrhaftig sichere Bindung – verbunden mit dem inneren Erleben von »Ich bin bedingungslos gut so, wie ich bin« – verwehrt geblieben ist.

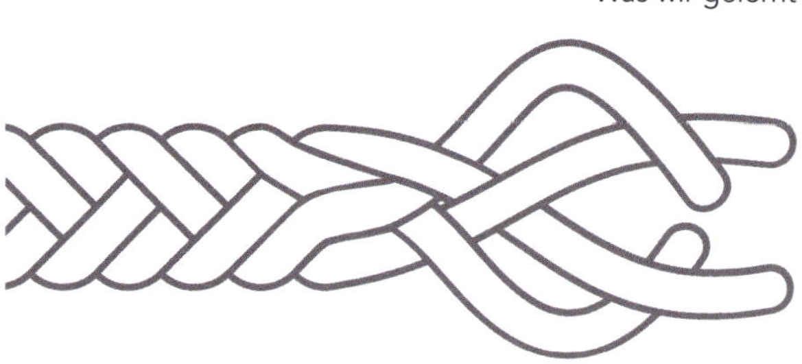
Was wir gelernt haben, wie die Welt ist
Wie man sich in einer Partnerschaft verhält
Wie man in Beziehung zu sich selbst geht
Wie man in Beziehung mit Kindern agiert

Die vier Stränge der imaginären zweiten Nabelschnur, die wir durch Identifikation mit einer primären Bezugsperson durch unser Leben tragen.

Wenn eine Bezugsperson unberechenbar ist – also manchmal tröstet, dann aber wieder ignoriert, abweisend, wütend oder sogar aggressiv reagiert –, kann eine unsichere Bindung entstehen. Das Nervensystem des Kindes bleibt in solchen Fällen häufig in einem chronischen Alarmzustand, weil es nicht einschätzen kann, ob es auf Hilfe und Trost zählen kann.

Wie Kinder auf diese anhaltende Unsicherheit reagieren, ist ganz unterschiedlich – denn jedes Kind kommt mit einer eigenen Konstitution auf die Welt. Deshalb unterscheidet man im Rahmen der Bindungstheorie verschiedene Formen der unsicheren Bindung im Versuch, typische Reaktionsmuster besser zu erklären. Dabei ist wichtig zu betonen: Diese Kategorien sind keine starren Schubladen. Vielmehr stellen sie einen Versuch dar, die feinen Dynamiken unseres Erlebens und Verhaltens besser zu erfassen. Jeder Mensch ist einzigartig und so sind auch die Übergänge zwischen den Bindungsstilen fließend – mit vielen individuellen Ausprägungen dazwischen. Im Folgenden möchte ich dir die unsicheren Bindungstypen einmal vorstellen.

- **Die unsicher-vermeidende Bindung:** Dieser Typ lässt sich noch weiter in die Kategorie ängstlich-vermeidend und gleichgültig-vermeidend einteilen. Menschen mit einem ängstlich-vermeidenden Bindungsstil haben zwar eine große Sehnsucht nach Bindung, haben gleichzeitig jedoch auch große Angst davor, verlassen zu werden. Sie befinden sich somit häufig in einer inneren Zerrissenheit. Stefanie Stahl, Psychotherapeutin und Bestsellerautorin, schreibt in ihrem Buch *Wer wir sind*, dass diese Menschen in Beziehungen vor- und zurücktänzeln.[18] Menschen mit einem gleichgültig-vermeidenden Bindungsstil weichen im Gegensatz dazu vor Beziehungen eher generell zurück und wahren einen emotionalen Sicherheitsabstand zu anderen Menschen.
- **Unsicher-ambivalente Bindung:** Menschen mit diesem Bindungstyp haben ein Bindungssystem, das eher überaktiviert erscheint. Das Autonomiebestreben wird zugunsten der Bindung unterdrückt. Dies hat zur Folge, dass ein übermäßiger Fokus auf die Bedürfnisse der anderen besteht. Eigene Bedürfnisse werden zurückgesteckt, um auf jeden Fall die Beziehung zu anderen aufrechtzuerhalten. Menschen mit diesem Bindungstyp laufen große Gefahr, sich für andere selbst aufzugeben und zu verausgaben.

- **Desorganisierte Bindung:** Dies ist der seltenste Bindungstyp. Wenn eine Bezugsperson selbst unsicher oder sogar bedrohlich für das Kind ist, entsteht ein tiefes Dilemma: Die Person, die eigentlich Schutz bieten sollte, wird selbst zum Auslöser von Angst. Es gibt keinen klaren sicheren Hafen. Menschen mit diesem Bindungsstil verhalten sich oft widersprüchlich. Sie sehnen sich nach Nähe und Sicherheit, fürchten sie aber zugleich davor. Diese inneren Gegensätze können sich innerhalb von Sekunden ablösen. Im Erwachsenenalter resultieren aus diesem Bindungsstil oft schwere Verhaltensstörungen, sodass es diesen Menschen oft schwerfällt, sich überhaupt auf Beziehungen einzulassen.

Warum ist das wichtig für dein Nervensystem?

Unsere frühkindlichen Bindungserfahrungen sind tief in unserem Nervensystem verankert. Sie beeinflussen, wie wir mit Stress umgehen, wie wir Beziehungen gestalten und ob wir uns im Leben grundsätzlich sicher oder unsicher fühlen.

Die gute Nachricht ist: Unser Nervensystem bleibt ein Leben lang formbar! Selbst wenn wir als Kind nicht immer optimale Bedingungen hatten, können wir durch das Verändern unserer Muster, durch das bewusste Verstehen unseres Bindungsstils, durch Verständnis, Wohlwollen und mit liebevoller Geduld üben, den eigenen Bindungsstil zu verändern.

• PRAKTISCHE ANREGUNG •

Halte zu diesem Zeitpunkt bereits einmal inne und mach dir ein Bild davon, wie deine Bindungserfahrung in deiner Kindheit gewesen ist. Mit wem hast du dich als Kind am ehesten identifiziert und was hast du in Bezug auf die vier Stränge der imaginären Nabelschnur von deiner Identifikationsperson gelernt? Wie hat sich dies auf dein heutiges Leben ausgewirkt? Komplettiere dabei folgende Sätze, ganz intuitiv aus dem Bauch heraus.

- »Das Leben ist ...«
- »Menschen sind ...«
- »Beziehungen sind für mich ...«
- »Die Beziehung zu mir selbst ist geprägt von ...«

Das Üben von Selbstregulation und Verarbeitung von Emotionen spielt dabei eine große Rolle. Deshalb werden wir uns diesem Thema in Kapitel 5 ausführlich widmen.

Stress versus Trauma: Was ist der Unterschied?

Die Begriffe Stress und Trauma scheinen heute, insbesondere in den sozialen Medien, immer mehr zu verschwimmen und jegliche Herausforderung wird heute als Trauma betitelt. Dabei vergessen wir manchmal, dass unser Körper darauf ausgelegt ist, dass es im Leben dazugehört, Herausforderungen zu bewältigen. Das Leben besteht immer aus Höhen und Tiefen. Gleichzeitig ist es von unfassbarem Wert, dass sich das Wissen um Trauma verbreitet und immer weniger Tabuthema ist, da es noch viel zu häufig unentdeckt bleibt.

Stress als natürliche Reaktion auf Herausforderungen

Ich bin immer wieder überrascht, wie normal es heute ist, gestresst zu sein. »Ich bin so gestresst!«, gehört auf die Frage: »Wie geht es dir?« inzwischen fast schon zur Standardantwort. Auch in meiner Praxis erlebe ich oft, dass Patienten kaum noch Zeit haben, sich von einer Erkrankung in Ruhe zu erholen. Stress wird dabei häufig gleichgesetzt mit »viel zu tun haben« – und genau das ist in unserer Gesellschaft meist positiv belegt. Wer viel zu tun hat, ist leistungsfähig, produktiv, gefragt. Wir sind kollektiv stark auf Leistung ausgerichtet und so wird ein hoher Stresspegel oft nicht als Warnsignal, sondern als Zeichen von Erfolg verstanden.

Doch Stress ist eben mehr als einfach nur ein voller Terminkalender. Gabor Maté, ein ungarisch-kanadischer Arzt, Autor und Experte für Traumaforschung und Stress, hat sich intensiv mit den Zusammenhängen zwischen psychischen und physischen Erkrankungen sowie den Auswirkungen von frühen Kindheitserfahrungen auf die Gesundheit beschäftigt. Er beschreibt in seinem Buch *Wenn der Körper Nein sagt* drei Komponenten von Stress. Die erste Komponente ist das Ereignis selbst, also der auslösende Stressor. Auch das Nicht-Erfüllen von Bedürfnissen, Schmerzen und ein ständig schwankender Blutzucker können hier als Stressoren wirken. Die zweite Komponente ist das verarbeitende System, also der Mensch, der dem Stressor ausgesetzt ist und diesem eine bestimmte Bedeutung zuweist. Die dritte Komponente umfasst die physiologischen und verhaltensbezogenen Anpassungen, die als Reaktion auf die wahrgenommene Bedrohung erfolgen. Hierzu gehören auch körperlich-organische Veränderungen, die durch Stress entstehen.[19] Damit beschäftigen wir uns in Kapitel 4 ab Seite 96. In Bezug auf den auslösenden Stressor ist aber hier schon wichtig zu verstehen: Ob reell ein Tiger vor dir steht oder der Tiger der Leistungsdruck bei der Arbeit ist, ist völlig egal. Die körperliche Reaktion ist die Gleiche.

Die moderne Definition von Stress unterscheidet oft zwei Formen. Eustress gilt als positiver Stress. Das sind herausfordernde, aber bewältigbare Situationen, die uns motivieren und wachsen lassen. Beispielsweise kann auch deine eigene Hochzeit ein stressreiches Ereignis sein, das du aber als positiv wahrnimmst. Distress hingegen ist negativer Stress, der als belastend und unangenehm empfunden wird. Er tritt auf, wenn Anforderungen oder Belastungen die individuellen Bewältigungsfähigkeiten übersteigen und du dich in einer Situation befindest, in der du so eigentlich gar nicht sein willst.

Die äußeren Säbelzahntiger

Es ist hilfreich, innere und äußere »Säbelzahntiger« zu unterscheiden. Die äußeren sind externe Stressoren – also Dinge in unserer Umgebung, die Stress auslösen. Hier einige Beispiele:

- **Beruflicher Stress:** hohe Arbeitsbelastung, Konflikte, mangelnde Wertschätzung, endlos scheinende E-Mail-Listen
- **Soziale Stressoren:** Konflikte in der Familie, Verantwortung für Kinder und andere Angehörige, Einsamkeit, Mobbing
- **Umweltbedingte Stressoren:** Klimawandel, Ressourcenknappheit
- **Finanzielle Stressoren:** Geldsorgen oder Schulden, hohe Lebenshaltungskosten
- **Gesellschaftliche und politische Stressoren:** wirtschaftliche Unsicherheiten, Krieg, soziale Ungerechtigkeit, auch soziale Medien

- **Gesundheitsbezogene Stressoren:** eigene Krankheit, Erkrankung oder Pflegebedürftigkeit nahestehender Personen

Die inneren Säbelzahntiger

Dies sind interne Stressoren – also Gedanken, Überzeugungen oder emotionale Muster, die Stress auslösen, auch wenn es keine unmittelbare Bedrohung im Außen gibt. Sie entstehen durch unsere Erfahrungen und Konditionierungen, die wir im Laufe unseres Lebens erhalten haben. Hierzu gehören:

- **Negative Glaubenssätze:** Diese sind tief verankerte Überzeugungen über uns selbst oder die Welt, die uns stressen und blockieren können, beispielsweise Sätze wie »Ich bin nicht gut genug«, »Ich darf keine Fehler machen«, »Andere sind wichtiger als ich« oder »Ich muss alles allein schaffen«.
- **Perfektionismus und überhöhte Erwartungen:** der innere Druck, immer alles zu 100 Prozent richtig machen zu müssen; Schwierigkeiten, sich selbst Fehler zu verzeihen und Ähnliches
- **Selbstzweifel und mangelndes Selbstvertrauen:** ständiges Hinterfragen der eigenen Entscheidungen, Vergleichen, Gefühle der eigenen Wertlosigkeit
- **Innerer Kritiker:** strenge, selbstabwertende Gedanken, Selbstvorwürfe, mangelndes Mitgefühl für sich selbst
- **Grübeln und Gedankenkreisen**: immer wieder die gleichen negativen Gedanken wälzen
- **Mangelnde Abgrenzung und der Versuch, es allen recht zu machen:** Schwierigkeiten, Nein zu sagen; sich für das Glück und Wohl anderer verantwortlich fühlen; sich selbst ständig zurücknehmen
- **Schuldgefühle:** Schuld hat oft zwei Komponenten. Die erste enthält Scham und das Bedauern, etwas nicht richtig gemacht zu haben. Insbesondere bei Menschen, die vor einem religiösen Hintergrund aufgewachsen sind, besteht neben der Scham allerdings oft zusätzlich das Konzept von Bestrafung. Nicht selten kann sich dieser unbewusste Wunsch nach Bestrafung in massivem Stress äußern und sogar dafür sorgen, dass Krankheiten entstehen.
- **Groll auf andere Menschen:** Menschen, die dauerhaft Groll gegen andere hegen, merken oft nicht, dass sie selbst das Gift trinken, das sie eigentlich dem anderen geben möchten – und das immer wieder

Auch eine in das Erwachsenenleben fortbestehende starke Identifikation mit der primären Bezugsperson der Kindheit kann ein oft unbewusster innerer Säbelzahntiger sein. Nicht selten wiederholen Menschen den Werdegang eines Elternteils unbewusst und werden so beispielsweise ebenfalls zum Workaholic, legen Geld als höchste Priorität im Leben fest und vernachlässigen die Familie. Oft findet man sich auch in Beziehungen wieder, die denen der eigenen Eltern ähneln. In all diesen Fällen können noch so viele Entspannungsübungen praktiziert werden, wenn der innere Treiber des Verhaltens nicht aufgelöst wird, wird sich nichts verändern.

Die inneren Säbelzahntiger sind aus meiner Sicht oft noch tückischer als die äußeren, weil sie uns unbewusst beeinflussen und schwerer zu identifizieren sind. Doch sobald man sie erkennt, kann man ihnen die Macht nehmen. Stefanie Stahl sagt in diesem Kontext immer so schön: »Ertappen und umschalten.«[20]

AUS DEM LEBEN

Ich habe mal einen Patienten betreut, nennen wir ihn Daniel, der immer wieder seinen Job gewechselt hat. Jedes Mal kam er nach einer Zeit zu mir und wollte eine Krankschreibung, weil die Umstände im Job ihn fertiggemacht hätten. Er hat immer sehr aufgebracht und wild gestikulierend darüber berichtet, wie ungerecht die anderen alle zu ihm seien. Nachdem ich dies eine Weile beobachtet hatte, konfrontierte ich ihn damit. Ich sagte ihm: »Sie können immer wieder den Job wechseln. Aber ich möchte Sie darauf hinweisen, dass Sie eines immer wieder an die neue Arbeitsstelle mitnehmen: Und das sind Sie selbst!«

In diesem Fall waren es vor allem die inneren Säbelzahntiger, die ein Scheitern in der äußeren Welt bewirkten. Wir lachten übrigens gemeinsam über meinen kleinen Hinweis und Daniel kam Monate später noch zu mir und sagte, dass er immer wieder an diesen Satz denken müsse. Schwierige Themen mit etwas Humor zu sehen – ohne sie wegzulachen –, kann durchaus heilsam sein.

Sehr viele Menschen – wie Daniel – glauben, Stressauslöser seien vor allem im Außen verortet. Und tatsächlich fühlt es sich manchmal leichter an, die Ursache für den Stress außerhalb von sich selbst zu sehen. Wenn wir jedoch genauer hinschauen, zeigt sich häufig: Die Arbeit – also der äußere Säbelzahntiger – ist vor allem deshalb so belastend, weil gleichzeitig ein lauter innerer Kritiker auf der Schulter sitzt, der permanent Druck macht und schlechte Stimmung verbreitet. Oder weil eine Beziehungsdynamik, an der eigene innere Muster mitbeteiligt sind, Energie raubt.

Zusammenfassend können wir sagen, Stress gehört zum Leben – er treibt uns an, fordert uns heraus und hilft uns auch, zu wachsen. Doch wann wird Stress zu viel? Wann hinterlässt er Spuren in unserem Nervensystem, die sich nicht mehr von selbst auflösen? Hier kommt der Unterschied zwischen Stress und Trauma ins Spiel.

• PRAKTISCHE ANREGUNG •

Es kann sehr hilfreich sein, innezuhalten und zu fragen: Was macht die Situation so anstrengend für mich? Was sagt mein innerer Kritiker gerade? Und wie würde ich mich fühlen, wenn er nicht ständig mitreden würde? Eine wichtige Frage ist auch: Wurde jemals etwas zu mir, in Bezug auf mich selbst oder meinen Gesundheitszustand gesagt, das ich lieber nicht gehört hätte? Das kann so etwas sein wie negative Vorausahnungen zum Beipsiel von Ärzten: »Du wirst nie Kinder bekommen« oder von Familienangehörigen: »Du wirst es nie schaffen, in die Fußstapfen deines Vaters zu treten«. Solche regelrechten Verwünschungen können innerlich als starker Stressor wirken.

Frage dich in Stressphasen: Welche Säbelzahntiger melden sich besonders laut? Ob sie im Außen lauern oder in deinem Inneren flüstern – mach sie dir bewusst und notiere sie dir. Überlege, welche der Säbelzahntiger sich durch einfache kleine Schritte verhältnismäßig schnell zähmen lassen.

Wenn Stress zum Trauma wird

Während akuter Stress eine natürliche Reaktion unseres Körpers auf Herausforderungen ist, spricht man von einem Trauma, wenn eine Erfahrung das Nervensystem überwältigt. Das Erlebte kann dann nicht ausreichend verarbeitet werden – die dabei entstehende Stressenergie fließt nicht ab, sondern bleibt im Nervensystem erhalten. Erinnerungen und Emotionen werden hierbei nicht geordnet und zusammenhängend im Gehirn abgespeichert, sondern liegen eher wie lose Fragmente vor. Einzelne Sinneseindrücke – wie Bilder, Geräusche, Körperempfindungen oder Gerüche – bleiben isoliert im Gedächtnis und können nicht klar zeitlich oder inhaltlich zugeordnet werden. Diese unzusammenhängenden Erinnerungsfragmente können im weiteren Verlauf des Lebens getriggert werden. Das bedeutet, dass Betroffene zum Beispiel durch einen ähnlichen Geruch im Hier und Jetzt plötzlich in das damalige Stresserleben zurückgeworfen werden.

Ob ein Ereignis traumatisch wirkt, hängt dabei nicht allein vom Geschehen selbst ab, sondern maßgeblich davon, wie das Nervensystem der betroffenen Person darauf reagiert. Zwei Menschen können dieselbe Situation erleben: Der eine verarbeitet sie und geht womöglich gestärkt daraus hervor – während der andere in einer anhaltenden Stressreaktion gefangen bleibt. Peter Levine, ein Pionier im Bereich der Traumaforschung, sagte treffend: »Sicherlich sind alle traumatischen Ereignisse stressig, aber nicht alle stressigen Ereignisse sind traumatisch.«[21] Gerade deshalb ist es wichtig, genauer hinzuschauen: Welche Arten von Erlebnissen können unser Nervensystem so stark belasten, dass es aus dem Gleichgewicht gerät? Und warum werden diese Zusammenhänge im Alltag – besonders im medizinischen Kontext – so häufig übersehen?

In den nächsten Abschnitten möchte ich dir drei unterschiedliche Formen von Trauma vorstellen, die unser Nervensystem beeinträchtigen können – oft mit weitreichenden Folgen. Mir ist dieses Thema besonders wichtig, weil ich in meiner täglichen Arbeit immer wieder beobachte, wie körperliche Symptome behandelt werden, ohne die tieferliegende Ursache zu erkennen. Für Symptom A gibt es dann Tablette B – doch die eigentliche Wunde bleibt unberührt. Das ist, als würdest du mit einem Stein im Schuh weiterlaufen, statt ihn zu entfernen, und einfach Schmerzmittel nehmen. Als Hausärztin und Internistin bin ich sehr oft mit Trauma konfrontiert und ich beobachte, dass Menschen sich mir sehr viel häufiger öffnen, seit ich mich selbst sehr intensiv mit diesem Thema beschäftigt habe. Wir dürfen nicht vergessen: Unsere Nervensysteme kommunizieren immer miteinander und wahrscheinlich signalisiere ich nicht nur mit dem, was ich sage, sondern mittels meines ganzen Körpers, dass ich diesbezüglich ein sicherer Mensch für mein Gegenüber bin.

Schocktrauma: wenn das Nervensystem von einer Sekunde auf die andere überflutet wird

Ein Schocktrauma entsteht durch ein plötzliches, überwältigendes Ereignis: ein Autounfall, ein schwerer Sturz, eine Naturkatastrophe, eine Kriegssituation, eine Vergewaltigung oder eine andere bedrohliche Erfahrung. Solche Ereignisse können das Nervensystem abrupt in einen Alarmzustand versetzen, aus dem es nicht ohne Weiteres wieder herausfindet.

Typisch für ein Schocktrauma ist, dass es einen deutlich wahrnehmbaren Zustand vor dem Ereignis gibt – und einen veränderten Zustand danach. Normalerweise reguliert sich der Körper nach einer akuten Bedrohung von selbst wieder in den Ruhezustand zurück. Ist das Nervensystem jedoch mit der Erregung überfordert und kann sie nicht vollständig verarbeiten, bleibt diese im System erhalten. Dies äußert sich in ganz unterschiedlichen Symptomen: innere Unruhe, Schreckhaftigkeit, Schlafprobleme (Sympathikus-Übererregung) oder auch ein Gefühl innerer Leere und emotionaler Taubheit (vermittelt über den dorsalen Vagusnerv). Körper und Psyche bleiben – meist unbewusst – in der einstigen Gefahrensituation gefangen, selbst wenn diese längst vorbei ist.

Ob aus einer potenziell traumatisierenden Erfahrung tatsächlich ein Trauma wird, hängt von mehreren Faktoren ab. Besonders entscheidend ist, ob wir in der Situation das Gefühl hatten, noch Einfluss nehmen zu können – oder ob wir uns völlig ausgeliefert gefühlt haben. Je stärker das Gefühl von Ohnmacht und Kontrollverlust, desto größer die Wahrscheinlichkeit, dass das Nervensystem in einen Shutdown geht – und dies erhöht das Risiko einer Traumatisierung.

AUS DEM LEBEN

Melanie kam während der Akutsprechstunde zu mir und war völlig aufgelöst. Am Vortag war ihr im Baumarkt ein Mitarbeiter mit einem beladenen Wagen in den Rücken gefahren. Durch den Aufprall verlor sie das Gleichgewicht, stürzte zu Boden und verspürte starke Schmerzen. Da sie von hinten getroffen wurde, konnte sie weder reagieren noch ihren Körper schützen – der Stoß traf sie vollkommen unvorbereitet.

Im Gespräch stellte sich heraus, dass ihr neben dem Schmerz vor allem der Umgang der Mitarbeiter zu schaffen machte: Statt Mitgefühl und Hilfe erlebte sie Vorwürfe und Kälte. Man sagte ihr, sie solle sich nicht so anstellen und beim nächsten Mal besser aufpassen. Niemand kümmerte sich um sie. Man setzte sie allein auf einen Stuhl in einer Ecke – und ließ sie dort einfach sitzen. Ganz auf sich gestellt, mit einem Körper, der zitterte, steif war und von Schock durchzogen.

Die Unfreundlichkeit und Ignoranz, die sie in dieser verletzlichen Situation erlebte, versetzten ihr – wie sie sagte – einen zweiten, seelischen Stoß. Als auch der Rettungswagen nach langem Warten nicht kam, kämpfte sie sich schließlich – humpelnd und mit Schmerzen – alleine nach Hause.

In meiner Sprechstunde bot ich Melanie einen sicheren Raum, um das Erlebte zu erzählen. Ich hörte ihr aufmerksam zu und vermittelte ihr somit, in diesem Moment ein für sie sicherer Mensch zu sein. Die Tatsache, dass mein Nervensystem reguliert und ich somit ruhig und aufmerksam war, half auch ihr, sich zu stabilisieren. Ich begleitete sie dabei, in kleinen Schritten wieder in Kontakt mit ihrem Körper zu kommen und die Empfindungen wahrzunehmen, die durch das Ereignis ausgelöst worden waren. Ihr Nervensystem konnte sich allmählich neu orientieren – im Hier und Jetzt, fernab der Hilflosigkeit des Vortags.

Ich habe Melanie nie wieder gesehen und weiß nicht, wie es ihr danach ergangen ist. Doch als sie die Praxis verließ, sagte sie mit einem sanften Lächeln: »Ich habe mich schon lange nicht mehr so verstanden gefühlt.«

Menschen mit der Erfahrung von sicherer Bindung, einem stabil regulierten Nervensystem und hoher Resilienz haben grundsätzlich bessere Voraussetzungen, selbst sehr belastende Situationen zu verarbeiten, ohne eine bleibende Traumafolgestörung zu entwickeln. Ebenso prägend ist, was nach einem traumatischen Ereignis geschieht. Wenn Betroffene im Anschluss empathische, stabilisierende Unterstützung erfahren, das Erlebte mitteilen dürfen und Co-Regulation durch ein sicheres Gegenüber erleben, kann das Nervensystem die Übererregung besser abschließen und in den regulierten Zustand zurückkehren. Dazu möchte ich ein konkretes Beispiel aus meiner Praxis schildern.

Das Schocktrauma ist das, was in unserer Gesellschaft im klassischen Sinne als »Trauma« bezeichnet wird – also ein einzelnes, meist plötzliches und überwältigendes Ereignis, von dem das Nervensystem überfordert wird. Die möglichen Folgen eines solchen potenziell traumatischen Ereignisses werden in der Fachwelt als posttraumatische Belastungsstörung (PTBS) bezeichnet.

Um eine solche Diagnose offiziell stellen zu können, müssen gewisse Symptome erfüllt sein, die im Diagnosemanual ICD (International Statistical Classification of Diseases and Related Health Problems, eine international genutzte Klassifikation von Krankheiten) zusammengefasst sind. Die geltenden Kriterien beinhalten:

- Es gab eine Exposition zu einem extrem bedrohlichen Ereignis.
- Drei Kernsymptome müssen erfüllt sein: Wiedererleben des Traumas (Flashbacks, Albträume); bewusste Vermeidung von Erinnerungen, Gedanken, Gefühlen oder Situationen, die mit dem Trauma in Verbindung stehen; anhaltendes Gefühl von Bedrohung.
- Die Symptome müssen mindestens seit vier Wochen bestehen.
- Es besteht ein bedeutsames Leiden oder eine Funktionsbeeinträchtigung.[22]

Weiterhin wurde in die aktuelle Fassung des ICD (ICD-11) die sogenannte komplexe posttraumatische Belastungsstörung (komplexe PTBS) aufgenommen. Sie beschreibt psychische Folgen, die aus frühen und langanhaltenden Traumatisierungen resultieren – etwa in der Kindheit. Die Diagnose berücksichtigt erstmals Symptome wie anhaltende Schwierigkeiten im Beziehungsverhalten, körperliche Beschwerden, die nicht medizinisch erklärbar sind, sowie ein verändertes Selbstbild, das oft mit tief verwurzelten Schuld- und Schamgefühlen einhergeht. Damit geht das neue Manual in meinen Augen einen wichtigen Schritt in die richtige Richtung – auch wenn es weiterhin wünschenswert wäre, dass das Entwicklungstrauma, über das wir gleich sprechen wollen, als eigenständige Diagnoseform tatsächlich Eingang in die offiziellen Klassifikationen findet. Dem wurde bisher leider trotz hinreichender Studienlage nicht nachgekommen.[23]

Entwicklungstrauma: wenn die Erde, in der wir heranwachsen sollten, steinig war

Während ein Schocktrauma auf ein einzelnes, plötzliches Ereignis zurückzuführen ist, entsteht ein Entwicklungstrauma über einen längeren Zeitraum hinweg – meist in den frühesten Lebensjahren, wenn unser Nervensystem noch besonders formbar und verletzlich ist. Wie der Begriff bereits andeutet, wird durch anhaltend widrige Umstände die natürliche Entwicklung des Kindes gestört.

Diese Art von Trauma wird meist durch Menschen verursacht, die uns eigentlich Schutz und Sicherheit bieten sollten – Eltern oder andere Bezugspersonen, von denen wir als Kinder abhängig sind. Genau deshalb ist sie so besonders schmerzhaft. Wenn eine solche Verletzung der kindlichen Entwicklung durch Bezugspersonen geschieht, sprechen wir auch von einem Bindungstrauma, weil die sichere Bindung – die essenziell für die Regulation des Nervensystems wäre – gestört oder gar nicht erst möglich ist.

Dabei geht es nicht nur um körperliche Gewalt oder sexuellen Missbrauch, der sich über viele Jahre ziehen kann. Auch emotionale Kälte, fehlende körperliche Zuwendung oder eine andauernde Atmosphäre von Kritik, Abwertung und Unsicherheit können tiefe Spuren hinterlassen. Wichtig ist zu verstehen: Eine Kinderseele empfindet Bedrohung oft sehr viel früher als ein Erwachsener. Was für einen Erwachsenen vielleicht »nur« Stress bedeutet, kann ein Kind bereits als existenzielle Unsicherheit empfinden.

Doch nicht jedes Entwicklungstrauma ist automatisch immer ein Bindungstrauma. Auch schwerwiegende Erkrankungen, Krankenhausaufenthalte oder Unfälle in der frühen Kindheit können die Entwicklung tiefgreifend beeinflussen, selbst wenn die Bindung zu den engsten Bezugspersonen intakt war. Gerade solche Ereignisse in der frühen Kindheit werden sehr häufig nicht als traumatisch erkannt. Die Menschen verstehen nicht, warum sie immerzu eine innere Anspannung spüren.

Menschen mit einem Entwicklungstrauma fühlen sich später oft unsicher in Beziehungen, haben Schwierigkeiten, sich zu entspannen oder erleben sich selbst als »nicht genug«. Ihr Nervensystem hat früh abgespeichert, dass die Welt kein sicherer Ort ist und bleibt in diesem Muster oft unbewusst gefangen. Diese Menschen leben mit einer ständigen inneren Anspannung, sind häufig ängstlich oder entwickeln körperliche Beschwerden, für die sich keine eindeutige medizinische Ursache finden lässt.

AUS DEM LEBEN

Eine Patientin, die unter vielfältigen Ängsten litt, erzählte mir von einem Krankenhausaufenthalt im Alter von zwei Jahren. Sie hatte damals Tuberkulose und musste deshalb über mehrere Monate stationär behandelt werden. Zu dieser Zeit war es noch üblich, dass Eltern ihre Kinder im Krankenhaus nicht begleiteten – sie musste also über einen langen Zeitraum ohne eine sichere Bindungsperson auskommen. Außerdem wurde sie während dieser Zeit mehrfach an das Bett fixiert.

Ihr war lange Zeit nicht bewusst, welch tiefe Spuren dieses Ereignis in ihrem Nervensystem hinterlassen hatte – schließlich, so ihre Sicht, habe man ihr im Krankenhaus ja nur helfen wollen. Doch ein zweijähriges Kind kann das nicht verstehen. Es erlebt vor allem, dass es von seinen Eltern getrennt wurde und sich beängstigenden, nicht einzuordnenden Behandlungen ausgesetzt sieht. Aus Sicht des Nervensystems ist eine solche Erfahrung eine hochbedrohliche Situation, die – auch ohne bewusste Erinnerung – Spuren hinterlassen kann.

Häufig entstehen Entwicklungstraumata *präverbal* – also vor dem Erwerb der Sprache. In dieser Lebensphase, die in etwa die ersten drei Lebensjahre betrifft, haben wir noch keine bewussten Erinnerungen, die wir einordnen und in Worte fassen können. Nicht zu erinnern bedeutet allerdings nicht, dass das, was in dieser frühen Phase passiert, keine Relevanz hat. Im Gegenteil: In dieser Zeit saugt unser Nervensystem alle Eindrücke, Stimmungen, körperlichen Empfindungen und Beziehungserfahrungen förmlich auf wie ein Schwamm. Diese Erfahrungen werden unterbewusst im sogenannten *impliziten* Gedächtnis gespeichert. Das bedeutet: Wir wissen auf einer körperlichen oder emotionalen Ebene, was wir erlebt haben – zum Beispiel durch bestimmte Reaktionen, Gefühle oder Spannungen –, aber wir können es nicht bewusst abrufen.

Das implizite Gedächtnis ist somit wie ein Tagebuch ohne Worte – es schreibt mit, auch wenn wir es nicht lesen können. Für bewusst erinnerbare Erlebnisse ist unser explizites Gedächtnis zuständig. Es speichert alle Erfahrungen, die wir sprachlich erzählen können und in eine zeitliche Reihenfolge bringen. Sind frühe Traumata in unseren impliziten Erinnerungen gespeichert, hinterlässt das ein Gefühl von »Irgendetwas stimmt nicht, aber ich kann es nicht benennen«. Die Erinnerung an das Erlebte ist also vorhanden, jedoch sehr unklar. Implizite Erinnerungen lassen sich nicht einfach ins explizite Gedächtnis überführen, sie können uns aber bewusster und somit sichtbarer werden, etwa indem man Körperempfindungen oder Emotionen mit Sprache verbindet und in einen neuen Zusammenhang bringt.

Für Kinder findet in dieser Lebensphase alles auf der Ebene der Körperempfindungen statt. Wenn sie traurig oder ängstlich sind, nehmen sie diesbezüglich Körperempfindungen wahr. Sie wissen aber noch nicht auf der bewussten Ebene: »Ich bin traurig.« Antonio Damasio, ein Neurowissenschaftler, der das Zusammenspiel von Gefühlen, Körperzuständen und Kognition erforschte, fand heraus: Wenn wir uns emotional an ein Ereignis erinnern, erleben wir oft auch die damaligen körperlichen Empfindungen erneut – vor allem die, die aus dem Inneren unseres Körpers stammen.[24] Diese sogenannten *viszeralen* Empfindungen beziehen sich auf das, was in unseren inneren Organen – also Magen, Darm, Herz oder Brust – gespürt wird. Sie gehören zur Interozeption, von der wir schon gehört haben. Eine mögliche Folge von Trauma im Körper kann deshalb zum Beispiel ein ständiges Gefühl von innerer Anspannung oder ein Druck im Magenbereich sein – ohne dass dafür eine körperliche Ursache gefunden wird.

AUS DEM LEBEN

Hierzu möchte ich eine sehr persönliche Erfahrung schildern. Ich selbst bin 1982 als eineiiger Zwilling viel zu früh zur Welt gekommen. Meine Geburt erfolgte per Notkaiserschnitt, nachdem mein Arm in den Geburtskanal gerutscht war.

Kurz nach meiner Geburt stellten die Ärzte fest, dass mit mir etwas nicht stimmte: Sie entdeckten, dass Speiseröhre und Luftröhre miteinander verwachsen waren – eine Fehlbildung, die eine sofortige Notoperation erforderlich machte. Ich wurde also – ohne meine Mutter und ohne meine Zwillingsschwester – mit dem Rettungswagen nach Hamburg gebracht und war dort, wie meine Eltern später berichteten, mehrere Wochen allein im Wärmebettchen, nachdem ich operiert worden war.

Mein Vater erzählte mir einmal, dass wir Babys bei seinen Besuchen immer ganz ruhig dalagen – er erfuhr, dass uns ein Beruhigungsmittel namens Atosil verabreicht wurde. Mittlerweile weiß ich außerdem, dass in den frühen 1980er-Jahren Babys teils ohne Schmerz- und Narkosemittel operiert wurden, da man dachte, dass sie noch keine Schmerzen wahrnehmen.[25, 26] Ob das bei mir der Fall war, weiß ich nicht.

Schon als Kind habe ich mich oft ängstlich gefühlt und irgendwie nicht sicher auf dieser Welt. Ich hatte oft eine Anspannung in mir, die ich nicht adressieren konnte. Alles typische Anzeichen für frühes Trauma. Später in der Kindheit hatte ich öfter plötzliche Rückenschmerzen und erinnere, wie ich in der Schule auf dem Boden lag und nicht mehr aufstehen konnte. Ich entwickelte eine Wirbelsäulenverkrümmung und stark verhärtete Muskelstränge am Hals und Rücken. Meine Faszien und Muskeln waren stark verkürzt und ich spürte selbst oft, wie ich in diesem Bereich in besonderem Maße angespannt war. Ich habe mir immer gedacht, dass diese Verkrümmung etwas mit meiner traumatischen Geburt und der Operation zu tun haben könnte. Dass in dieser Partie allerdings auch noch Stressenergie vorhanden war, habe ich erst vor einiger Zeit durch Körperarbeit für mich erfahren. Hierzu erzähle ich mehr in Kapitel 5 ab Seite 160, wenn ich dir einige Körperübungen vorstelle.

Wir halten also fest: Trauma ist nichts, das nur im Kopf stattfindet. Es zeigt sich im gesamten Körper und ist eng mit den physischen Empfindungen verknüpft. Genau deshalb stoßen Menschen mit Traumafolgen oft an ihre Grenzen, wenn versucht wird, Trauma ausschließlich auf der verhaltenstherapeutischen und bewussten kognitiven Ebene anzusprechen. Besonders dann, wenn ein Entwicklungstrauma im Hintergrund wirkt, reichen kognitive Ansätze allein oft nicht aus. In solchen Fällen braucht es ergänzend Methoden, die sowohl den Körper als auch das Unterbewusstsein ansprechen, um wirkliche Veränderung zu ermöglichen.

Es gibt nicht die eine Traumatherapie, sondern viele bewährte Wege. Entscheidend ist, dass die Methode den Menschen nicht überfordert, ihm Sicherheit gibt und individuell angepasst wird. Therapieformen wie das *Somatic Experiencing*, das gezielt mit den durch das Trauma veränderten Körperwahrnehmungen arbeitet, sowie die EMDR-Methode *(Eye Movement Desensitization and Reprocessing)* haben sich als hilfreich erwiesen. Bei der EMDR-Methode werden traumatische Ereignisse bewusst erinnert, während der Therapeut den Blick der Klientin oder des Klienten gezielt von links nach rechts lenkt – meist über visuelle Reize, wie ein sich bewegendes Licht. Dies hilft dem Gehirn, die belastenden Erinnerungen neu zu verarbeiten. Ein von mir sehr geschätzter Kollege, Professor Wolfgang Schäberle, hat außerdem eine traumasensible Hypnosetechnik entwickelt, die er seit 2025 auch am Deutschen Institut für klinische Hypnose lehrt.

Die Mikrotraumata unseres Alltags: anhaltend chronischer Stress

Nicht jeder Stress ist traumatisch, doch chronischer Stress kann langfristig ähnliche Auswirkungen auf Körper und Psyche haben. In unserer heutigen Gesellschaft jonglieren viele Menschen mit einer Vielzahl von Aufgaben und Verantwortlichkeiten, die kaum noch bewältigbar scheinen. Dass Männer und Frauen zunehmend auf Augenhöhe leben und sowohl beruflich als auch familiär Verantwortung tragen, ist eine enorm wichtige und positive Entwicklung. Zugleich erleben sowohl Frauen wie Männer heute einen enormen inneren Druck, allen Rollen gerecht werden zu müssen. Sie sollen beruflich erfolgreich und durchsetzungsstark sein, gleichzeitig aber bitte auch präsent, liebevoll und verfügbar als Mutter oder Vater genauso wie als Partnerin oder Partner, aber auch in jeder anderen Rolle, die man in den Beziehungen zum eigenen Umfeld hat. Nicht selten entsteht dabei das Gefühl: »Wenn ich nicht alles perfekt mache, bin ich nicht genug.«

Von einigen Nervensystem-Experten, wie beispielsweise Irene Lyon aus den USA, wird Trauma generell als im Körper gespeicherter Überlebensstress definiert. Der Umgang mit Menschen, die schwerste Katastrophenerlebnisse, wie sexuelle Gewalt oder Kriegserfahrungen, erlebt haben, erfordert ein Höchstmaß an Sensibilität. Die Tiefe der Verletzung unterscheidet sich stark von der Art der Belastung, wie sie bei ausschließlich chronisch gestressten Menschen im Alltag vorkommt. Nicht selten allerdings überlagert sich anhaltender Alltagsstress mit bereits bestehenden Altlasten aus der Vergangenheit. So potenzieren sich die Belastungen und der Unterschied zwischen »Stress« und »Trauma« kann verschwimmen.

Warum das Wissen um Trauma und Stress so wichtig ist

Viele Menschen erkennen gar nicht, dass sie sich in einem Zustand anhaltender Überforderung befinden – einfach deshalb, weil es sich für sie normal anfühlt. Wer beispielsweise ein Entwicklungstrauma erlebt hat, kennt oft keinen anderen inneren Zustand. Dieses Lebensgefühl begleitet ihn dann womöglich schon seit der frühen Kindheit. Es gibt schlicht keinen Vergleichsstatus. Erst durch Erfahrungen in anderen Kontexten – etwa beim Aufenthalt in einem anderen Haushalt, bei Freunden oder Partnern – kann allmählich das Bewusstsein entstehen, dass Leben auch leichter und verbundener sein kann.

Wir können unsere Kindheit nicht zurückholen. Wir können an dem, was gewesen ist, nichts mehr ändern. Doch unser Nervensystem besitzt ein Leben lang die Fähigkeit, Regulation, Bindung und das Erleben von Sicherheit neu zu lernen. Wenn die Tür in die eine Richtung schwingen kann, dann kann sie es auch in die andere. Und genau darum wird es im weiteren Verlauf des Buchs gehen.

• PRAKTISCHE ANREGUNG •

Reflektiere einmal, welche potenziell traumatischen Ereignisse es in deinem Leben gegeben haben könnte? Manche Ereignisse, wie eine Mandel-OP als zweijähriges Kind, erinnerst du vielleicht nicht bewusst, sondern kennst sie nur aus Erzählungen. Erstelle deine Lebenslinie, auf der du in chronologischer Reihenfolge sowohl die größten Herausforderungen als auch die bedeutsamen schönen Ereignisse einträgst. So siehst du: Kleine oder größere Traumata sind ein Teil deines Lebens, machen dich aber nicht als Ganzes aus. Gib dir Verständnis und Mitgefühl.

Das nicht artgerechte Leben

Unser heutiges Leben in der modernen Gesellschaft entspricht in vielerlei Hinsicht nicht unserer menschlichen Natur. Wenn Tiere im Zoo leben, haben wir meist keinen Zweifel daran, dass ein Leben hinter Gittern, in beengten Arealen und ohne natürliche Reize nicht artgerecht ist und sich auf Dauer negativ auf Gesundheit und Verhalten auswirkt.

Doch was ist mit uns? Unser modernes Leben ist in manchen Dingen ebenfalls alles andere als artgerecht.

Betrachten wir das anhand unseres Nervensystems genauer. Es hat sich über viele tausend Jahre hinweg in einem Umfeld entwickelt, das geprägt war von natürlichen Rhythmen, Sonnenlicht, frischer Luft, körperlicher Bewegung, tiefer sozialer Verbundenheit und nährstoffreicher, unverarbeiteter Nahrung. Ein Umfeld, in dem Nähe, Zugehörigkeit und das Leben in kleineren Gemeinschaften selbstverständlich waren. Von diesem Lebensstil haben wir uns in erstaunlich kurzer Zeit enorm weit entfernt. Heute verbringen wir den Großteil unserer Zeit in geschlossenen Räumen, mit künstlichem Licht, vor Bildschirmen, oft isoliert und dauerhaft erreichbar. Wir schlafen weniger, bewegen uns seltener, essen zu oft verarbeitete Lebensmittel – und funktionieren dabei unter ständigem Druck.

Diese wachsende Diskrepanz zwischen unserem modernen Alltag und dem, wofür unser Nervensystem evolutionär eigentlich ausgelegt ist, trägt aus meiner Sicht wesentlich zum Anstieg von chronischem Stress, Erschöpfung, körperlichen Erkrankungen und psychischen Belastungen bei. Lass uns zum besseren Verständnis einige dieser »nicht artgerechten« Lebensumstände etwas genauer beleuchten.

Das gestörte Verhältnis zwischen Entspannung und Anspannung

In unserer heutigen Gesellschaft wird Leistung häufig als das höchste Gut angesehen. Viele Menschen verbringen den Großteil ihres Tages in einem Zustand permanenter Anspannung, arbeiten zwölf oder mehr Stunden und gönnen sich dabei kaum bewusste Erholungsphasen. Ruhe gilt entweder als überflüssiger Luxus oder als schlichtweg nicht integrierbar in einen ohnehin übervollen Alltag. Der Grund: »Ich habe keine Zeit.«

Doch gerade beim Thema Zeit lohnt sich ein genauerer Blick. Denn während echte Erholung oft als nicht machbar erscheint, verbringen viele mehrere Stunden täglich mit dem Smartphone, in den sozialen Medien oder vor dem Fernseher. Das zeigt: Meist ist es nicht der tatsächliche Zeitmangel, sondern auch eine Frage der Prioritäten.

Selbst in der Freizeit sind viele Menschen so durchgetaktet, dass kaum ein Moment zum Durchatmen bleibt. Nichtstun wird zum Add-on – eine Belohnung, die wir uns erst verdienen müssen. Dabei ist es ein absolutes Must-have. Nur wenn wir Pausen machen und uns erlauben, mal nichts zu tun, können wir wieder in Kontakt mit uns selbst kommen.

AUS DEM LEBEN

Hierzu möchte ich eine kleine Anekdote aus meiner Zeit während des Medizinstudiums erzählen. Ich war schon immer sehr fleißig, ehrgeizig und mit einer ordentlichen Portion Durchhaltevermögen ausgestattet. Vor meinem ersten Staatsexamen setzte ich mich allerdings enorm unter Druck. Ich hatte einen absolut perfektionistischen Leistungsanspruch an mich selbst. Ich lernte Tag und Nacht, in der festen Überzeugung, dass ich umso besser abschneide, je mehr ich pauke. Eine fatale Fehleinschätzung, wie sich zeigen sollte. Am Ende fühlte sich mein Gehirn an wie ein übervoller Mülleimer, randvoll zugestopft mit Wissen, auf das ich aber nicht mehr zugreifen konnte. In der letzten Nacht vor der Prüfung geriet ich in regelrechte Panik und lernte bis spät in die Nacht weiter – ein großer Fehler, wenn man bedenkt, dass der Hippocampus vor allem nachts aktiv ist, um Gedächtnisinhalte zu verarbeiten.

Die Folge war ein klassischer Blackout in der Anatomieprüfung. Ich konnte mich nicht mehr an Dinge erinnern, die mir zuvor mühelos eingefallen wären. Zwar habe ich die Prüfung bestanden, mir aber geschworen, es beim nächsten Mal anders zu machen. Beim zweiten Staatsexamen war mein Vorgehen also völlig anders: Ich machte nach der ersten Lerneinheit am Morgen eine ausgedehnte Mittagspause mit Spaziergang oder Joggingrunde und nahm nach 16 Uhr kein Buch mehr in die Hand. Tatsächlich habe ich diese Lernzeit – trotz des Drucks – als sehr angenehm empfunden.

Kurz vor dem schriftlichen Teil des Examens erhielt ich die Nachricht, dass meine Mutter einen Suizidversuch unternommen hatte. Einige Wochen später, kurz vor der mündlichen Prüfung, kam die nächste Hiobsbotschaft: Mein Vater war an Krebs erkrankt. Trotz dieser enormen Belastung konnte ich meine Prüfungen erfolgreich abschließen – nicht zuletzt dank meiner nachhaltigen, hippocampus-freundlichen Vorbereitung.

Auch Kinder brauchen Muße, nicht nur Programm

Was mir besonders auffällt: Dieses leistungsorientierte Denken beginnt heute oft schon im Kindesalter. Es ist mittlerweile fast die Norm, dass Kinder mehrere Hobbys gleichzeitig haben, nach der Schule von einem Termin zum nächsten hetzen und kaum noch Zeit für freies, unstrukturiertes Spiel bleibt. Dabei brauchen Kinder genau das:

- Zeit, um sich selbst zu entdecken.
- Zeit, um ohne Vorgaben in ihre eigene Fantasie einzutauchen.
- Zeit, um die Welt auf eigene Weise zu erforschen.

Ein inspirierender Vorreiter bei diesen Themen ist Gerald Hüther, ein renommierter deutscher Neurobiologe, der sich intensiv mit Hirnforschung, Lernprozessen und persönlicher Entfaltung auseinandersetzt und sich insbesondere für eine neue Lernkultur engagiert. Seine Art, Menschsein zu erklären, ist sehr berührend. Ein Satz von ihm ist mir dabei besonders im Gedächtnis geblieben: »In unserer Gesellschaft werden Menschen zu Objekten gemacht.«[27] Wie wahr! Schon Kinder werden in erster Linie nach ihren Noten in Mathe, Deutsch und Englisch bewertet und erhalten dadurch indirekt den Stempel »gut genug« oder »nicht gut genug«. Diese Art der Einordnung verstellt den Blick auf das, was sie wirklich ausmacht.

Der Biorhythmus im Chaos: wenn Licht und Dunkelheit aus dem Gleichgewicht geraten

Unsere innere Uhr wird maßgeblich durch natürliches Licht gesteuert. Morgens signalisiert uns das Sonnenlicht, dass der Tag beginnt, während die zunehmende Dunkelheit am Abend die Produktion von Melatonin – unserem Schlafhormon – anregt. Auch das Stresshormon unterliegt, wie viele andere Hormone, einer zirkadianen Rhythmik und wird im Gegensatz zu Melatonin vornehmlich frühmorgens ausgeschüttet, um dann im Laufe des Tages abzufallen.

Doch unser moderner Lebensstil bringt diesen natürlichen Rhythmus zunehmend aus dem Gleichgewicht. Viele von uns verbringen den Großteil des Tages in geschlossenen Räumen. Dort sitzen wir stundenlang vor Bildschirmen mit künstlichem Licht – im Büro, am Handy oder später vor dem Fernseher. Vor allem der hohe Anteil an blauem Licht hemmt die natürliche Schläfrigkeit, da es die Ausschüttung unseres Schlafhormons Melatonin unterdrückt, während Stress, Arbeit oder anregende Tätigkeiten bis in den Abend den natürlichen Abfall des Cortisolspiegels hemmen können.

Ich erinnere mich noch gut an meine Zeit in der Notaufnahme – in vielen Räumen gab es nicht einmal Fenster. Ich hetzte unter der grellen Deckenbeleuchtung von einem Computer zum nächsten, um die Daten der Patienten einzugeben. Vom Tageslicht war ich oft über Stunden abgeschnitten. Einer meiner Ausbilder, Dr. Jens Freese, führte hierzu ein eindrückliches Experiment durch: Gemeinsam mit einer kleinen Gruppe verbrachte er mehrere Tage in freier Natur – ohne künstliches Licht, ohne digitale

AUS DEM LEBEN

Lisa war eine 58-jährige Frau, die nur selten zum Arzt ging. Sie stellte sich bei mir wegen Schlafstörungen vor. Ihr Biorhythmus war total durcheinandergekommen. Ihr Job in Schichtarbeit, inklusive Nachtschichten, machte ihr zu schaffen. Zusätzlich wurde deutlich, dass sie ihre Arbeit verabscheute – und schon sehr lange gegen ihre eigenen persönlichen Werte handelte. Sie arbeitete nämlich auf einem Schlachthof an einem Förderband. Schon lange konnte sie dies kaum noch ertragen und die Bilder verfolgten sie auch nachts.

Nach unserem Gespräch fasste sie einen mutigen Entschluss, der längst überfällig gewesen war. Sie kündigte ihren Job und fand einen neuen, näher bei ihren Kindern und Enkelkindern in einer anderen Stadt. Ihre verhasste Arbeit und ihren verschobenen Biorhythmus ließ sie damit hinter sich. Glücklicherweise änderte sie etwas, bevor es eine Erkrankung für sie tat. Denn oftmals wird leider erst eine Krankheit zum Ausweg.

Ablenkung, im direkten Rhythmus mit Tageslicht und natürlichen Gegebenheiten. Natürlich fiel auch der permanente Alltagsstress ohne Ruhepausen weg. Das Ergebnis war unter anderem ein verbesserter Schlaf. Alle schliefen tief und erholsam, obwohl sie auf Matten unter freiem Himmel übernachteten.

Dieses Beispiel zeigt sehr anschaulich, wie eng unser Biorhythmus mit der Natur verbunden ist und wie schnell sich unser Körper wieder in Balance bringen kann, wenn äußere Reize reduziert und natürliche Zyklen respektiert werden.

Nach Möglichkeit sollten wir also dafür sorgen, tagsüber genügend natürliches Licht zu bekommen, während gedimmtes Licht am Abend signalisiert: Jetzt ist langsam Schlafenszeit. In dieser Zeit sollten wir allmählich zur Ruhe finden und keine aufregenden oder stressigen Dinge mehr tun, damit wir auf die sieben bis neun Stunden Schlaf kommen, die die meisten Menschen im Durchschnitt brauchen.[28] Wenn du es nicht schaffst, auf natürliche Weise genügend Licht zu bekommen, kann am Morgen eine Tageslichtlampe mit 10000 Lux helfen – idealerweise für etwa 30 Minuten. Am Abend ist es sinnvoll, zumindest einen Blaulichtfilter für Bildschirme zu nutzen. Viele Geräte beziehungsweise Apps bieten diese Funktion mittlerweile an. Alternativ gibt es auch spezielle Brillen, die das blaue Licht herausfiltern.

Ernährung: volle Teller, leere Nährstoffspeicher

Rein biologisch ist unser Körper darauf ausgerichtet, dass es Zeiten gibt, in denen Nahrung zur Verfügung steht – aber eben auch Perioden, in denen es mit der Nahrungsbeschaffung eng wird. Heute ist es allerdings so, dass wir keinerlei Mühe mehr aufbringen müssen, um an Nahrung zu gelangen. Wir gehen einfach in den Supermarkt und kaufen, was wir haben wollen. Bunte Verpackungen und clevere Werbeslogans sorgen dafür, dass wir häufig zu besonders kaloriendichten Lebensmitteln oder gleich zu Süßigkeiten greifen. Oft wird uns dabei sogar suggeriert, dass wir uns mit diesen Produkten etwas Gutes tun. Ich muss hierbei immer an die zahlreichen Sorten Quetschies denken, die auch ich meinen Kindern früher gegeben habe. Sie enthalten im Wesentlichen nur den Zuckeranteil der Frucht, während die wichtigen Ballaststoffe –

die Obst und Gemüse eigentlich so wertvoll machen – fehlen. Sie sorgen dafür, dass wir nach dem Verzehr einer Orange satt sind – ganz im Gegensatz zum Gefühl nach einem Glas Orangensaft, das den Zucker von mehreren Orangen auf einmal enthält.

Mit solchen Fertigprodukten tragen wir unbewusst dazu bei, dass immer mehr Kinder Typ-2-Diabetes entwickeln. Doch nicht nur das: Wir verhungern heute in der westlichen Welt buchstäblich vor vollen Tellern. Unsere Mahlzeiten enthalten zwar oft reichlich Kalorien, aber immer weniger echte, natürliche Nährstoffe. Stattdessen nehmen wir zunehmend künstliche Zusatzstoffe auf – etwa Konservierungsmittel, Farbstoffe, Geschmacksverstärker oder sogenannte E-Stoffe, die dem Körper und insbesondere dem Darm eher schaden als nützen. Durch unsere Snackkultur führen wir dem Körper viele belastende Stoffe immer wieder zu – oft nahezu pausenlos über den Tag verteilt. Unser Magen-Darm-Trakt bekommt dadurch nicht die Ruhephasen, die er dringend braucht.

Bewegungsmangel ist stilles Gift für das Nervensystem

Früher waren die Menschen den ganzen Tag in Bewegung. Sie haben getragen, sind geklettert, liefen und gingen, um Nahrung zu beschaffen. Und das natürlich draußen, während sie gleichzeitig frische Luft und Sonnenlicht tankten. Heute sind wir zu einer sitzenden Gesellschaft geworden und finden immer neue Wege, uns noch weniger bewegen zu müssen. Die zunehmende Zahl an Elektrorollern zeigt das beispielsweise deutlich.

Bewegung ist nicht nur dazu da, uns von A nach B zu bringen. Wenn wir unsere Muskeln betätigen, dann schütten sie antientzündliche Stoffe aus, die sich *Myokine* nennen. Sie sorgen dafür, dass in unserem Gehirn Wachstumsfaktoren ausgeschüttet werden – Dünger fürs Gehirn sozusagen. Dieser Dünger, auch BDNF *(Brain-Derived Neurotrophic Factor)* genannt, erhöht die Plastizität des Gehirns und unterstützt die Regeneration von Nervenzellen, vor allem im Hippocampus. Wenn meine Kinder mal wieder sauer sind, weil ich sie zu Fuß von der Schule abhole, sage ich ihnen daher gern, dass ihre Muskeln jetzt Konfetti ausschütten, und bitte sie, in ihren Körper zu horchen, damit sie spüren, wie wohl sie sich nach einer Bewegungseinheit fühlen. Fast immer sagen sie dann: »Stimmt! Ich fühle mich jetzt gut, Mama.«

Bewegung ist auch nicht nur dazu da, damit wir uns schlank halten. Sie ist essenziell für jeden von uns und trägt zur körperlichen und psychischen Gesundheit maßgeblich bei. Gerade ältere Menschen, die nicht mehr so leicht Muskelmasse aufbauen, wenn sie erst mal verloren gegangen ist, sollten wissen: Muskelpflege ist genauso wichtig wie Zahnpflege. Denn sie führt auch dazu, dass wir im Alter länger fit sind und nicht so leicht stürzen.

Die Auswirkungen sozialer Isolation

Während heute immer weniger Menschen rauchen – ein Gesundheitsrisiko also nachlässt –, nimmt Einsamkeit immer weiter zu, auch bei jungen Menschen. Einsamkeit wird dabei von Forschern als genauso gesundheitsschädlich wie das tägliche Rauchen von 15 Zigaretten täglich eingestuft und erhöht die Sterblichkeit somit deutlich.[29]

Während Menschen früher in Gruppen und häufig zusammen in mehreren Generationen gelebt haben, wohnen wir heute immer häufiger allein. Auch in der Kinderbetreuung haben viele Menschen seltener Hilfe von Großeltern, da diese weiter entfernt wohnen. Die Verteilung des Sich-allein-Fühlens nimmt über die Lebensspanne eine U-Form an: Sie sinkt zwischen dem 40. und dem 60. Lebensjahr – in der Phase fühlen sich die meisten Menschen also am wenigsten einsam –, um danach wieder anzusteigen. Menschen in Altenheimen fühlten sich dabei besonders häufig einsam, sodass die Häufigkeit sich hier auf ein Drittel der dort lebenden Menschen bezog.[30]

Ein persönlicher Eindruck meinerseits ist, dass junge Menschen sich heute immer mehr über elektronische Geräte verbinden und kommunizieren, statt sich direkt zu treffen und die Vorzüge von menschlichem Kontakt zu genießen. Wir müssen dabei nur an die zahlreichen Menschen in U-Bahnen oder Bussen denken, die mittlerweile auf ihren Handybildschirm starren, statt mit ihrem Gegenüber ein Lächeln auszutauschen oder ein Gespräch zu beginnen. Virtueller Kontakt ersetzt aber nicht den täglichen Kontakt zu wahren Menschen. Da knüpft auch Jonathan Haidts Buch *Generation Angst* an, das den Anstieg psychischer Erkrankungen bei Jugendlichen seit den 2010er-Jahren analysiert. Neben dem Rückgang von freiem Spiel beleuchtet Haidt vor allem die frühe Nutzung von Smartphones und sozialen Medien als zentrale Ursache der Belastungen.

AUS DEM LEBEN

Ein befreundeter Lehrer erzählte mir einmal von einer Situation, die ihn tief erschüttert hat. Er betrat seine Klasse – eine Gruppe Jugendlicher. Normalerweise würde man Stimmengemurmel und Gelächter erwarten. Doch es war einfach nur still. Alle Schüler saßen an ihren Plätzen, den Blick starr auf ihre Smartphones gerichtet. Niemand sprach, niemand lachte, niemand interagierte mit den anderen – obwohl sie gerade im selben Raum waren. Es saßen so viele junge Menschen beieinander, doch jeder war allein in seiner digitalen Welt unterwegs. Diese Szene ist sinnbildlich für das, was heute vielerorts passiert: Elektronische Geräte verbinden uns mit der ganzen Welt – und trennen uns gleichzeitig von den Menschen, die uns direkt umgeben.

Dänemark – ein Land, das uns im Bereich der Digitalisierung an Schulen lange voraus war – hat begonnen, einen Teil dieser Entwicklung kritisch zu hinterfragen. Aktuell geht man dort vermehrt dazu über, den Unterricht wieder zu entdigitalisieren. Smartphones werden aus dem Schulalltag verbannt, um die Konzentration, die soziale Interaktion und das tiefere Lernen der Schüler zu fördern. Diese Entscheidung zeigt, dass Fortschritt nicht immer bedeutet, mehr Technologie einzusetzen – sondern manchmal auch darin besteht, bewusst einen Schritt zurückzugehen.[31]

Mein Rat an dich ist auch im Hinblick auf deinen Neustart fürs Nervensystem: Leg öfter mal das Handy zur Seite und geh in Verbindung mit echten Menschen. Wenn du es nicht ohnehin schon hast, überlege dir ein Hobby, bei dem du regelmäßig mit anderen in Kontakt kommst. Die Verbindung zu anderen ist unfassbar essenziell für unser Nervensystem.

Um die eigene Bildschirmzeit bewusster zu gestalten, gibt es inzwischen Apps, die genau dafür entwickelt wurden. Sie fordern uns durch kleine Pausen oder Hinweise zum Innehalten auf, unser oft automatisiertes Scrollverhalten in den sozialen Medien zu hinterfragen. *One sec* beispielsweise ist eine digitale Achtsamkeits-App, die entwickelt wurde, um impulsives Verhalten bei der Nutzung von Apps – insbesondere Social Media – zu unterbrechen.

AUS DEM LEBEN

Immer wenn ich in meiner Praxis mit besonders alten Menschen in Kontakt komme, stelle ich ihnen die Frage, was sie selbst glauben, warum sie so alt geworden sind. Eines haben sie alle gemeinsam: Sie pflegen soziale Kontakte, sind in lokalen Vereinen aktiv, singen im Chor oder bringen sich anderweitig in die Gesellschaft ein. Wenn der Ehepartner verstirbt, lassen sie sich davon nicht entmutigen, sondern suchen sich neue soziale Anbindung.

An dieser Stelle möchte ich einen 93-jährigen Patienten erwähnen, dessen Lebensweisheiten ich mir aufgeschrieben habe. Gerade jetzt, während ich diese Zeilen schreibe, befindet er sich auf seinem letzten Weg. Er hatte zu mir gesagt: »Ich habe ein schönes Leben gehabt. Aber jetzt ist es auch gut. Ich würde gerne sterben.«

Bei einem unserer letzten Gespräche sagte er: »Wenn ich eines erst spät in meinem Leben gelernt habe, dann ist es, dass wir uns nicht so stark auf unsere äußere Hülle fokussieren sollten. Ich habe zeitlebens immer nur darauf geachtet, wie die Frauen aussahen, mit denen ich zusammen war. Und am Ende habe ich mich gefragt: Wer von ihnen liebt mich wirklich? Und dann kam meine jetzige Frau in mein Leben. Wir sind unzertrennlich – bis heute.« Diese Worte haben sich mir eingeprägt. Vielleicht sind sie auch für dich in irgendeiner Weise wertvoll.

Denke immer daran: Du bist nicht unzureichend, wenn du dich immer wieder dabei ertappst, wie du völlig automatisiert in die sozialen Medien abtauchst. Die Apps sind so konzipiert, dass sie in unserem menschlichen Gehirn ein »Haben wollen«-Gefühl auslösen. Und mal ganz ehrlich: Wenn viele Erwachsene es nicht schaffen, einen gesunden Umgang hiermit zu finden, wie sollen es dann erst Jugendliche oder gar die steigende Anzahl an Kindern, die bereits ein Smartphone besitzen, schaffen, die Finger davon zu lassen.

• PRAKTISCHE ANREGUNG •

Überlege dir einmal ganz bewusst, welche deiner bestehenden Kontakte dir wirklich guttun und welche dir eher Energie rauben. Nimm dir dafür ein Blatt Papier und notiere alle Menschen, mit denen du regelmäßig zu tun hast. Teile sie in Kategorien ein. Zum Beispiel: Familie, Arbeit, Freunde. Dann bewerte jeden Kontakt:

- Ein Plus bekommt, wer dich stärkt und dir guttut.
- Ein Minus steht für Menschen, die dir eher Kraft entziehen.
- Eine Null vergibst du für neutrale Kontakte – also solche, die dich weder besonders fördern noch belasten.

Es geht nicht darum, jeden schwierigen Kontakt sofort abzubrechen. Oft ist es möglich, die Art des Miteinanders zu verändern – beispielsweise indem du die Dynamik, die zwischen euch entsteht, nicht mehr fütterst oder die Zeit zusammen minimierst.

Vielleicht fällt dir auch jemand ein, der dir früher gutgetan hat, zu dem der Kontakt aber abgerissen ist. Nutze diesen Impuls und melde dich wieder bei dieser Person – vielleicht ist genau jetzt der richtige Moment dafür.

Umweltgifte: unsichtbare Stressoren für unser Nervensystem

In den letzten Jahrzehnten hat die Belastung durch Umweltgifte, Schwermetalle und chemische Zusatzstoffe drastisch zugenommen – mit weitreichenden Folgen für unseren Körper und natürlich auch unser Nervensystem. Wir geraten in einen Zustand, auf den unser Körper prinzipiell nicht ausgerichtet ist.

Daniel G. Amen, ein US-amerikanischer Psychiater, schreibt in seinem Buch *Gesundes Gehirn, gesunde Psyche* sogar, dass Toxine einer der Hauptursachen für Probleme der geistigen Gesundheit sind, die von traditionellen Psychiatern fast vollständig ignoriert wird.[32] Pestizide wie Glyphosat, Mikroplastik, Luftverschmutzung, Konservierungsstoffe,

Schwermetalle aus Zahnfüllungen oder Industrieabfällen, Chemikalien auf Kleidern und Möbeln – all das sammelt sich über Jahre in unserem Organismus an. Auch viele alltägliche Produkte, von Kosmetika über Reinigungsmittel und Geschirrspültabs bis hin zu Verpackungen, enthalten Stoffe, die unser Hormonsystem stören und Entzündungsprozesse im Körper fördern. Sogar im Nabelschnurblut von Neugeborenen wurden schon fast 300 Umweltschadstoffe gefunden.[33]

Die meisten der Giftstoffe, mit denen wir im Alltag in Berührung kommen, sind dabei völlig unsichtbar für uns. So sehen wir nicht, dass die Frucht, die wir gerade essen, mit Glyphosat bedeckt ist oder dass Flammschutzmittel aus unseren Möbeln durch unsere Haut in den Körper eindringen. Besonders alarmierend ist, dass viele dieser Substanzen neurotoxisch wirken, also unser Nervensystem direkt beeinträchtigen können. Sie stören die Signalübertragung zwischen den Nervenzellen, erhöhen oxidativen Stress (die Bildung von Sauerstoffradikalen) und tragen zu chronischen Entzündungen bei. Studien zeigen zunehmend Zusammenhänge zwischen Umweltgiften und neurologischen sowie Autoimmunerkrankungen.[34, 35]

Natürlich ist unser Körper grundsätzlich darauf ausgelegt, viele Belastungen über unsere Entgiftungsorgane unschädlich zu machen und wieder auszuscheiden. Doch in einer Welt, in der wir Tag für Tag mit unzähligen Schadstoffen in Kontakt kommen, kann diese Belastung unsere körpereigene Entgiftungskapazität übersteigen. Jede Substanz für sich wäre von unserem Körper möglicherweise handhabbar. Aber die Vielzahl an Umweltbelastungen in Summe machen am Ende das Gift aus.

Wie gut wir tatsächlich mit Umweltbelastungen umgehen können, hängt dabei nicht nur von der Menge an aufgenommenen Schadstoffen ab, sondern auch davon, wie es um unsere Darmbarriere, die Blut-Hirn-Schranke (Schutzbarriere des Gehirns), unser Immunsystem und unsere körpereigenen Entgiftungssysteme bestellt ist. Sind beispielsweise die Barrieren des Körpers durchlässig, haben schädliche Stoffe leichteres Spiel.

Es ist völlig klar, dass wir es in unserer heutigen Welt nicht schaffen werden, absolut giftstofffrei durchs Leben zu kommen. Dies zu versuchen, könnte zusätzlich zu einem massiven Stressfaktor werden. Es ist allerdings wichtig, sich bewusst zu machen, womit wir unseren Körper täglich konfrontieren – denn nur so können wir uns auch schützen.

Wie unsere Genetik unsere Stressresistenz beeinträchtigen kann

Unsere Fähigkeit, mit Stress umzugehen, ist nicht nur eine Frage der Persönlichkeit oder der Umwelt – auch unsere Gene spielen dabei eine Rolle. Es ist allerdings nicht so, dass ein einziges Gen allein eine Erkrankung verursacht. Es gibt auch immer mitverursachende Lebensstilfaktoren sowie *noetische* (mentale) Größen, die zum Krankheitsgeschehen beitragen.

Außerdem wissen wir heute, dass nicht das Vorhandensein der Gene allein entscheidend ist. Es kommt immer darauf an, ob ihre Informationen auch tatsächlich abgelesen werden. Dies bezeichnet man als *Epigenetik*. Unsere Gene enthalten den Bauplan für sämtliche Proteine und Signalmoleküle, die in unserem Körper gebildet werden können. Ob diese jedoch tatsächlich gebraucht – also »gebaut« – werden, hängt von zahlreichen Umweltfaktoren ab. So weiß man, dass die Epigenetik positiv durch gesunde Ernährung, Schlaf, Sport, Meditation und jegliche Form der Stressreduktion beeinflussbar ist. Gene, die eine proentzündliche Stoffwechsellage begünstigen, werden dann beispielsweise abgeschaltet, während andere Gene, die antientzündlich wirken, angeschaltet werden können. Dies ist ein sehr wichtiger Mechanismus, über den wir uns an sich verändernde Umweltbedingungen anpassen können.

Ob ein Gen abgelesen wird oder nicht, kann durch verschiedene Mechanismen im Körper beeinflusst werden. Ein Beispiel dafür ist die sogenannte DNA-Methylierung: Dabei wird eine Methylgruppe (CH_3) an bestimmte Abschnitte der DNA angehängt – mit dem Effekt, dass das jeweilige Gen nicht mehr abgelesen wird.

Neben der DNA-Methylierung beeinflussen auch Veränderungen an den Histonen, den »Verpackungsproteinen« der DNA, ob Gene abgelesen werden. Ebenso spielen nichtkodierende RNAs eine Rolle. RNA ist eine Art Botenmolekül, das zwischen DNA und Proteinen vermittelt. Bestimmte kleine RNAs können den Gen-Ausdruck blockieren oder abschwächen. Damit verfügt der Körper über ein feines Repertoire an Schaltern, um flexibel auf innere und äußere Einflüsse zu reagieren.

Transgenerationale Weitergabe von Traumata

Es ist mittlerweile bekannt, dass sich unser Körper durch die Epigenetik auch daran erinnern kann, was unsere Vorfahren einmal durchgemacht haben.[36] Wir sprechen hier von der Weitergabe transgenerationaler Traumata. Dies bedeutet, dass es einen Einfluss auf unser körperliches Befinden haben kann, dass die Eltern oder Großeltern den Krieg miterlebt haben. Ängste können somit nicht nur durch verhaltenstechnische Einflüsse entstehen – etwa durch das Miterleben ängstlichen Verhaltens in der Familie. Sie können auch durch direkte epigenetische Veränderungen bedingt sein, die über die Gene unserer Eltern an uns weitergegeben wurden.[37] Die genauen Mechanismen hierbei sind noch nicht vollständig verstanden und Gegenstand aktueller Forschung. In diesem Zusammenhang ist beispielsweise eine Studie sehr beeindruckend, in der Mäuse dem Duft von Kirschblüten ausgesetzt wurden, während ihnen Elektroschocks verabreicht wurden. Auch die Nachkommen dieser Mäuse bekamen Angst beim Erschnuppern von Kirschblütenduft, obwohl sie selbst den Elektroschocks nicht ausgesetzt waren.[38]

Auch die Bedingungen im Mutterleib haben einen großen Einfluss auf die spätere Gesundheit und Stressresistenz von Menschen. So weiß man mittlerweile, dass Kinder, die vorgeburtlich mit einem hohen Level an Stresshormonen von der Mutter in Verbindung kommen, im späteren Leben eher mentale Probleme entwickeln und schlechter mit Stress umgehen können.[39]

Kleinste genetische Veränderungen: Single Nucleotide Polymorphisms

Einige genetische Varianten – sogenannte SNPs (*Single Nucleotide Polymorphisms*, »Einzelnukleotid-Polymorphismus«) – können ebenfalls beeinflussen, wie gut unser Nervensystem auf Stress reagiert. Mit ihrer Hilfe lässt sich erklären, warum manche Nervensysteme schneller aus dem Gleichgewicht geraten als andere. Man kann sich ein SNP wie einen kleinen Buchstabendreher oder Mini-Fehler in einem Gen vorstellen, durch den das Enzym, für das das Gen kodiert, etwas anders arbeitet als ursprünglich vorgesehen. So kann die *Catechol-O-Methyltransferase* (COMT) – eines der Enzyme, die für den Abbau von Stresshormonen zuständig sind – durch einen solchen kleinen Fehler langsamer oder schneller arbeiten als sonst. Das hat zur Folge, dass Stress entweder schneller abgebaut wird oder länger im System bleibt. Hierbei gibt es drei genetische Möglichkeiten:

1. **Zwei Kopien der schnellen COMT-Genvariante:** Stresshormone werden besonders rasch abgebaut.
   - Vorteil: Belastungen klingen schneller ab.
   - Nachteil: Das Antriebshormon sinkt dadurch oft ebenfalls schneller.
2. **Zwei Kopien der langsamen Variante:** Das sorgt für einen hohen Dopaminspiegel.
   - Vorteil: Fokus und Ausdauer können gestärkt sein.
   - Nachteil: Die Stresshormone können länger aktiv bleiben – Betroffene fühlen sich daher oft schneller überlastet.
3. **Mischform, eine schnelle Variante und eine langsame Variante:** Sie liegt zwischen beiden Extremen und ist am weitesten verbreitet.

Jemand mit zwei langsamen Kopien der COMT-Variante sollte also immer sehr genau das eigene Stressniveau im Blick haben und eher ausgleichende Sportarten wie Yoga praktizieren, während jemand mit zwei Kopien der schnellen Variante des COMT-Gens auch von aktiveren Sportarten profitieren kann.

Zudem ist wichtig zu wissen, dass die COMT nicht nur Stresshormone abbaut, sondern auch Östrogene. Gerät der Körper in eine Phase hoher Belastung, ist das Enzym stark damit beschäftigt, Stresshormone zu verarbeiten. Das kann dazu führen, dass gleichzeitig weniger Östrogen abgebaut wird und so hormonelle Ungleichgewichte entstehen. Dieser Zusammenhang ist eine Erklärung dafür, warum einige Frauen in stressreichen Zeiten deutlicher mit Beschwerden zu kämpfen haben.

Neben COMT gibt es noch weitere Gene, die am Stresshormonabbau beteiligt sind. Sie zeigen, dass unser Nervensystem in einem komplexen Zusammenspiel von Genetik, Nährstoffen und Umweltfaktoren reguliert wird. Entscheidend ist: Unterschiede in der genetischen Ausstattung bedeuten keine Schwäche. Sie machen deutlich, warum wir Stress unterschiedlich erleben und bewältigen.

Das Wissen um diese genetischen Varianten kann helfen, verständnisvoller mit uns selbst umzugehen. Statt uns mit anderen zu vergleichen, dürfen wir akzeptieren, dass unsere Widerstandsfähigkeit nicht nur eine Frage der Willenskraft ist. Sie ist Teil unserer biologischen Grundausstattung – und wir können aktiv etwas tun, um unser System zu unterstützen, auch wenn wir unsere Gene nicht direkt verändern können.

Um optimal zu funktionieren, braucht die COMT beispielsweise verschiedene Mikronährstoffe. Neben Magnesium, B-Vitaminen und Vitamin C als Antioxidans ist besonders SAMe (S-Adenosylmethionin) wichtig, denn ohne das kann COMT nicht arbeiten.

Mit Wissen, Selbstfürsorge und den passenden Nährstoffen lässt sich ein Nervensystem stabilisieren, das sensibel auf Belastungen reagiert.

KAFFEE – STRESSOR ODER WOHLTAT?

Kaffee, ein Genussmittel, das aus unserem Alltag nicht wegzudenken ist, erhöht nachweislich die Ausschüttung von Stresshormonen.[40] Ob wir das als belastend empfinden, hängt auch von unserer COMT-Variante ab. Wer eine langsame Variante hat, könnte durch den verlangsamten Abbau der vermehrt anfallenden Stresshormone Symptome wie Unruhe oder Reizbarkeit empfinden. Dies wird dadurch verstärkt, dass einige Inhaltsstoffe im Kaffee die COMT direkt hemmen. Auch der Abbau des weiblichen Geschlechtshormons Östrogen, der ebenfalls über die COMT erfolgt, kann so behindert werden und zu hormonellen Ungleichgewichten beitragen.[41]

Prinzipiell gilt auch hier: Die Dosis macht das Gift. Denn gemäßigter Kaffeekonsum kann durchaus auch gesundheitsförderliche Aspekte aufweisen, wie Unterstützung der Lebergesundheit und Reduktion von Schlaganfall- und Herzinfarktrisiko.

Ich persönlich habe meine COMT untersuchen lassen und weiß daher, dass ich die langsame Variante des Enzyms bilde. Das könnte erklären, dass Kaffee mich schon immer in Unruhe versetzt hat und mir nicht guttut, obwohl ich ihn gern mag. Seit ich nur noch selten Kaffee trinke, ist dieses innere Beben bei mir verschwunden.

KAPITEL 4

Die Folgen eines daueraktivierten Nervensystems

In diesem Kapitel möchte ich die Stressfolgen, die auf unterschiedlichen Ebenen der Gesundheit entstehen können, etwas genauer betrachten, bevor wir dann in Kapitel 5 konkrete Schritte ergreifen, um das Nervensystem zu stärken. Ich betrachte auch diesen Bereich ganzheitlich und beziehe wesentliche Erkenntnisse der Psychoneuroimmunologie mit ein, einer Forschungsrichtung, die Wechselwirkungen zwischen Psyche, Nervensystem, Immunsystem und Hormonsystem beschreibt.

Kognitive Stressfolgen

Es ist längst bekannt, dass chronischer Stress das Gehirn auch in seiner Struktur verändern kann. So konnte gezeigt werden, dass durch langanhaltenden Stress Teile des präfrontalen Kortex (»denkendes Gehirn«) und der Hippocampus kleiner werden, wobei die Amygdala, unser emotionales und Angstzentrum, größer wird. Der Hippocampus ist ein besonderes Sensibelchen, da er sehr viele Rezeptoren für unser Stresshormon Cortisol besitzt und seine *Neurogenese* – also die Neubildung von Nervenzellen – durch einen anhaltend hohen Spiegel des Stresshormons Cortisol gestört wird.[42, 43] Die folgenden Beschwerden lassen sich mit diesen wissenschaftlichen Erkenntnissen sehr gut erklären.

- **Konzentrationsprobleme und Gedächtnisschwäche:** Durch die verminderte Aktivität im präfrontalen Kortex und Hippocampus ist die Gedächtnisleistung herabgesetzt. Das sorgt dafür, dass wir uns schlechter konzentrieren können, schneller abgelenkt sind und Informationen nicht mehr so gut abspeichern. Viele kennen das: Man geht in einen Raum, um etwas zu holen – und hat, dort angekommen, vergessen, was es war. Oder man liest einen Text, aber die Inhalte »bleiben nicht hängen«.
- **Entscheidungsunfähigkeit und Grübelspiralen:** Unter chronischem Stress fällt es schwerer, klare Entscheidungen zu treffen. Dadurch neigen wir dazu, eher impulsiv oder emotional statt überlegt zu handeln. Oder wir fühlen uns wie gelähmt und können uns gar nicht entscheiden. Gleichzeitig kann Stress dazu führen, dass sich Gedanken immer wieder im Kreis drehen, ohne zu einer Lösung zu kommen. Wenn der Sympathikus aktiviert ist, ist das System quasi komplett auf Gefahr ausgerichtet – du siehst die Welt durch die Brille deines Nervensystemzustandes. Der Blickwinkel wird enger und Grübelspiralen haben

leichteres Spiel. Sich wiederholende Denkspiralen führen aber selten zu einer konstruktiven Lösung, sondern befeuern die Stressspirale nur noch mehr.

- **Geringere mentale Belastbarkeit:** Da unter Stress oft auch der Schlaf leidet und weniger Regeneration stattfindet, wachen wir morgens schon mit nicht gefüllten Akkus auf und erschöpfen im Laufe des Tages auch schneller. So können wir in einen Zustand geraten, in dem uns einfach alles zu viel wird.

Psychoemotionale Stressfolgen

Stress hinterlässt auch Spuren in unserem emotionalen Erleben. Wenn er chronisch wird und keine ausreichenden Erholungsphasen folgen, kann er das emotionale Gleichgewicht massiv stören. Hierbei kann es zu folgenden Symptomen kommen:

- **Verstärkte emotionale Reaktivität:** Wir fühlen uns schneller überfordert oder haben das Gefühl, dünnhäutiger zu sein als sonst. Manche Menschen kehren unter anhaltendem Stress auch den Tiger in sich nach außen und leben beispielsweise Wut schneller und heftiger aus. Sie finden sich dann in Wutanfällen wieder, die sie so vielleicht noch gar nicht von sich kannten, und schämen sich hinterher ganz schrecklich. Langfristig kann anhaltender Stress zu einem Zustand der emotionalen Erschöpfung und inneren Leere führen, bei dem man sich zunehmend zurückzieht und das Interesse an Dingen verliert, die einem früher Freude bereitet haben. Wenn du noch einmal an die unterschiedlichen Nervensystemzustände denkst, kannst du übermäßige Wut eher dem Sympathikus (siehe Seite 38) zuordnen, während innere Leere und Erschöpfung eher dem dorsal vagalen Zustand (siehe Seite 47) zuzuordnen sind.
- **Überhandnehmen negativer Gefühle:** Wenn wir zu lange im Stressmodus feststecken, fällt es uns zunehmend schwer, Freude zu empfinden. Stattdessen nehmen belastende Gefühle wie Wut, Scham oder Traurigkeit mehr Raum ein (siehe auch Kapitel 5, Seite 147). Chronischer Stress kann zudem tief liegende Ängste und Selbstzweifel verstärken, da das Gehirn in einem Gefahrenmodus bleibt und dadurch auch harmlose Situationen als bedrohlich wahrnimmt. Dies kann langfristig in eine depressive Verstimmung oder Angststörungen übergehen.

BURN-OUT UND DEPRESSION

Während ein Burn-out meist stressbedingt ist und sich vor allem auf berufliche oder persönliche Überlastung bezieht, umfasst eine Depression oft eine tiefere allgemeine Antriebslosigkeit und negative Selbstwahrnehmung. Sie muss nicht im Kontext einer beruflichen Überforderung stehen, sondern kann auch ohne diese auftreten. Allerdings können sich Burn-out und Depression überschneiden und ein unbehandeltes Burn-out kann in eine Depression übergehen.

Ich persönlich finde des Labeln von Symptomen im medizinischen Bereich nicht immer hilfreich. Denn es sagt so oft gar nichts über die tief liegenden Ursachen des Problems aus und sorgt nur dafür, dass die passende Pille für das benannte Problem gefunden wird. Nachhaltiger sind oft ursachenbasierte Heilungserfolge.

Körperlich-organische Veränderungen durch ein dysreguliertes Nervensystem

Gerade bei einer eher unklaren Häufung von Symptomen ist es meines Erachtens wichtig, bis zu einem gewissen Grad immer auch das Nervensystem zu betrachten. Ich schreibe »bis zu einem gewissen Grad«, weil natürlich nicht alle Symptome auf chronischen Stress oder Trauma zurückzuführen sind. Als Frauen sollten wir bei Schlafproblemen, Gelenkschmerzen und Stimmungsschwankungen ab einem gewissen Alter auch immer an die Wechseljahre als Ursache denken. Diese werden aus meiner Erfahrung viel zu stiefmütterlich behandelt und viel zu oft als klassische Depression verkannt. Ich erinnere noch genau, dass mich hierzu auf den sozialen Medien mal eine Frau anschrieb, die mir Rückmeldung darüber gab, wie sich ihre »Depression« nach der Gabe von bioidentischen Hormonen in Luft auflöste. Bis dahin hatte sie schon viele Monate gelitten. Auch Schilddrüsenfunktionsstörungen oder Infektionskrankheiten durch Viren oder Bakterien können dazu beitragen, dass langfristig Erschöpfungszustände entstehen, die nicht durch psychoemotionale Stressoren allein verursacht wurden.

Krankheiten bilden sich immer durch das Zusammenkommen von mehreren Faktoren, die sich gegenseitig befeuern. Und nur wenn wir so viele wie möglich von ihnen aufdecken und beheben, kann es uns wirklich besser gehen.

Auch wenn chronischer Stress somit nicht für alles verantwortlich gemacht werden darf, so kann er uns für jegliche Erkrankungen anfälliger werden lassen – einfach, weil das Gesundheitsfass weiter gefüllt wird. Unser Körper versucht sich immer auf die entstehenden Anforderungen einzustellen und zu einer Art Gleichgewicht – auch *Homöostase* genannt – zurückzufinden. Die körperlichen Veränderungen, die entstehen, wenn der Körper auf Stressoren reagiert, nennen sich *Allostase*. Kommt es durch anhaltende Stressbelastung zu einer Überforderung der Körpersysteme, sprechen wir von einer *allostatischen Last*.

Du kannst dir das so vorstellen: Unser Körper versucht immer, sein »Konto« in Balance zu halten. Kurzfristig ist es dabei möglich, es zu überziehen, ohne dass Schaden entsteht. Wird es allerdings langfristig ständig überzogen, dann kann diese allostatische Last nicht mehr kompensiert werden und Krankheit entsteht.

Hierbei sind es nicht allein die ausufernden To-do-Listen, die krank machen. Viel Arbeit macht nicht automatisch krank, vor allem, wenn einem das, was man tut, prinzipiell Freude bringt. Je mehr wir allerdings das Gefühl haben, in etwas zu stecken, aus dem wir eigentlich am liebsten raus würden, desto eher entsteht am Ende eine Erkrankung.

Frühes Trauma begünstigt spätere Erkrankungen: die ACE-Studie

Um zu verdeutlichen, wie stark der Zustand unseres Nervensystems mit körperlichen Erkrankungen zusammenhängt, möchte ich dir die Studie *Adverse Childhood Experiences* (ACE) vorstellen. Sie wurde in den 1990er-Jahren von Vincent Felitti und Robert Anda in den USA durchgeführt und untersuchte den Zusammenhang zwischen belastenden Kindheitserfahrungen und der späteren körperlichen sowie psychischen Gesundheit im Erwachsenenalter. Hierzu wurde den Probanden ein Fragebogen ausgehändigt, auf dem unterschiedliche belastende Ereignisse aus der Kindheit genannt wurden. Die Probanden mussten ankreuzen, welche der genannten Ereignisse sie erlebt hatten. Die

Studie identifizierte sieben Hauptformen von belastenden Erlebnissen in der Kindheit, die wiederum in folgende drei Kategorien unterteilt wurden:

- **Missbrauch:** körperlicher, emotionaler oder sexueller Missbrauch
- **Vernachlässigung:** emotionale oder körperliche Vernachlässigung
- **Familiäre Dysfunktion:** Gewalt in der Familie, Suchterkrankungen, psychische Erkrankungen bei Eltern, Trennung/Scheidung der Eltern oder ein inhaftierter Elternteil.

Die Anzahl an belastenden Kindheitserfahrungen wurde nun mit dem Gesundheitszustand im Erwachsenenalter verglichen. Hierbei konnte gezeigt werden, dass das Risiko, im Erwachsenenalter an gesundheitlichen Problemen wie Diabetes, Herzerkrankungen, Lungenerkrankungen, Lebererkrankungen oder Krebs zu leiden, graduell anstieg, je mehr belastende Kindheitserlebnisse vorhanden waren. Probanden mit Erfahrungen in vier oder mehr der belastenden Kategorien hatten ein vier- bis zwölffach erhöhtes Risiko für gesundheitsschädliches Verhalten, wie Alkohol- und Drogenmissbrauch. Auch das Risiko für eine Depression und suizidales Verhalten stieg.

Erstaunlich war zudem, dass die Hälfte aller Probanden mindestens ein ACE-Kriterium ankreuzten sowie einer von vier Probanden vier oder mehr ACE-Kriterien erlebt hatte.[44] Diese Zahlen zeigen traurigerweise, dass Trauma kein Randthema ist, sondern inmitten unserer Gesellschaft viele Menschen betrifft.

AUS DEM LEBEN

Anita war eine 60-jährige Frau, die sich neu bei mir vorstellte. Sie hatte in der Vorgeschichte eine autoimmune Schilddrüsenunterfunktion, eine Brustkrebserkrankung sowie eine Sklerodermie – eine autoimmune Erkrankung des Bindegewebes – zu verzeichnen. Außerdem hatte die Patientin Bluthochdruck, nächtliche Atemaussetzer, Übergewicht und einen Diabetes Typ 2. Sie nahm regelmäßig sieben Medikamente ein – ein Zustand, der in der Hausarztpraxis absolut zur Normalität gehört.

Groß geworden war sie in einem Haushalt, in dem für ihre Gefühle kein Platz war. Ihre Mutter war psychisch erkrankt, weshalb die Tochter schon früh sehr viel Verantwortung übernommen hatte, während der Vater bis spät abends arbeitete. Als die Patientin zu mir kam, hatte sie mehrere Schicksalsschläge hinter sich, unter anderem den Tod des Ehemannes. Zuvor hatte sie ihn mehrere Jahre selbst gepflegt. Drei Kinder zog sie alleinerziehend groß. Es kam also viel zusammen. Als ich sie fragte, warum sie selbst glaubt, dass sie all diese Erkrankungen entwickelt hatte, sagte sie, dass in ihr unglaublich viel Wut auf ihre Lebensumstände schlummere. Wut, die sie nie zu kanalisieren gelernt hatte.

Generell weiß man aus Studien, dass Menschen, die über Jahre Angehörige pflegen, in einem besonderen Maße belastet sind. Janice Kiecolt-Glaser, eine Psychoneuroimmunologin, führte an der Ohio State University eine Studie an 119 Männern und Frauen durch, deren Partner an Demenz litten. Die Forscherin maß über einen Zeitraum von sechs Jahren einen Entzündungsmarker im Blut der Probanden – *Interleukin 6* – und verglich diese Werte mit einer nicht gestressten Vergleichsgruppe.[45] Die Entzündungswerte wurden zu zwölf unterschiedlichen Zeitpunkten gemessen und zeigten sehr deutlich, dass der Entzündungswert Interleukin 6 bei den pflegenden Angehörigen im Vergleich zur Kontrollgruppe um das Vierfache steiler anstieg. Das Belastende ist zumeist, dass die pflegenden Partner sich völlig erschöpfen und es gefühlt aus der Dauerbelastung keinen Ausweg gibt. Soziale Kontakte schränken sich immer weiter ein.

Außerdem stirbt der demenzkranke Partner quasi auf Raten, da er schon viele Jahre vor dem eigentlichen Tod nicht mehr wiederzuerkennen ist. Diesen Zustand nennt man auch *living bereavement* – eine Art Verwitwung, obwohl der geliebte Mensch noch da ist. Dieses Gefühl kenne ich in gewisser Weise selbst durch die jahrelange psychische Erkrankung meiner Mutter. Auch wenn sie 2016 starb, habe ich sie gefühlt bereits 2009 – als sie ihren Suizidversuch während meines Studiums unternahm – im ursprünglichen Sinne verloren. Danach kamen der Glanz in ihren Augen und ihre offene, lustige Art nie wieder zurück.

Überlastung und Fehlreaktionen im Immunsystem

Im Folgenden wollen wir mit der Lupe in einzelne Organsysteme schauen und sehen, was in ihnen passiert, wenn anhaltend Stresshormone zirkulieren. Eine zentrale Folge chronischen Stresses ist eine Dysregulation des Immunsystems. Wie du in Kapitel 1 bereits erfahren hast, muss ein gut funktionierendes Immunsystem nicht nur effektiv abwehren, sondern sich anschließend auch wieder beruhigen können. Dabei herrscht normalerweise ein ausgewogenes Gleichgewicht zwischen den verschiedenen Abwehrteams der Immunzellen.

Durch einen dauerhaft erhöhten Cortisolspiegel können die Immunzellen jedoch aus dem Gleichgewicht geraten. Ein Team – man könnte es als die »Kämpfer gegen Viren, Bakterien und Tumorzellen« bezeichnen – wird durch chronischen Stress geschwächt. Dieses Team enthält unter anderem Helferzellen, die sogenannten TH1-Zellen. Durch ihre Schwächung wird der Körper anfälliger für Infektionen und Wundheilungsstörungen. Eine Studie aus den USA konnte beispielsweise nachweisen, dass Probanden, die stark gestresst waren, nach direktem Einträufeln eines Schnupfenvirus in die Nase eher Schnupfensymptome entwickelten als die Kontrollgruppe.[46] Auch das Wachstum von entarteten Zellen kann durch die Schwächung des Immunsystems begünstigt werden. Hierbei ist es allerdings nicht erwiesen, dass Stress an sich Krebs erzeugt. Vielmehr fördert chronischer Stress zelluläre Prozesse, die das Wachstum bösartiger Zellen erleichtern.[47]

Ein anderes Team des Immunsystems wird durch Stress eher überaktiv – dazu gehören die TH2-Zellen, die daran beteiligt sind, dass Antikörper gebildet werden. Sie sind somit stärker in allergische Reaktionen involviert. Wenn dieses Team die Oberhand gewinnt, kann das Immunsystem empfindlicher auf eigentlich harmlose Reize, wie Pollen oder Tierhaare, reagieren. Allergien entstehen.

Die Endstrecke eines dysregulierten Immunsystems kann eine Autoimmunerkrankung sein, deren Ursache heute als multifaktoriell angesehen wird. Studien konnten in den letzten Jahren eine deutliche Zunahme derartiger Erkrankungen, wie chronisch entzündliche Darmerkrankungen, Schuppenflechte, Schilddrüsenunterfunktion oder Multiple Sklerose, sehen, weshalb eine rein genetische Ursache für diesen Anstieg nicht infrage kommt.[48]

Um es bildlich zu beschreiben: Nicht der Baum ist das Problem, sondern die Umgebung, in die er gepflanzt wurde. Neben der Zunahme an Giftstoffen gelten unsere moderne Ernährung sowie der anhaltend chronische Stress als mitverursachende Faktoren.

Chronisch stille Entzündungen: das unterschätzte Risiko

Bei stillen Entzündungen handelt es sich um unterschwellige Entzündungsprozesse, die oft jahrelang unbemerkt ablaufen und als Mitverursacher zahlreicher chronischer Erkrankungen gelten – darunter Herz-Kreislauf-Erkrankungen, Diabetes, neurodegenerative Erkrankungen und Autoimmunprozesse. Diese Form der Entzündung ist still, weil sie weitestgehend unbemerkt vonstattengeht und Standardblutwerte in der Hausarztpraxis normal sein können. Auch gibt es keins der typischen äußeren Entzündungszeichen, wie Rötung, Überwärmung, Schwellung oder Fieber. Unterschwellig lodert jedoch im Sinne von erhöhten Entzündungsbotenstoffen – *Zytokinen* – ein Feuer im Körper. Chronisch anhaltender Stress fördert diese stillen Entzündungen, indem vermehrt proinflammatorische Botenstoffe freigesetzt werden. Für diejenigen, die sich darüber wundern, weil vor allem Cortison (im Körper die inaktive Form des Stresshormons

WIE CHRONISCH STILLE ENTZÜNDUNGEN ZU DEPRESSIONEN BEITRAGEN KÖNNEN

Tryptophan, eine Aminosäure, die als Vorstufe für das Glückshormon Serotonin fungiert, wird bei Entzündungen vermehrt in den *Kynurenin*-Stoffwechsel umgeleitet und dann eben nicht zu Serotonin umgebaut – was sich ungünstig auf Stimmung, Schlaf und Motivation auswirkt. Dabei entstehen zudem neurotoxische Stoffe wie *Quinolsäure*, die das Nervensystem überreizen und entzündlich beeinflussen können.

Dies ist auch eine Erklärung dafür, warum manche Menschen mit Depressionen wenig auf klassische Antidepressiva ansprechen. Die Ursache liegt nicht im reinen Serotoninmangel, sondern in einem entzündungsgetriebenen Ungleichgewicht.

Cortisol) ja bei vielen entzündlichen Erkrankungen als Entzündungshemmer zum Einsatz kommt, möchte ich erklären, dass sämtliche Hormone komplex miteinander interagieren. Oft hängt es von der Konzentration und der Dauer der Hormonausschüttung ab, wie der Körper darauf reagiert. So weiß man, das Cortisol je nach Konzentration im Blut eine immunstimulierende oder immunsystemhemmende Wirkung entfalten kann. Außerdem kommt es bei langanhaltend erhöhtem Cortisolspiegel dazu, dass dessen Rezeptoren unempfindlicher werden, was ebenfalls eine proentzündliche Lage begünstigt.[49]

Ein Wort zur Histaminunverträglichkeit

Auch Histamin ist ein Botenstoff des Immunsystems, der bei Stress vermehrt aus sogenannten Mastzellen ausgeschüttet werden kann. Genau diese Histaminausschüttung passiert auch bei einer klassischen Allergie auf beispielsweise Nüsse, bei der Magen-Darm-Beschwerden, Quaddelbildung und Atemwegsbeschwerden auftreten. Ein Histaminüberschuss kann im Körper zu zahlreichen Symptomen führen, wie:

- Kopfschmerzen, Migräne
- verstopfte Nase, asthmaartige Symptome
- Verdauungsprobleme (Blähungen, Durchfall, Sodbrennen)
- Hautreaktionen wie Rötungen oder Juckreiz
- Kreislaufprobleme (Herzrasen, Schwindel)

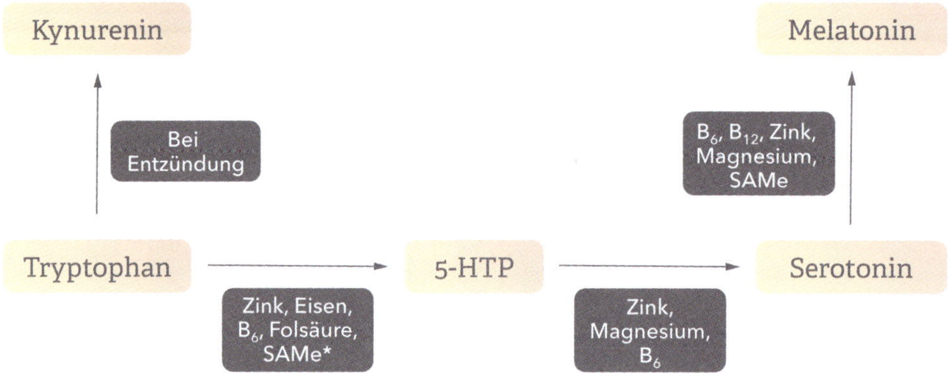

Die Abbildung zeigt den Serotonin-Stoffwechsel, dessen Verbrauch von Mikronährstoffen und die vermehrte Umleitung in den Kynurenin-Stoffwechsel bei einem Entzündungsgeschehen.

Histaminprobleme werden oft als Histaminunverträglichkeit oder -intoleranz bezeichnet – ein Begriff, der hinsichtlich der Ursache jedoch in die Irre führen kann. Denn der Körper findet Histamin nicht »unverträglich«. Vielmehr hat er aus unterschiedlichen Gründen zu viel davon im Umlauf oder kann es nicht schnell genug abbauen. Oft wird bei der Histaminintoleranz – die ich passenderweise lieber Histaminose nenne – der Fokus allein auf das Meiden histaminhaltiger Nahrungsmittel gelegt. Dabei wird jedoch häufig übersehen, welche Triggerfaktoren eigentlich dazu geführt haben, dass der Körper zu viel Histamin ausschüttet oder es nicht ausreichend abbauen kann.

Es gibt zahlreiche Umwelt- und Lebensstilfaktoren, die zur Entstehung einer Histaminose beitragen können: Giftstoffbelastung, Rauchen, Alkohol, Schimmelpilzexposition, Östrogendominanz, Medikamente, ungesunde Ernährung – und ganz besonders auch anhaltender Stress und unverarbeitetes Trauma. Chronischer Stress kann die Histaminausschüttung direkt erhöhen, indem er über das Nervensystem die Mastzellen zur Freisetzung von Histamin anregt. Gleichzeitig beeinträchtigt Stress die Darmgesundheit, was wiederum die Aktivität des histaminabbauenden Enzyms Diaminoxidase (DAO) im Darm verringern kann. Auch wichtige Mikronährstoffe, die als Co-Faktoren für histaminabbauende Enzyme dienen, fehlen bei Stress häufig – sei es durch eine verringerte Aufnahmefähigkeit, einen erhöhten Verbrauch oder eine stressbedingte, unausgewogene Ernährung. Wer sich näher mit dem Thema befassen möchte, dem empfehle ich das Buch *Der Histamin-Irrtum* von Kyra und Sascha Kauffmann.

Erhöhter oxidativer Stress

Es ist ganz normal, dass auch in einem gesunden, funktionierenden Organismus schädliche Stoffe entstehen. So bilden sich auch freie Radikale als natürliches Beiprodukt unseres Stoffwechsels und der Arbeit des Immunsystems. Äußere Einflüsse wie Umweltgifte, UV-Strahlung, Nikotin oder bestimmte Medikamente fördern zudem ihre Entstehung. Freie Radikale sind hochreaktive, instabile Moleküle. Weil ihnen ein Elektron fehlt, sind sie auf der Suche nach Stabilität – und »stehlen« sich dieses Elektron aus ihrer Umgebung. Dabei können sie Zellstrukturen, Proteine und sogar die Erbsubstanz (DNA) angreifen. In der Regel richtet das keinen Schaden an. Problematisch wird es jedoch, wenn zu viele freie Radikale entstehen und nicht genügend Antioxidantien zur Verfügung stehen, die diese Radikale abfangen. In diesem Fall spricht man von *oxidativem Stress*. Eine stetig aktivierte Stressachse ist einer der Haupttreiber hierfür.

Man kann sich das bildlich wie ein inneres Rosten vorstellen: Die Zellen altern schneller, Regenerationsprozesse werden gestört. So gilt oxidativer Stress heute als ein zentraler Mitverursacher von zahlreichen Erkrankungen – darunter Herz-Kreislauf-Erkrankungen, neurodegenerative Krankheiten wie Alzheimer oder Parkinson, chronische Entzündungen und Krebs. Er trägt zur Schwächung des Immunsystems und zu Energiemangel sowie Erschöpfung bei.

Probleme im Magen-Darm-Trakt

Die Darm-Hirn-Achse spielt eine entscheidende Rolle, wenn es um die körperlichen Auswirkungen von Stress geht. Stress verändert die Zusammensetzung der Darmflora und beeinträchtigt die Produktion von Verdauungsenzymen. Die Folgen sind häufig Beschwerden wie:

- Reizdarmsyndrom mit Durchfall, Verstopfung oder Blähungen
- Gastritis und Sodbrennen durch übermäßige Magensäureproduktion; langfristig kann es aber auch zu einer Verminderung der Verdauungssäfte kommen
- verschlechterte Nährstoffaufnahme, die langfristig zu Erschöpfung und Mangelerscheinungen führen kann

Ein gestresstes Nervensystem kann die Verdauung buchstäblich »lahmlegen«, indem es die Durchblutung des Magen-Darm-Traktes reduziert und die Darmbewegung verlangsamt. Denn wer rein biologisch kämpft oder flüchtet, der verdaut nicht. Gleichzeitig können stille Entzündungen im Darm zunehmen, was wiederum das Immunsystem belastet. Die Stresshormone an sich können direkt auf den Darm, das Mikrobiom und das sich im Darm befindende Immunsystem einwirken. Das nun veränderte Darmmilieu kann zu einem durchlässigen Darm führen – einem sogenannten *Leaky Gut*. Hierdurch können Nahrungsmittelbestandteile das direkt hinter der Darmschleimhaut liegende darmassoziierte Immunsystem weiter anfeuern und Entzündungen fördern. Lebensmittel, die vorher gut vertragen wurden, können plötzlich Probleme hervorrufen.

All diese Faktoren zusammen können die Zusammensetzung der Darmbakterien verändern. Diese kommunizieren direkt mit dem Darm-Immunsystem und feuern somit weiter entzündliche Prozesse im Körper an. Bakterielle Bestandteile aus den Wänden einiger Darmbakterien – sogenannte Lipopolysaccharide – können durch den durchlässigen Darm in die Blutbahn gelangen und weitere Entzündungszustände und beispielsweise eine Belastung der Leber verursachen.

Ich finde den Zusammenhang von chronischem Stress und Darmbeschwerden unheimlich wichtig. Denn ich erlebe immer wieder, dass nur an der Ernährung herumgedoktert wird, bis einige Menschen zuletzt beinahe gar nichts mehr essen – während die psychoemotionale Ebene ignoriert wird. Das funktioniert einfach nicht.

SIBO: WENN BAKTERIEN AM FALSCHEN ORT SITZEN

Eine mögliche Folge von funktionellen Darmbeschwerden durch Stress kann – neben einem Leaky Gut – auch eine Fehlbesiedelung des Dünndarms mit Bakterien sein, die sogenannte SIBO *(Small Intestinal Bacterial Overgrowth)*. Dabei wandern Bakterien, die eigentlich in den Dickdarm gehören, in den Dünndarm ein und beginnen dort, die Nahrung zu früh zu verstoffwechseln. Dabei entstehen Gase, die Beschwerden verursachen können. Typische Symptome von SIBO sind:

- Blähungen (oft kurz nach dem Essen)
- Völlegefühl
- Verstopfung oder Durchfall (je nach Art der Fehlbesiedelung)

Viele Experten gehen heute davon aus, dass ein großer Teil der Reizdarmpatienten unter einem nicht diagnostizierten SIBO leidet. Die Diagnose erfolgt über einen Atemgastest mit Laktulose- und/oder Glukoselösung, bei dem die Wasserstoff- und Methanwerte im Atem gemessen werden. Wer sich intensiver mit dem Thema beschäftigen möchte: Mediziner wie Thomas Bacharach oder Sandra Weber bieten viele wertvolle Informationen und praxisnahe Inhalte zu SIBO und Darmgesundheit.[50]

Dauerstress als Belastung für das Herz

Unser Herz reagiert besonders empfindlich auf langanhaltenden Stress. Jeder kennt das unangenehme Gefühl, wenn einem in einer aufregenden Situation das Herz bis zum Hals schlägt. Kurzfristig ist das kein Problem, aber auf Dauer führt diese vermehrte Arbeit des Herz-Kreislauf-Systems auch zu mehr Verschleiß. Anhaltender Stress erhöht das Risiko für:

- Bluthochdruck *(Hypertonie)* durch dauerhafte Gefäßverengung,
- Gefäßentzündungen, die das Risiko für Herzinfarkt und Schlaganfall erhöhen,
- Herzrhythmusstörungen.

Unser Gefäßsystem ist nicht dafür gemacht, dauerhaft einem hohen Blutdruck standzuhalten, wie er unter dem Einfluss der Stresshormone bei anhaltendem chronischen Stress entstehen kann. Wenn der Druck in den Gefäßen über längere Zeit erhöht ist, kann es zu Schädigungen der Gefäßinnenwand kommen. In diesem verletzlichen Bereich lagern sich dann oxidierte LDL-Partikel – also das »schlechte Cholesterin« – ab und lösen entzündliche Prozesse aus, die langfristig zur Gefäßverkalkung führen können. Diese Ablagerungen verengen die Blutgefäße, was sich aufs gesamte Gefäßsystem auswirken kann. Dann besteht das Risiko für unterschiedliche Herz-Kreislauf-Erkrankungen wie Herzinfarkt, Herzschwäche oder Schlaganfall.

AUS DEM LEBEN

Eine Patientin verliert innerhalb weniger Wochen erst ihren Ehemann, dann liegt auch noch ihre Mutter im Sterben. Kurz darauf verspürt sie starke Brustschmerzen – der Verdacht: Herzinfarkt. Doch die Herzkranzgefäße sind unauffällig. Die Diagnose: *Takotsubo-Kardiomyopathie* – auch bekannt als Broken-Heart-Syndrom. Diese vorübergehende Herzmuskelschwäche tritt häufig nach extremem emotionalem Stress auf. Sie zeigt eindrücklich, wie eng unser Herz mit dem Nervensystem und unseren Gefühlen verbunden ist.

Anhaltender Bluthochdruck belastet aber nicht nur die Gefäße, sondern auch das Herz selbst. Es muss ständig gegen den erhöhten Widerstand anpumpen – und reagiert darauf, wie ein Muskel, der trainiert wird: Der Herzmuskel verdickt sich. Das klingt zunächst sinnvoll – als würde das Herz einfach stärker. Doch das Gegenteil ist der Fall. Wird der Herzmuskel zu dick, werden die innenliegenden Muskelzellen unterversorgt, weil die Herzkranzgefäße, die außen auf dem Herzen verlaufen, die Tiefe des verdickten Muskels nicht mehr ausreichend durchbluten können. Die Folge kann langfristig eine Herzschwäche sein.

Wenn Stress die Atmung blockiert

Jeder kennt es: Wenn man sich erschreckt, dann stockt einem förmlich der Atem. Für einen Moment steht die Welt still. Bei innerer Anspannung und Stress kommt es häufig auch langfristig zu einer schnelleren und oberflächlicheren Atmung, bei der nicht mehr tief in das Zwerchfell geatmet wird.

Der Atem ist zu weit mehr fähig, als nur den Sauerstoff in den Körper zu transportieren – was an sich ja schon eine immens wichtige Leistung ist. Unser Atem ist die Schnittstelle zwischen dem vegetativen Nervensystem und unserer bewussten Wahrnehmung. Auch wenn wir nicht einfach beschließen können, mit dem Atmen aufzuhören, haben wir dennoch die Möglichkeit, bewusst Einfluss auf unseren Atem zu nehmen. Indem wir ruhiger und tiefer atmen, können wir unser Nervensystem gezielt in einen Zustand der Entspannung führen. Vielleicht erinnerst du dich: Der Vagusnerv innerviert auch das Zwerchfell. Eine tiefe, gleichmäßige Zwerchfellatmung kann deshalb direkt dazu beitragen, unser parasympathisches System zu aktivieren.

Eine Verbindung zwischen Lungenerkrankungen wie Asthma und chronischem Stress wurde schon lange erkannt, wenngleich dies in den gängigen Behandlungen nicht sehr oft berücksichtigt wird. Meist beschränkt sich die Therapie darauf, Atemsprays zu verordnen. Die Biopsychologin Angelika Buske-Kirschbaum stellte hierzu einmal die provokante Frage, ob man angesichts des erwiesenen Zusammenhangs zwischen kindlichem Asthma und traumatischen Erfahrungen nicht lieber die Eltern therapieren sollte statt die Kinder.[51] Tatsächlich haben sich meine eigenen Asthmasymptome verflüchtigt, seit ich mein Nervensystem ganzheitlich stärke.

DIE HERZRATENVARIABILITÄT

Sehr viele denken, es sei ein Zeichen von Gesundheit, wenn unser Herz ganz regelmäßig schlägt. Doch Gesundheit zeigt sich gerade in der Fähigkeit des Herzens, flexibel zu reagieren. Es gibt eine natürliche Schwankung in den Zeitintervallen zwischen den einzelnen Herzschlägen – und genau diese Schwankung ist ein Maß für die Anpassungsfähigkeit unseres Nervensystems.

Diese feinen Unterschiede nennt man *Herzratenvariabilität* (HRV). Sie entsteht durch das Zusammenspiel von Sympathikus und Parasympathikus und wird heute sowohl in der medizinischen Diagnostik als auch in Fitnessuhren genutzt, um die Regulationsfähigkeit und den Zustand des autonomen Nervensystems abzubilden. Eine höhere HRV ist dabei auch ein Maß für Gesundheit.

Wenn die Menschen in meiner Praxis sehen, wie sich die Herzratenvariabilität nach einer einfachen Atemübung – etwa mit einer verlängerten Ausatmung – messbar steigert, sind sie häufig viel offener dafür zu erkennen, wie stark das Nervensystem mit der körperlichen Gesundheit zusammenhängt. Die HRV zeigt uns sehr schön auf, dass der Körper keine echte Regeneration leisten kann, solange der Sympathikus dauerhaft überaktiv ist. Denn im Kampf ums Überleben macht der Körper keinen Hausputz.

Generell ist unsere Atmung eng mit dem Herzen gekoppelt: Bei der Einatmung steigt die Herzfrequenz leicht an, während sie sich beim Ausatmen wieder verlangsamt. Diese sogenannte *respiratorische Sinusarrhythmie* entsteht dadurch, dass der Parasympathikus – vermittelt über den Vagusnerv – eine bremsende Wirkung auf das Herz ausübt und diesen Einfluss während der Ausatmung stärker entfaltet.

Wenn Stress das Hormonsystem aus dem Takt bringt

Unsere Hormonsysteme sind fein aufeinander abgestimmt. Wie du bereits in Kapitel 2, Seite 41, erfahren hast, werden viele dieser Regelkreise – etwa für Stress-, Schilddrüsen- und Geschlechtshormone – zentral im Gehirn gesteuert und unterliegen einem sensiblen Gleichgewicht. Eine gesunde Cortisolausschüttung hat ihr Maximum in den frühen Morgenstunden und fällt im Laufe des Tages ab. Chronischer Dauerstress kann diese Balance erheblich stören. In der Anfangsphase sorgt er meist für eine vermehrte Ausschüttung von Cortisol, die auch zu den falschen Tageszeiten erfolgen kann, beispielsweise am Abend, sodass es zu Schlafstörungen kommen kann. Hält der Stress an, können Hypothalamus und Hypophyse ihre Aktivität schließlich drosseln – mit der Folge, dass zu wenig Cortisol produziert wird. Dies kann zu Schwächegefühl, Antriebslosigkeit, verringerter Stresstoleranz, Blutzucker- und Kreislaufproblemen führen.

Gleichzeitig beeinflusst eine dauerhaft überaktive Stressachse auch benachbarte hormonelle Regelkreise – zum Beispiel die für Schilddrüsen- und Geschlechtshormone. Biologisch gesehen ist das sinnvoll: In Phasen potenzieller Bedrohung fährt der Körper Fortpflanzung, Wachstum und Regeneration zurück – er konzentriert sich aufs Überleben. Gerade in der Kinderwunschbehandlung wird dieser Zusammenhang aus meiner Sicht oft zu wenig berücksichtigt – ebenso wie die Rolle von Nährstoffmängeln, die hormonelle Prozesse zusätzlich belasten können.

Hinzu kommt: Sowohl Cortisol als auch die Geschlechtshormone werden aus derselben Vorläufersubstanz gebildet – Pregnenolon, das wiederum aus Cholesterin entsteht. Cholesterin ist also nicht der Feind, als der es oft dargestellt wird, sondern eine zentrale Grundlage unserer Hormonproduktion. Bei anhaltendem Stress aber wird vermehrt Pregnenolon für die Cortisolbildung verwendet – ein Phänomen, das als Pregnenolon-Stealing bezeichnet wird. Es bleibt dann weniger für die Bildung anderer Hormone wie Progesteron, Östrogen oder Testosteron übrig. Die Folge können Hormonungleichgewichte sein, die sich in Zyklusstörungen, Stimmungsschwankungen, prämenstruellem Syndrom, Erschöpfung, Haarausfall oder Hautveränderungen zeigen. Eine ganzheitliche Stärkung des Nervensystems kann helfen, diese Prozesse zu regulieren und wieder in Balance zu bringen.

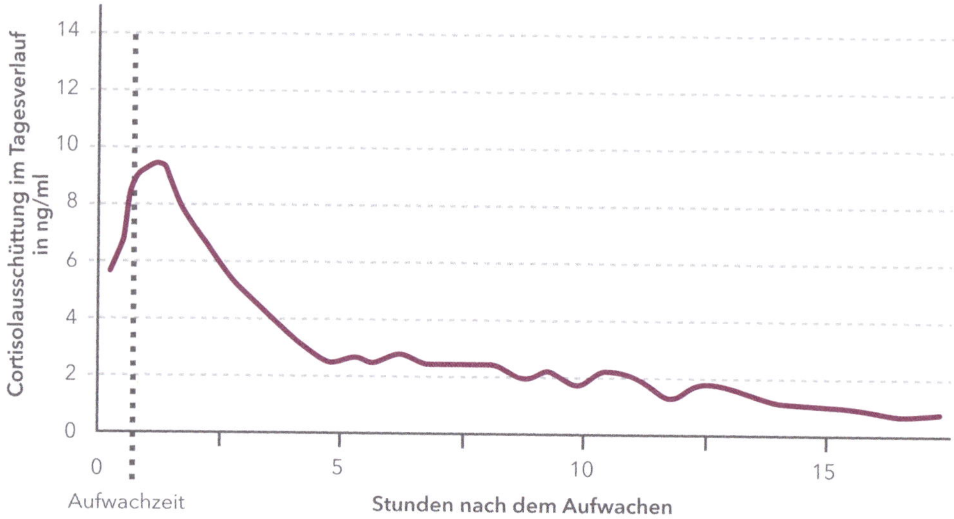

Eine gesunde Cortisolausschüttung erfolgt vor allem morgens und wird im Laufe des Tages weniger.

Stressfolge Stoffwechselchaos

Wenn der Körper unter Dauerstress steht, versucht er ständig, zusätzliche Energie bereitzustellen. Durch den Abbau von Zuckerreserven sowie die Neubildung von Zucker aus Eiweiß oder Fett kann der Körper Glukose bereitstellen. Gleichzeitig verspüren viele Menschen unter Stress einen verstärkten Appetit auf schnelle Energielieferanten, vor allem zucker- und fettreiche Lebensmittel. Das kann auf Dauer zu Gewichtszunahme und einer Insulinresistenz führen.

Insulin ist das Hormon, das dafür sorgt, dass Zucker aus dem Blut in die Körperzellen aufgenommen wird. Bei einer Insulinresistenz reagieren die Zellen jedoch nicht mehr so gut auf dieses Signal. Der Zucker bleibt im Blut – und der Körper versucht, mit noch mehr Insulin gegenzusteuern. Dieser Zustand belastet nicht nur den Stoffwechsel, sondern fördert auch Entzündungsprozesse im Körper.

Und genau hier beginnt ein Teufelskreis: Insulinresistenz und chronische, stille Entzündungen verstärken sich gegenseitig. Die Entzündung macht die Zellen noch »tauber« für Insulin – und die Insulinresistenz fördert weitere Entzündungsreaktionen. Bleibt das lange unbemerkt, kann daraus schließlich ein Typ-2-Diabetes entstehen.

Wichtig ist zu differenzieren: Nicht alle Menschen nehmen unter Stress zu. Manche verlieren sogar den Appetit – zu dieser Kategorie Mensch gehöre ich auch selbst und in besonders stressigen oder belastenden Lebensphasen nimmt mir der Kummer die Lust aufs Essen.

Auch der Cholesterinhaushalt verändert sich unter Stress – was häufig übersehen wird. Cortisol wird aus Cholesterin gebildet. Bei chronischem Stress steigt der Bedarf und die Leber beginnt, mehr Cholesterin zu produzieren. Gleichzeitig regt Cortisol auch den Fettabbau im Gewebe an, was die Cholesterinverhältnisse im Blut verändert. Cholesterin hat also nicht nur mit fettigem Essen zu tun – es wird auch vom Körper selbst hergestellt. Dabei ist das sogenannte schlechte Cholesterin LDL *(low density lipoprotein)* allein nicht das Problem. Diese Transportform des Cholesterins, die dafür sorgt, dass der Stoff von der Leber zu den Körperzellen gelangt, wird erst so richtig problematisch, wenn er durch chronische Entzündung oxidiert wird. Diese kleinen, veränderten Fettpartikel können sich dann in die Gefäßwände einlagern – mit möglichen Folgen wie Bluthochdruck, Durchblutungsstörungen oder Herzinfarkt. Das oxidierte LDL lässt sich in funktionell-medizinischen Laboren messen: über den Blutwert mda-LDL.

Folgen für den Leberstoffwechsel

Chronischer Stress kann auch die Leber auf viele verschiedene Arten belasten. So können die genannten Veränderungen im Stoffwechsel zu Leberverfettung und nachfolgenden Entzündungen beitragen. Wenn dann noch ungünstige Lebensgewohnheiten dazukommen – wie ungesunde Ernährung, häufiger Alkoholkonsum oder Medikamente –, kann das die Leber zusätzlich überfordern.

Doch zahlreiche Daten aus experimentellen Studien zeigen, dass Stress auch direkt auf sie wirkt: Wenn wir dauerhaft unter Strom stehen, verändert sich die Durchblutung im Körper – auch in der Leber. Bestimmte Bereiche werden dabei vorübergehend schlechter mit Sauerstoff versorgt und später wieder stärker durchblutet. Diese Schwankungen können das Gewebe belasten. Zudem können die schon erwähnten Lipopolysaccharide aus dem Darm durch eine durchlässiger gewordene Darmwand dringen und in der Leber gemeinsam mit den erhöhten Spiegeln an Stresshormonen das Immunsystem aktivieren. Die körpereigenen Abwehrzellen, die normalerweise eher ruhig bleiben, schalten dann in einen Alarmmodus. Sie beginnen Entzündungsstoffe auszuschütten und andere Immunzellen herbeizurufen. So entsteht eine dauerhafte Entzündungsreaktion in der Leber – oft leise, ohne dass wir etwas merken.[52]

Muskuläre Verspannungen und Rückenschmerzen

Wer chronisch gestresst ist, wartet meist nicht lange auf die ersten Wehwehchen im Bereich des muskuloskelettalen Systems. Unter Stress spannen sich Rücken und Schultern in besonderem Maße an. Dies ist ein Schutzmechanismus des Körpers, damit wir uns rein biologisch für den Kampf bereit machen. Hierbei verkrampfen nicht nur die Muskeln – auch die sie umgebenden Muskelfaszien, Sehnen und Bänder verkürzen sich. Auf Dauer wird das Muskelfasziensystem eng und starr. Geschmeidigkeit und Weite gehen verloren. So kann chronischer Stress zur Entwicklung von chronischen Schmerzen und Schmerzsyndromen, wie der Fibromyalgie, beitragen. Entzündungsfördernde Prozesse können diese Schmerzen zusätzlich verstärken, wodurch ein Teufelskreis aus Stress, Schmerz und Erschöpfung entsteht.

Endstrecke: erschöpfte Mitochondrien

Mitochondrien sind winzige Kraftwerke in unserer Körperzellen – sie produzieren die Energie, die unser Körper für alle lebenswichtigen Prozesse benötigt. Sie sorgen dafür, dass unsere Organe, Muskeln und das Gehirn mit Energie versorgt werden. Man kann sich Mitochondrien wie kleine Batterien vorstellen, die die Energie aus der Nahrung umwandeln und in eine Form bringen, die der Körper nutzen kann – vor allem in Form von ATP *(Adenosintriphosphat)*, dem Hauptenergieträger unserer Zellen. Besonders viele Mitochondrien gibt es in energiehungrigen Zellen, wie denen des Herzens, der Muskeln und des Nervensystems. Ohne gut funktionierende Mitochondrien fehlt dem Körper die nötige Energie, was zu Erschöpfung und verschiedenen gesundheitlichen Problemen führen kann.

In dem Buch *Psychische Erkrankungen neu verstehen. Warum Stoffwechsel und Mitochondrien die Schlüsselrolle für unsere psychische Gesundheit spielen* von Christopher M. Palmer wird detailliert erläutert, wie eine Mitochondrien-Dysfunktion zu verschiedenen Problemen im Nervensystem führen kann. Palmer präsentiert die Brain-Energy-Theorie, die psychische Erkrankungen als Stoffwechselstörungen des Gehirns betrachtet. Er argumentiert, dass gestörte Mitochondrien-Funktionen die Energieproduktion in Gehirnzellen beeinträchtigen, was zu Ungleichgewichten bei Neurotransmittern und letztlich zu psychischen Symptomen führen kann.

Faktoren wie chronischer Stress, Entzündungen, oxidativer Stress, hormonelle Veränderungen und Nährstoffmängel können gesammelt die Mitochondrien schwächen und somit auch die Entstehung von psychischen Erkrankungen begünstigen. Die Bedeutung eines gesunden Stoffwechsels und funktionierender Mitochondrien ist für die Aufrechterhaltung der psychischen Gesundheit immens.

Tatsächlich ist es erschreckend, wie viele Menschen müde und kraftlos sind. In meiner Arbeit als Ärztin ist dies meinem Empfinden nach eine der am häufigsten genannten Beschwerden, die allerdings schon fast als normal abgetan wird. Es wird offenbar Zeit, unser »Normal« zu hinterfragen und die genannten Beschwerden eher als ein weiteres Zeichen für unser Leben entgegen unserer Natur zu betrachten.

Fazit

Die Auswirkungen eines dysregulierten Nervensystems gehen weit über ein bloßes Gefühl von Anspannung hinaus. Dies machen all die genannten Veränderungen in den Organsystemen deutlich. Es gibt aber keinen Grund zur Panik. All die Beschwerden treten nicht von heute auf morgen auf. Unser Körper ist grundsätzlich unser Freund und immer bemüht, sich wieder zu regulieren. Wenn wir unser Nervensystem gezielt auf allen Ebenen der Gesundheit stärken, entstehen viele dieser Beschwerden gar nicht erst oder sie können nachhaltig gelindert oder sogar vollständig überwunden werden. Genau darum geht es nun im nächsten Kapitel.

KAPITEL 5

Die 5 Säulen eines ausbalancierten Nervensystems

Nachdem wir nun tief in die Auswirkungen eines dysregulierten Nervensystems eingetaucht sind, ist es an der Zeit, den Blick nach vorn zu richten. Wie können wir unser Nervensystem gezielt unterstützen, um mehr innere Stabilität, Widerstandskraft und Wohlbefinden zu entwickeln?

In diesem Kapitel schauen wir uns die verbliebenen vier von insgesamt fünf nervensystemstärkenden Säulen genauer an. Das essenzielle Wissen um seine Funktionsweise als erste Säule hast du bereits in den vergangenen Kapiteln erhalten. Nun soll sich alles um die Arbeit mit unseren Gedanken, um einen gesunden Umgang mit Emotionen, gezielte Körperarbeit und die Pflege deiner Organe drehen. Jede dieser Säulen spielt eine zentrale Rolle – und erst gemeinsam bilden sie ein kraftvolles Fundament, auf dem ein gesundes Nervensystem sicher ruhen kann. Es braucht alle fünf. Selbst wenn du beispielsweise emotional gut reguliert bist, kann ein starker Eisenmangel dafür sorgen, dass du dich kraftlos und erschöpft fühlst.

Einige nervensystemstärkende Zutaten wie Bewegung, Schlaf und gesunde Beziehungen wurden in den vorangegangenen Kapiteln bereits behandelt und werden hier nicht nochmals ausgeführt.

Generell unterscheide ich zwei Wege, um das Nervensystem zu stärken: Der eine arbeitet Top-down, der andere Bottom-up. Wenn wir versuchen, unser Wohlbefinden über Gedanken zu verändern, die zu anderen Gefühlszuständen beitragen, dann nennen wir dies einen Top-down-Prozess: von oben (von deinem denkenden Gehirn ausgehend) nach unten (hin zu deinen Emotionen und deinem körperlichen Zustand) wirkend. Diese Art der Veränderung macht man sich in vielen Coachingansätzen zunutze und sie ist sehr hilfreich – wenngleich sie nur für sich angewendet an ihre Grenzen kommt. Du weißt bereits: Auch der Körper hat einen großen Einfluss auf das Nervensystem und sollte miteinbezogen werden. Der sogenannte Bottom-up-Ansatz wirkt – wie der Name schon sagt – von unten nach oben: Hier wird nicht über Gedanken reguliert, sondern über körperliche Erfahrungen, die direkt auf das Nervensystem einwirken. Auch das Versorgen des Körpers mit den richtigen Nährstoffen und das Unterstützen der Organfunktionen sehe ich als einen Bottom-up-Prozess an. Schauen wir uns also die Säulen im Einzelnen an, wobei dir jeweils Bottom-up- und Top-down-Ansätze begegnen werden.

SÄULE 1 Essenzielles Wissen über das Nervensystem

Alles, was du bisher in diesem Buch gelesen hast, hat bereits auf dein Nervensystem-Wissenskonto eingezahlt. In meinen ganzheitlichen Beratungen erlebe ich immer wieder, wie wichtig es ist, zu verstehen, warum wir bestimmte Dinge tun. Wenn ich zum Beispiel einen individuellen Nährstoffplan empfehle, zeige ich vorher ganz konkret auf, welche Mikronährstoffe allein schon für die Bildung unseres Zufriedenheitshormons Serotonin benötigt werden. So entstehen Verstehbarkeit und Sinnhaftigkeit – zwei wichtige Voraussetzungen dafür, dass Menschen die empfohlenen Maßnahmen, wie die Einnahme von Nahrungsergänzungsmitteln, tatsächlich umsetzen. Wenn ich zusätzlich noch erkläre, wie man hochwertige Produkte erkennt, und Tipps gebe, wie die tägliche Einnahme leichter gelingt, entsteht auch das Gefühl von Handhabbarkeit. Damit greife ich auf die drei zentralen Ebenen des Kohärenzgefühls zurück, die du bereits in Kapitel 1 kennengelernt hast.

AUS DEM LEBEN

Eine Patientin erzählte mir einmal, dass sie seit Jahren unter anhaltender Erschöpfung litt. Sie hatte schon viele Ratschläge bekommen: mehr schlafen, weniger arbeiten, Sport treiben. Doch all das blieb für sie vage und schwer umsetzbar. Erst als wir zahlreiche Nährstoffmängel entdeckten, aufschlüsselten, wie ihr Körper Serotonin bildet und welche Bausteine dafür nötig sind, verstand sie, warum ihre Ernährung und gezielte Ergänzungen einen Unterschied machen konnten. Wir wählten dann Schritt für Schritt geeignete Präparate aus und entwickelten eine einfache Routine, die zu ihrem Alltag passte. Durch diese Machbarkeit gewann sie Sicherheit und Motivation. Nach einigen Wochen berichtete sie, dass ihre Stimmung stabiler geworden sei und sie wieder mehr Energie habe. Sie sagte: »Es war das erste Mal, dass ich wirklich verstanden habe, warum ich etwas tue.«

SÄULE 2 Gesund denken – Arbeit mit deinem Präfrontalkortex

Die Art und Weise, wie wir über uns selbst, unsere Umwelt und unsere Erfahrungen denken, hat einen direkten Einfluss darauf, ob wir in einem Zustand von Sicherheit oder Stress verweilen. Ein unbewusstes, stressgeprägtes Denken kann unser Nervensystem in Alarmbereitschaft halten, während ein bewusst reguliertes Denken innere Stabilität und Resilienz fördert. Im Folgenden biete ich dir einige Anregungen, mit deren Hilfe du dein Denken immer gesünder werden lassen kannst. Probier sie aus und geh mit dem in die Tiefe, was dich anspricht. Zuerst aber wollen wir eine wichtige Begriffsunterscheidung vornehmen.

Positiv denken versus gesund denken

Die Idee des »positiven Denkens« ist in den letzten Jahren immer populärer geworden. Uns wird oft gesagt: »Konzentriere dich nur auf das Gute, dann ziehst du mehr davon in dein Leben.« Doch so verlockend diese Vorstellung klingt, sie greift zu kurz – besonders, wenn es um die Regulation unseres Nervensystems geht. Denn positives Denken wird oft damit gleichgesetzt, negative Emotionen oder Herausforderungen zu ignorieren oder zu überdecken. Man versucht, sich mit aufmunternden Gedanken oder Affirmationen, wie »Du bist gut so, wie du bist« aus schwierigen Gefühlen herauszuziehen, ohne wirklich hinzusehen, was im Inneren vor sich geht.

Das Problem dabei: Unser Nervensystem lässt sich nicht durch oberflächliche Gedanken täuschen, an die wir selbst gar nicht glauben. Wenn wir Schmerz, Angst oder Überforderung einfach mit positiven Gedanken überdecken, bleiben die darunterliegenden Stressmuster im Körper bestehen. Es kann sogar zusätzlichen inneren Druck erzeugen, wenn wir das Gefühl haben, »nicht positiv genug« zu denken oder unsere negativen Gedanken als persönliches Versagen betrachten.

Wenn du gesund denkst, dann haben weiterhin auch kritische Gedanken ihren Platz. Sie durchziehen aber nicht deinen kompletten Alltag. Du redest dich also nicht immer weiter in negative Spiralen hinein und kreierst dir somit deine Welt immer noch düsterer.

AUS DEM LEBEN

Eine Frau, die mich aufsuchte, erzählte mir einmal, dass ihre Schwester verstorben war und die Mutter den Tod mit absoluter Positivität überdeckt hatte. Es gab keinen Raum, um schwierige Gedanken und Gefühle zu durchleben. Für sie, die selbst um ihre Schwester trauerte, was das absolut nicht hilfreich und führte nur noch mehr dazu, dass sie die Verantwortung dafür übernahm, »die Glückliche« zu sein und so ihre Mama froh zu machen.

Wenn negative Gedanken da sind, dann nutzt du sie bestenfalls, um einen realistischen Blick auf dein Leben zu werfen und es in eine gute Richtung zu lenken.

Gesundes Denken beinhaltet somit auch kritisches Denken, das zwischen irrationalen Worst-Case-Szenarien und den viel wahrscheinlicheren Möglichkeiten unterscheiden kann. Zu einem Teil hängt gesundes Denken also davon ab, dass du dir im Leben die richtigen Fragen stellst, um deine eigene Wahrnehmung so auszurichten, dass sie dich stärkt, ohne dich selbst zu belügen. Statt »Alles ist gut!« zu sagen, wenn es uns schlecht geht, bedeutet gesundes Denken, sich zu fragen: »Was kann ich aus dieser Situation lernen? Wie kann ich mich in diesem Moment unterstützen? Welche Perspektive hilft mir, ohne meine Gefühle zu unterdrücken?«

Wenn du dich gerade in einer schwierigen Lebensphase befindest, bedeutet »gesund denken« nicht, dass du ignorierst, wie es dir geht, oder dass du innerlich einfach eine geblümte Tischdecke über alles legst, um den Schmerz zu verdecken. Es bedeutet vielmehr, dass du üben darfst, auch an schweren Tagen den Blick für das Schöne im Leben nicht zu verlieren. Um im Bild der Tischdecke zu bleiben: Du siehst nicht nur die Flecken auf ihr, sondern lernst auch, die feinen Stickereien wahrzunehmen, selbst wenn die Flecken da sind. Gesundes Denken beinhaltet somit, eine positive Grundhaltung zum Leben zu entwickeln.

Zweifellos kommen wir schon mit einem bestimmten Gemüt auf die Welt und ein Großteil unserer Haltung zum Leben entsteht zudem durch unsere unmittelbare frühe Umgebung. In Kapitel 3, Seite 58, erwähnte ich die vier Stränge der imaginären zweiten

AUS DEM LEBEN

Nach dem Tod meiner Mutter habe ich oft nachts dagelegen. Anfangs kamen negative Gedanken auf wie: »Womit habe ich das verdient?!« Ich ließ diesen Gedanken eine Zeit lang Raum und traf dann jedoch eine kraftvolle Entscheidung: Ich will niemals eine so große Belastung für meine Kinder sein, wie meine Mutter es viele Jahre für mich war!

Und so begann ich den Prozess des gesunden Denkens – ein Weg, der sowohl eine kritische Auseinandersetzung mit meinem Leben als auch das Etablieren einer positiven Grundhaltung beinhaltete. Um es anhand der vier Stränge der imaginären Nabelschnur der Kindheit zu verdeutlichen, nahm ich Folgendes wahr: In meiner Familie drehte sich die Welt grundsätzlich um das Wälzen von Problemen. Ich lernte so: Die Welt ist kein sicherer Ort. Partnerschaften waren von Streit und Drama geprägt. Die Beziehung zu uns Kindern war grundsätzlich liebevoll, doch es wurde oft und viel geschrien. Die Beziehung zum eigenen Selbst war eher zweifelnd und selbstabwertend.

Ich traf bewusst die Entscheidung, mich hiervon zu lösen. Ich erstellte eine sogenannte Lebenslinie, auf der ich alle prägenden Ereignisse meines Lebens in chronologischer Reihenfolge vermerkte – sowohl die schönen als auch die herausfordernden. Ich ließ bewusst all das in mein Herz, was ich bis dahin schon geschafft und aufgebaut hatte – und schenkte mir Mitgefühl für all die Schwierigkeiten, die ich bereits durchlebt hatte.

Ich fragte mich: Was läuft schon gut in meinem Leben? Was fühlt sich stimmig an? Und gleichzeitig schaute ich ehrlich hin: Wo bin ich unzufrieden? Was wünsche ich mir stattdessen?

Für diese Bereiche entwickelte ich konkrete erste Schritte, um positive Veränderungen einzuleiten. Beispielsweise habe ich mich von meiner Arbeit im Krankenhaus verabschiedet und angefangen, in einer Praxis zu arbeiten. Außerdem habe ich von Menschen abgelassen, die mir nicht guttaten und die mich immer wieder in meine kindliche Identifizierung zurückzogen. Das war tatsächlich eine unfassbar mutige Aufgabe für mich.

> Im Alltag begann ich, mich täglich darin zu üben, auch die kleinen Lichtblicke wahrzunehmen – das Lächeln einer Verkäuferin, die Hilfsbereitschaft einer anderen Mama oder ein Kompliment, das mir gemacht wurde. Ich ging bewusst auf die Suche nach Hinweisen dafür, dass ich gut genug bin, statt mir weiter das Gegenteil zu beweisen. Ich setzte meinen Fokus auf all das, was mir bewies, dass die Welt ein freundlicher Ort ist.

Nabelschnur unserer Kindheit, die wir häufig auch mit ins Erwachsenenleben schleppen. Sei dir gewiss: So viele Menschen wiederholen unbewusst das Leben ihrer primären Identifikationsperson der Kindheit, selbst wenn sie das gar nicht wollen. Wer in einer Familie groß geworden ist, in der immer nur über Probleme gesprochen wurde, Krankheit im Fokus stand, viel über andere gelästert wurde und auch untereinander der Ton rau und eher feindlich war, wird mit hoher Wahrscheinlichkeit eine andere Grundhaltung zum Leben entwickeln, als wenn Eltern vermittelt haben, dass die Welt grundsätzlich ein freundlicher Ort ist.

Gesundes Denken erfordert also, dass wir unsere Herausforderungen anerkennen, ohne uns in ihnen zu verlieren. Es bedeutet auch, sich bewusst zu machen, dass Gedanken nicht immer Tatsachen sind.

Häufig wird gesagt: Du hast Gedanken, aber du bist nicht deine Gedanken. Sich dies bewusst zu machen, erzeugt eine gesunde Distanz und Vogelperspektive auf die eigene Innenwelt. Mein vielzitierter Ausbilder, Steve Bierman, sagt gern: »Die Kindheit ist die Zeit von limitierten Wahlmöglichkeiten.« Wir können nichts tun, außer uns an unsere Bezugspersonen anzupassen. Das Erwachsensein aber ist die Zeit der Wahlmöglichkeiten. Frage dich daher immer: Was würde eine gesunde Person jetzt tun? Und triff dann gesunde Entscheidungen. Ich habe mir mittlerweile kleine Zettel gestaltet, auf denen genau das steht: Only healthy choices!

Eine gesunde Entscheidung muss übrigens zu Beginn nicht immer mit guten Gefühlen einhergehen. Die Entscheidung, sich beispielsweise von seiner Ursprungsfamilie zu lösen, kann sich möglicherweise anfangs schmerzhaft oder traurig anfühlen.

KOGNITIVE UMSTRUKTURIERUNG DURCH REFLEXION

Dies ist ein kraftvolles Werkzeug, um aus den automatischen Gedanken auszusteigen. Es steht dafür, unsere inneren Bewertungen bewusst wahrzunehmen, zu hinterfragen – und sie, wenn nötig, in eine gesündere Richtung umzulenken. Beispielhafte Schritte der kognitiven Umstrukturierung:

- **Situation beobachten:** Was ist konkret passiert?
- **Automatische Gedanken identifizieren:** Was denke ich gerade über mich oder die andere Person?
- **Gefühle wahrnehmen:** Was macht dieser Gedanke mit mir?
- **Gedanken überprüfen:** Ist das wirklich wahr? Gibt es Beweise dafür – oder auch dagegen?
- **Alternativen formulieren:** Was könnte ich stattdessen denken?
- **Auswirkung spüren:** Wie verändert sich mein Gefühl durch den neuen Gedanken?

Lass mich das Vorgehen an einem Beispiel aus dem Alltag erläutern: Du triffst eine Freundin auf der Straße. Sie grüßt dich nur flüchtig und geht weiter. Dein automatischer Gedanke: »Sie mag mich nicht mehr.« Dein Gefühl: Unsicherheit, Traurigkeit.
Nun kannst du deinen Gedanken überprüfen: »Könnte es auch andere Gründe geben, warum sie so kurz angebunden war?«
Du formulierst einen neuen Gedanken: »Vielleicht hatte sie es einfach eilig. Ich muss es nicht gleich auf mich beziehen.«
Dein Gefühl nach dem neuen Gedanken: Erleichterung, innere Ruhe.
Nutze dieses Modell für dich!

Bewusstheit bringt Heilung

Einer der ersten Schritte im Gesund-Denken-Prozess ist es, Bewusstheit in deinen Alltag zu bringen. Viele Menschen laufen durch ihr gesamtes Leben und werden völlig unbewusst durch ihre unterschwelligen Überzeugungen gesteuert, ohne diese überhaupt mitzubekommen – geschweige denn zu hinterfragen. Diesbezüglich möchte ich dir die vier Stadien der Veränderungen vorstellen, die an das Modell der Kompetenzstufenentwicklung aus der Lern- und Entwicklungspsychologie angelehnt sind.

1 **Unbewusste Inkompetenz. »Ich weiß nicht, dass ich es nicht kann.«**
In dieser Phase wissen wir nicht, dass wir bestimmte Muster, Verhaltensweisen und Denkstrukturen besitzen, die uns das Leben unnötig schwer machen. Erst durch Erfahrungen oder durch Feedback von anderen wird uns bewusst, dass uns eine bestimmte Kompetenz fehlt oder wir schwierige Verhaltensweisen zeigen. Wir alle haben blinde Flecken für uns selbst. Deshalb kann ehrliches, wohlwollendes Feedback von anderen Menschen an dieser Stelle sehr wertvoll sein.

2 **Bewusste Inkompetenz. »Ich weiß, dass ich es nicht kann.«**
Wir erkennen unsere Muster, schwierigen Verhaltensweisen und fehlenden Fähigkeiten an. Wir sehen, dass wir etwas ändern sollten, tun es aber noch nicht.

3 **Bewusste Kompetenz. »Ich kann es, aber ich muss mich anstrengen.«**
Wir bemühen uns, durch die erlangte Bewusstheit unsere Muster und Verhaltensweisen zu verändern. Dies passiert aber noch nicht ganz automatisch, sondern erfordert absolute Präsenz und auch Anstrengung.

4 **Unbewusste Kompetenz. »Ich kann es automatisch.«**
In dieser Phase ist das neue Verhalten oder die erlernte Fähigkeit natürlich geworden. Es erfordert keine bewusste Anstrengung mehr – wir tun es einfach. Das Gehirn hat dank der Neuroplastizität neue, sichere Verbindungen geknüpft. Getreu dem Motto: *Neurons that fire together, wire together.* »Nervenzellen, die gemeinsam aktiv sind, verbinden sich« – und so entsteht ein stabiles Muster.

• PRAKTISCHE ANREGUNG •

Überleg einmal, welche Herausforderungen du in der letzten Zeit hattest und welche aktuell anstehen. Dann überprüfe, wie sich die einzelnen Phasen gestaltet haben und wo du mit momentan wichtigen Themen derzeit stehst. Mach dir klar: Veränderung fühlt sich nicht immer sofort leicht an – und trotzdem bist du auf dem richtigen Weg, wenn du sie angehst.

Du bist mehr als deine Glaubenssätze: die Welt der inneren Anteile

Um gesund denken zu können, müssen wir uns um unsere Glaubenssätze kümmern. Das sind tief verankerte Überzeugungen über uns selbst, andere Menschen und die Welt im Allgemeinen. Sie beeinflussen unser Denken, Fühlen und Handeln oft stärker, als uns bewusst ist. Wir alle tragen sowohl positive als auch negative Glaubenssätze in uns. Ein positiver Glaubenssatz könnte zum Beispiel lauten: »Ich bin richtig so, wie ich bin.« Ein sehr häufig auftretender negativer Glaubenssatz ist hingegen: »Ich bin nicht gut genug.«

Solche Überzeugungen entstehen meist früh im Leben – durch Erziehung, wiederkehrende Erfahrungen oder Botschaften, die wir als Kinder aufgenommen haben, oft ohne es bewusst zu reflektieren. Wenn wir eine solche Überzeugung in uns tragen, scheint es manchmal, als wäre das unsere einzige Wahrheit. Doch in Wirklichkeit existieren in uns verschiedene innere Anteile, die oft ganz unterschiedliche Perspektiven haben. Ein verletzter Anteil in uns kann sich klein und wertlos fühlen, während ein starker, ressourcenreicher Anteil mutig und voller Selbstvertrauen ist. Manchmal gibt es auch kritische innere Anteile, die extrem hart mit uns ins Gericht gehen. Wenn solche inneren Stimmen Sätze wiederholen, die wir beispielsweise von unseren Eltern oft gehört haben, spricht man von einem *Introjekt*. Das bedeutet, dass wir Überzeugungen oder Haltungen von anderen übernommen haben, ohne sie bewusst zu hinterfragen.

Anstatt uns also mit einem Glaubenssatz zu identifizieren, können wir lernen, unsere inneren Anteile wahrzunehmen. Wenn wir verstehen, welche Anteile in uns wirken und warum sie entstanden sind, können wir ein tieferes Verständnis für uns selbst entwickeln. Jeder einzelne Anteil – so störend er uns auch erscheinen mag – hatte ursprünglich eine Schutzfunktion. Selbst ein sehr kritischer innerer Anteil wollte dich womöglich in deiner Kindheit vor weiteren Verletzungen im Außen bewahren und hat genau deshalb eine ausgeprägte innere Strenge entwickelt.

Was aber kannst du tun? Zunächst einmal Bewusstheit darüber schaffen, was du denkst – und dann umformulieren. Anstelle von »Ich bin nicht gut genug« kann die Formulierung »Ein Teil von mir denkt, dass ich nicht gut genug bin« hilfreich sein. Sie macht deutlich,

• PRAKTISCHE ANREGUNG •

Nimm dir einmal Zeit und finde heraus, welche inneren Anteile du in dir trägst und was sie denken und fühlen. Vielleicht fallen dir sofort einige ein – und vielleicht brauchst du für andere etwas Zeit und musst dich im Alltag zunächst beobachten, um mehr Klarheit zu gewinnen.

Nimm immer auch wahr, welche positiven Absichten deine inneren Anteile verfolgen. Du könntest ihnen diesbezüglich auch Namen geben, wie »die Beschützerin« oder »die Kleine«. Vielleicht gibt es ressourcenstarke innere Anteile, die von verletzenden inneren Anteilen manchmal in den Hintergrund gerückt wurden. Biete ihnen bewusst einen Platz in der ersten Reihe an.

dass wir nicht nur diesen einen Gedanken in uns haben, sondern dass es immer auch andere, stärkende Anteile in uns gibt, die anders denken. So erkennen wir, dass wir mehr sind als unsere verletzten Überzeugungen – und können uns bewusst für eine neue innere Haltung öffnen.

Muster erkennen und als Schutzfunktion wertschätzen

Schutzstrategien sind Reaktionen, die unser Nervensystem und unsere Psyche entwickeln, um mit belastenden, überfordernden oder verletzenden Erfahrungen umgehen zu können. Es handelt sich grob gesagt um Überlebensstrategien, die dafür sorgen, dass wir uns entweder anpassen, zurückziehen oder überkompensieren.[53] Zu allen dreien gebe ich dir gleich noch Beispiele.

Ein entscheidender innerer Auslöser für solche Schutzstrategien kann ein belastender Glaubenssatz sein. Die Strategie entsteht dabei oft unbewusst als Versuch, mit dem inneren Druck oder Schmerz, den dieser Glaubenssatz auslöst, umzugehen. Dabei ist wichtig: Ein und derselbe Glaubenssatz kann – je nach Persönlichkeit, Lebensgeschichte oder aktueller Lebenssituation – zu ganz unterschiedlichen Schutzstrategien führen. Kinder beispielsweise, die die Erfahrung machen, mit ihren Bedürfnissen regelmäßig abgewiesen zu werden, könnten den Glaubenssatz entwickeln: »Ich bin zu viel.« Das eine Kind reagiert darauf mit Anpassung – es bemüht sich, möglichst unauffällig zu sein, ist stets freundlich und stellt eigene Bedürfnisse zurück, um nicht anzuecken. Ein anderes Kind zieht sich emotional zurück, vermeidet Nähe und zeigt sich nur oberflächlich, um nicht wieder verletzt zu werden. Wieder ein anderes entwickelt eine Haltung der Überkompensation: Es wird laut, übermäßig präsent, übernimmt Verantwortung für andere – um zu beweisen, dass es sehr wohl einen Platz verdient hat.

Diese Strategien bestehen dann oftmals lebenslang. Sie sind keine direkte Folge des Glaubenssatzes selbst, sondern Ausdruck dessen, wie jemand mit der inneren Spannung lebt, die dieser Satz erzeugt.

Mach dir dabei aber auch bewusst, dass dir deine Schutzstrategien einst durch wirklich schwierige Zeiten geholfen haben. Und doch sind sie im Hier und Jetzt oft nicht mehr dienlich. Nicht selten hindern sie uns sogar daran, ein gesundes und zufriedenes Leben zu führen. Beispielsweise, wenn man sich nie eine Pause zugesteht, wenn man »immer stark sein« will und zur Arbeit geht, obwohl man eigentlich krank ist.

Im Folgenden möchte ich dir wichtige Schutzstrategien vorstellen, von denen du an der ein oder anderen Stelle im Buch schon gehört hast. Im Anschluss lade ich dich zu einer Reflexion darüber ein, welche Strategien bei dir wirksam sind.

Schutzstrategien der Anpassung

Ziel: Zugehörigkeit sichern, Ablehnung vermeiden, Harmonie bewahren.

- **Überanpassung:** Eigene Meinungen und Bedürfnisse werden unterdrückt, um dazuzugehören.
- **Beschwichtigen, People-Pleasing, Helfersyndrom:** andere zufriedenstellen, um Konflikte zu vermeiden. Gerade in helfenden Berufen finden sich viele Menschen, die ein Helfersyndrom als Kompensationsstrategie entwickelt haben.
- **Perfektionismus:** Alles soll hundertprozentig sein. Dadurch baut man sich sein eigenes Hamsterrad, da es für niemanden möglich ist, alles perfekt zu machen.

AUS DEM LEBEN

Es kam einmal ein Mann zu mir in die Praxis, der kurz vor dem völligen Ausbrennen stand. Er sagte: »Ich weiß selbst, wo das alles herkommt. Ich habe schon in meiner Kindheit gelernt, mich bis zur Erschöpfung zu verausgaben. Immer dachte ich, ich bin nicht gut genug und muss mich besonders anstrengen. Aber ich will das aktuell gar nicht ändern. Ich will einfach nur die Scheißegal-Pille von Ihnen – damit ich noch eine Weile so weitermachen kann.«

Eine reine Pillenverordnung käme in diesem Fall für mich dem Lösen der Handbremse gleich, während das Auto bereits am Abhang steht. Ich bot ihm daher echte Hilfe an und empfahl ihm eine weiterführende Therapie, in der seine grundlegenden Muster einen Wandel erfahren können.

Schutzstrategien des Rückzugs

Ziel: sich vor Überforderung oder Schmerz schützen, Distanz schaffen.

- **Vermeidung:** Schwierige Situationen oder Emotionen werden umgangen.
- **Verdrängung:** Schmerzhafte Erinnerungen oder Gefühle werden ins Unbewusste geschoben.
- **Isolation:** sich sozial oder emotional zurückziehen, um Verletzungen zu vermeiden.
- **Suchtverhalten:** Ablenkung oder Betäubung durch Substanzen, Aktivitäten, emotionales Essen.

Schutzstrategien der Überkompensation

Ziel: Kontrolle gewinnen, sich unverwundbar machen, Macht aufbauen.

- **Aggression und Wut:** angreifen, um sich nicht verletzlich zu fühlen.
- **Übermäßige Kontrolle:** alles im Griff haben, um Unsicherheit zu vermeiden.
- **Rationalisierung:** Emotionen durch Logik abschwächen, um sich nicht verletzlich zu fühlen.

- **Humor bis hin zu Sarkasmus:** Schmerz oder Unsicherheit überdecken.
- **Übersteigerter Ehrgeiz:** ständig nach Erfolg streben, um Wert zu beweisen.

Es geht nicht darum, solche Schutzstrategien zwanghaft abzulegen. Sieh es eher wie bei einer Zimmerpflanze, deren Topf zu klein geworden ist. Sie kann nicht weiter wachsen. Also topfen wir sie um – in einen größeren Topf, in dem sie mehr Raum zum Wachsen hat. Ein Teil der alten Erde kommt dabei mit. Es gibt aber auch Platz für frische, nährstoffreiche Erde. So bekommt die Pflanze neue Möglichkeiten, sich zu entfalten – und neue Wurzeln können entstehen.

Jede Schutzstrategie hat ihren Preis – aber immer auch einen Gewinn. Jemand, der es allen anderen recht macht, kann beispielsweise einen großen Freundeskreis haben und wird wegen seiner »Unkompliziertheit« unter Kollegen sehr geschätzt. Der Preis dafür ist jedoch, dass er sich verausgabt und oft Dinge tut, die er selbst gar nicht möchte. Dies kann zu Überforderung, Frustration und Wut führen.

Jemand, der Leistungsstreben als Kompensationsstrategie gewählt hat, ist möglicherweise deshalb übermäßig erfolgreich in seinem Beruf und genießt einen hohen Status und Anerkennung. Der Preis dafür sind jedoch ein sehr hoher Stresspegel und gesundheitliche Probleme. Trotz des Erfolgs kommt in ihm nie das Gefühl auf, dass es reicht.

• PRAKTISCHE ANREGUNG •

Überleg einmal, welche Schutzstrategien sich wie ein roter Faden durch dein Leben ziehen. Wenn es dir hilfreich erscheint, kannst du auch enge Freunde um ihre Perspektive bitten.

Ermittele dann den Preis und den Gewinn dieser Strategien und entscheide dich, wovon du dich zukünftig lösen möchtest. Was nimmst du mit in den »größeren Topf« und was verbleibt in der »alten Erde«?

Lass die Erkenntnisse dieser Reflexion tief in dein Herz sinken und spende dir selbst Mitgefühl.

Schreib deine Geschichte neu

Wenngleich es wichtig ist, sich selbst Mitgefühl zu schenken und all das, was man erlebt hat, anzuerkennen, so darf es für ein zufriedeneres Leben ein Stückchen darüber hinausgehen. Um deinen innersten Kern neu erblühen zu lassen, bedarf es nicht nur einer Schulter, an der du dich ausweinen kannst. Es ist nötig, aus den gewohnten Fußstapfen unserer Opferhaltung heraustreten. In meiner Ausbildung zur klinischen Hypnose befragte ich meinen Ausbilder Steve Bierman zu seiner Meinung zu frühem Kindheitstrauma. Ich erzählte ihm von meiner schwierigen Geburt und den vielen Wochen allein im Krankenhaus ohne meine Mutter. Es war vollkommene Stille im Raum. Er schaute mich eindringlich an und fragte dann: »Wer hat dir diese Geschichte erzählt?« Schon in diesem Moment bemerkte ich: Ich hatte mir aus den Berichten meines Vaters eine traurige Opfergeschichte zusammengestellt und mich ein Stück weit damit identifiziert. Mein Ausbilder sagte: »Wer sagt denn, dass du, nur weil du deine Mutter nicht sehen kannst, nicht mit ihr verbunden bist? Wir alle sind miteinander verbunden. Die ganze Zeit! Um dich herum waren fürsorgliche Krankenschwestern und das Wichtigste ist: Dass du als Frühchen diese Operation überlebt hast, zeigt, dass in dir die absolute Kraft einer Überlebenden steckt. Du bist eine Überlebende! Geh raus in die Welt und erzähle den Menschen die Geschichte der Überlebenden statt die des armen Frühchens.«

Auch wenn ich weiß, dass derartige Ereignisse traumatische Tiefen haben können und ich diese nicht verharmlosen möchte, ist diese kurze Intervention doch tief in mein Unterbewusstsein gesickert und hat eine Veränderung in meinem Blick auf mich selbst erzeugt, die bis heute anhält.

• PRAKTISCHE ANREGUNG •

Ermittle, welche Geschichte du dir bisher über dich selbst erzählt hast. Schreib sie dir ruhig als totales Drama auf. Und dann fasse den Entschluss, die Opfergeschichte loszulassen – so wie ich – und schreib deine Geschichte neu: als »Ich bin ein*e Überlebende*r«-Geschichte.

Exkurs: Hypnose als Heilungskatalysator

Es ist nicht immer so leicht, rein auf der Basis des bewussten Verstandes das ganze Leben umzukrempeln. Vieles, was uns heute zurückhält oder in ungesunde Verhaltensweisen treibt, entspringt unbewussten Kräften in uns. Das Unterbewusstsein wird oft mit dem größeren Teil des Eisbergs verglichen, der unter der Wasseroberfläche liegt, während das Bewusstsein nur den kleinen Teil des Eisbergs oberhalb der Wasseroberfläche ausmacht.

Für mich persönlich war an dieser Stelle die Hypnosetherapie ein großer Gamechanger – sowohl für meine eigene Entwicklung als auch für meine Patienten. Hypnose bedeutet in diesem Kontext erst mal nur, dass Vorstellungen Reaktionen hervorrufen. Wenn mein Ausbilder Steve Bierman in der Notaufnahme mit Hypnose eine blutende Wunde beeinflussen wollte, sagte er letztlich nur: »Behalte dein Blut bei dir« (Vorstellung). Und tatsächlich blutete die Wunde weniger (Reaktion).

In einer Notfallsituation, wenn Menschen maximal abhängig und unsicher sind und der Arzt oder die Ärztin eine starke Autorität darstellt, wirkt Hypnose mithilfe von hypnotischen Sprachmustern auch ohne Einleitung eines Trancezustandes. Schade, dass vielen Ärzten die hypnotische Wirkkraft ihrer Worte nicht bewusst ist und negative Verwünschungen, wie »Sie werden nie Kinder bekommen« oder »Sie werden nur noch wenige Monate zu leben haben« mehr Realität als Ausnahme sind. Das Unterbewusstsein der Patienten ist in einer Notlage weit geöffnet und wäre empfänglich für positive Botschaften.

Trance (ein veränderter Bewusstseinszustand mit stark fokussierter Aufmerksamkeit) erhöht allerdings die Wirkkraft der heilsamen Worte des Behandlers, sodass diese gesprochenen Worte noch leichter in das Unterbewusstsein des Patienten aufgenommen werden können. Glaubenssätze, Verwünschungen, Schuldgefühle und Ängste können so gelöst und neu bewertet werden.

In der Regressionshypnose beispielsweise werden Menschen in vergangene Situationen zurückgeführt, die im Hier und Jetzt Beschwerden auslösen. Oft sind dies Situationen, die die Betroffenen selbst gar nicht als ursächlich angesehen hätten oder vielleicht nicht mehr bewusst erinnern. Mein Ausbilder in Regressionshypnose beschrieb die Regression als ein Ziehen der Wurzel, statt nur über den Löwenzahn drüberzumähen.

Ich habe schon vielfach erlebt, wie durch die Anwendung von Hypnose Symptome verschwanden und es den Patienten nach nur wenigen Sitzungen sehr viel besser ging. Deshalb möchte ich dir diese Option ans Herz legen. Viele Menschen haben Vorurteile gegen Hypnose, sie haben Angst davor und denken, dass sie völlig willenlos gemacht werden. Dies entspricht aber nicht der Realität. Vielmehr ist es regelmäßig so, dass mich Patienten nach der Hypnosetherapie umarmen wollen und mir hinterher lange

AUS DEM LEBEN

Im Folgenden möchte ich dir kurz ein paar Patienten vorstellen, bei denen das Unterbewusstsein sowie anhaltender Stress maßgeblich zu Erkrankungen beigetragen haben dürften.

- Eine 65-jährige Frau kümmert sich um mehrere Familienmitglieder, die ihr Leben selbst nicht geordnet bekommen. Alles ist ihr zu viel. Sie will am liebsten aus der Situation entfliehen. In ihrem Inneren wirkt ein starkes Helfersyndrom und das Gefühl, für alles verantwortlich zu sein. Ein paar Monate nach unserem Gespräch bekommt sie die Diagnose für eine fortgeschrittene Krebserkrankung.
- Eine 50-jährige Frau ist mit ihrem Sohn zerstritten, der sehr plötzlich, ohne vorherige Aussprache, verstirbt. Ihren Kummer und ihre nicht verarbeiteten Schuldgefühle frisst sie in sich hinein und spricht mit niemandem darüber. Nur ein paar Monate später bekommt sie Brustkrebs.
- Eine 45-jährige Patientin leidet an einem chronischen Schmerzsyndrom. Das ermöglicht es ihr, ihren Job, der sie schon lange sehr gestresst hat, hinter sich zu lassen. Sie wartet auf ihren Bescheid bezüglich einer Erwerbsminderungsrente. Ich stelle ihr die Frage: »Was wäre, wenn ich einen Zauberstab hätte, mit dem ich die Erkrankung vollständig heilen könnte … Würden Sie diesen Zauber annehmen wollen?« Nach langem Schweigen musste die Patientin die Frage mit Nein beantworten. Ihre Erkrankung hatte ganz klar eine schützende Funktion für sie.

Nachrichten schreiben, weil sie es so überwältigend und so schön fanden. Das habe ich nach der Verordnung einer Packung Ibuprofen noch nie erlebt.

Für Menschen, die sich nicht auf Hypnose einlassen können, ist der Yager-Code eine transformierende Mentaltechnik, die ich erfolgreich anwende. Der Yager-Code (auch Subliminal Therapy) ist eine sanfte, nicht-hypnotische Methode zur Auflösung innerer Blockaden. Entwickelt von Edwin Yager, arbeitet sie mit der Vorstellung eines »Höheren Selbst«, das unbewusste Ursachen von Problemen erkennt und löst – ohne, dass belastende Erinnerungen durchlebt werden müssen. Die Methode eignet sich unter anderem bei Ängsten, chronischen Schmerzen oder psychosomatischen Beschwerden. Der Klient bleibt dabei wach, klar und aktiv beteiligt. Im Anhang gibt es weitere Infos dazu.

Gedankenverzerrungen: wenn der Verstand uns Streiche spielt

Neben unseren ganz persönlichen Glaubenssätzen gibt es eine Reihe allgemeiner Denkmuster, die bei vielen Menschen immer wieder zu Stress führen. Diese sogenannten kognitiven Verzerrungen können uns das Leben unnötig schwer machen. Damit du dich im Alltag leichter dabei ertappen kannst, wenn du in eines dieser Muster rutschst, möchte ich dir im Folgenden einige der häufigsten stresserzeugenden Gedankenverzerrungen vorstellen.

Katastrophisieren: wenn der Worst Case zur einzigen Option wird

Du stolperst über ein kleines Problem – und dein Kopf macht daraus eine Katastrophe. Ein verspäteter Anruf bedeutet plötzlich, dass jemand verunglückt sein muss. Ein Fehler bei der Arbeit fühlt sich an wie das sichere Karriere-Aus. Katastrophisieren ist wie eine Lupe für Negatives: Alles scheint bedrohlicher, als es tatsächlich ist.

Schwarz-Weiß-Denken: alles oder nichts

Menschen mit dieser Denkweise haben Schwierigkeiten, die Grautöne des Lebens zu sehen. Ein kleiner Fehler bedeutet sofort völliges Versagen. Wenn etwas nicht perfekt läuft, war es eine »komplette Zeitverschwendung«.

Gedankenlesen: die falsche Kristallkugel

»Ich weiß genau, was sie denkt …« Wenn wir Gedankenlesen betreiben, halten wir unsere Interpretationen für die absolute Wahrheit. Diese Interpretationen fußen jedoch auf unseren eigenen Ängsten oder Unsicherheiten. Nicht selten liegen wir mit den Annahmen darüber, was andere denken, komplett falsch.

Personalisierung: wenn wir alles auf uns beziehen

Ein Freund wirkt schlecht gelaunt – und unser erster Impuls ist: »Habe ich etwas falsch gemacht?« Personalisierung bedeutet, dass wir uns für Dinge verantwortlich fühlen, die gar nichts mit uns zu tun haben. Die Wahrheit ist: Menschen haben ihre eigenen Gedanken, Stimmungen und Probleme. Nicht alles dreht sich um uns.

Selektive Wahrnehmung: der Tunnelblick für Negatives

Selektive Wahrnehmung bedeutet, dass wir aus der Vielzahl an Reizen, die täglich auf uns einströmen, nur bestimmte Informationen bewusst wahrnehmen – während andere ausgeblendet oder gar nicht registriert werden. Das ist ein völlig normaler, unbewusster Vorgang und hilft uns, im Alltag nicht von Reizüberflutung überwältigt zu werden.

Leider neigen wir allerdings dazu, vor allem das zu sehen, was unsere Ängste und negativen Glaubenssätze bestätigt. Wenn du tief in dir glaubst: »Ich bin nicht gut genug«, dann wirst du vor allem Situationen bemerken, die das zu bestätigen scheinen – und all die Gegenbeweise übersehen.

»Sollen«, »Müssen« und Generalisieren

»Ich sollte produktiver sein.« »Ich muss stark sein.« »Immer steh ich an der falschen Kasse.« Kennst du solche Sätze von dir? Was wäre, wenn du sie durch ein »Ich darf …« oder »Ich möchte …« ersetzt und »öfter« statt »immer« sagst?

• PRAKTISCHE ANREGUNG •

Beobachte dich in deinem Alltag und ertappe dich, wenn du diese Gedankenverzerrungen verwendest. Bewusstheit ist der erste Schritt zur Veränderung.

SÄULE 3 Gesund fühlen

Im vorherigen Kapitel ging es darum, wie deine Gedanken deine Wahrnehmung formen, welche Glaubenssätze dich unbewusst beeinflussen und welche Schutzstrategien du entwickelt hast, um mit Stress und Herausforderungen umzugehen. All das sind wichtige Bausteine, um dein Nervensystem bewusst zu steuern, die vor allem das Denken betreffen. Den berühmten Satz von Descartes, einem französischen Philosophen – »Ich denke, also bin ich« –, möchte ich gern um die Gefühle erweitern. Sie sind eine weitere wesentliche Instanz, die unserem Leben Lebendigkeit verleiht und die Richtung vorgibt.

Natürlich verteile ich die Instanzen in diesem Buch auf unterschiedliche Kapitel. Ich zeige dir fünf Säulen, auf denen ein ausgeglichenes Nervensystem basiert. In deinem Leben sind sie alle fünf zu einem Ganzen vereint. Du hast nie nur Gedanken, nie nur Gefühle und nie nur körperliche Symptome. Alles hängt zusammen und beeinflusst sich gegenseitig. In diesem Kapitel widmen wir uns also der emotionalen Ebene, der dritten Säule deiner Stabilität im Leben.

Empfindungen, Affekte, Gefühle, Emotionen

Wenn wir über unsere emotionale Ebene sprechen, gibt es eine Menge Begriffe, die gern im Zusammenhang mit Gefühlen genannt werden: Empfindungen, Affekte, Gefühle, Emotionen. Doch was ist eigentlich der Unterschied?

Eine Empfindung ist das, was du direkt in deinem Körper spürst. Das kann ein Kribbeln, ein Wärmeempfinden im Brustkorb oder ein kloßiges, enges Gefühl im Hals sein. Körperliche Empfindungen dienen dazu, Signale an dein Gehirn zu senden, die Informationen über deinen aktuellen körperlichen Zustand vermitteln. Zur Erinnerung: Diese körperlichen Signale werden als Interozeption bezeichnet – ein Konzept, das wir bereits im Zusammenhang mit der Polyvagal-Theorie behandelt haben (Seite 46 und 50).

Aus den Informationen, die der Körper über die interozeptiven Empfindungen an das Gehirn sendet, schlussfolgert es, ob der Körper sich in einem balancierten und sicheren Zustand befindet oder nicht. Daraus entstehen Affekte – auch Stimmungen genannt –, die aus zwei wesentlichen Merkmalen resultieren: Einerseits entstehen sie dadurch, wie angenehm oder unangenehm sich etwas anfühlt, wie zum Beispiel der angenehme Geschmack eines Nachtisches – auch *Valenz* genannt. Und andererseits daraus, wie ruhig oder unruhig wir uns damit fühlen – auch *Arousal* genannt.[54] Affekte sind somit weniger differenziert als Gefühle.

Die Begriffe Emotion und Gefühl werden in unserem täglichen Sprachgebrauch meist synonym verwendet, während in der klassischen Emotionsforschung oft eine Differenzierung stattfindet: So wird die Emotion oft als der körperlich wahrnehmbare Aspekt eines Gefühls beschrieben und somit als Gesamtheit aller auftretenden Körperempfindungen, während ein Gefühl der Interpretation dieser emotionalen Wahrnehmung entspricht.

Bei der Entstehung von Gefühlen wird den interozeptiven Wahrnehmungen somit Bedeutung zugewiesen. Ein Kribbeln im Bauch, verbunden mit einer schnellen Atmung und einem erhöhten Puls (zusammen Emotion), könnte beispielsweise die Interpretation hervorrufen, dass du dich aufgeregt fühlst (Gefühl), beispielsweise vor einer Prüfung.

Moderne Neurowissenschaftler, wie Lisa Feldman Barrett, gehen noch einen Schritt weiter. Sie sehen Emotionen nicht als festgelegte biologische Reaktionen, sondern als Konzepte, die unser Gehirn aktiv konstruiert. Mehr dazu erfährst du im übernächsten Abschnitt.

Wichtig zu wissen ist, dass die Interpretation der Ursache für körperliche Empfindungen nicht immer gleich ist – sie ist kontextabhängig. Das bedeutet, dass die Deutung einer Empfindung von den Umständen abhängt, unter denen sie auftritt. So kannst du beispielsweise ein flaues Gefühl im Magen haben, weil du Angst hast – oder genauso gut, weil du vor einem nahenden Auftritt positiv aufgeregt bist. Ein flaues Gefühl kann aber auch aufkommen, weil sich ein Infekt anbahnt.

Vielen Menschen ist nicht bewusst, dass sie nicht rein kognitiv entscheiden, dass sie beispielsweise traurig sind, sondern dass diesem Zustand eine körperliche Wahrnehmung zugrunde liegt. Wenn mir ein Patient sagt, dass er traurig ist, frage ich daher gern: »Woran merken Sie das?« Nicht selten sind Menschen überrascht von dieser Frage und müssen genauer nachfragen, was damit gemeint ist. Der Zugang zur körperlichen Ebene ist oft durch unser wenig artgerechtes Leben oder sogar durch einen funktionellen Freeze-Zustand verschüttet. Doch er darf freigegraben werden.

An dieser Stelle möchte ich betonen, dass das hohe Maß an »Funktionieren« in unserer Gesellschaft keineswegs ein Maß für Gesundheit ist. Häufig liegt ihm ein Verharren in bloßen Überlebensreaktionen zugrunde.

Die Theorie der Basisemotionen und der Universalität der Gefühle

Nach wie vor wird gelehrt, dass es sechs sogenannte Basisemotionen gibt, die kulturübergreifend auftreten. Besonders bekannt wurde dieses Modell durch den Psychologen Paul Ekman, der in zahlreichen Studien zeigen konnte, dass bestimmte Gesichtsausdrücke für Emotionen weltweit gleich erkannt und gezeigt werden. Da sich diese Emotionen in allen Kulturen auf ähnliche Weise äußern und selbst ohne Worte verstanden werden, nahm Ekman an, dass sie tief in uns evolutionär verankert sind. Sie galten als universelle Ausdrucksformen unseres emotionalen Erlebens.[55] Es handelt sich hierbei um folgende Emotionen:

- **Freude:** das Gefühl von Wohlbefinden, Zufriedenheit und Glück
- **Traurigkeit:** eine Reaktion auf Verlust oder Enttäuschung
- **Angst:** das Warnsignal bei Bedrohung oder Gefahr
- **Wut:** eine kraftvolle Emotion, die Grenzen schützt
- **Ekel:** eine Schutzreaktion vor schädlichen oder unangenehmen Dingen
- **Überraschung:** eine spontane Reaktion auf das Unerwartete

Komplexere Gefühle, wie Scham, Schuld, Neid, Dankbarkeit oder Bewunderung entstehen nach dieser Auffassung erst im Laufe unseres Lebens. Führende Neurowissenschaftler stehen dieser lange Zeit weit verbreiteten Theorie der universellen Gefühle allerdings kritisch gegenüber. Die hier mehrfach zitierte renommierte Neurowissenschaftlerin Lisa Feldman Barrett führte mit ihrem Team weltweit Studien durch, in denen Menschen Fotos mit typischen Gesichtsausdrücken sogenannter Basisemotionen gezeigt wurden.

Die Aufgabe der Teilnehmenden war es, diese Gesichtsausdrücke den passenden emotionalen Zuständen zuzuordnen. Interessant war: Wurden keine vorgegebenen Antwortmöglichkeiten zur Auswahl gestellt, wie es in früheren Studien häufig der Fall war, lagen die Teilnehmenden in der Mehrzahl der Fälle mit ihrer Zuordnung daneben.[56] Gleichzeitig konnte in der Forschung an Kleinkindern gezeigt werden, dass auch das Verstehen von Basisemotionen nicht von Geburt an automatisch vorhanden war, sondern durch die Umwelt erlernt wurde.[57] Jedes Mal, wenn ein Kind weint und die Bezugsperson einem zusehenden Kind mitteilt: »Schau mal, Lena ist gerade traurig«, sorgt sie dafür, dass das Kind etwas über die Bedeutung und den körperlichen Ausdruck von Emotionen lernt. Gerade unsere Sprache, mit der wir eine Vielzahl an Differenzierungen vornehmen können, ist an dieser Stelle unglaublich machtvoll.

Konstruierte Emotionen: wie unser Gehirn Gefühle erschafft

Viele Menschen denken, ihre Gefühle würden ausschließlich durch das, was im Außen passiert, »getriggert«. Ganz nach dem Motto: »Wenn ich wütend werde, weil mein Kind ein Glas umgeschmissen hat, dann ist mein Kind schuld daran.« Einerseits ist es natürlich verlockend, die Verantwortung für die eigenen Gefühle auf jemand anderen zu projizieren, andererseits würde das aber bedeuten, dass man selbst wenig Einfluss auf den eigenen emotionalen Zustand hat. Dem ist glücklicherweise nicht so.

Das Aufkommen und Erleben von emotionalen Zuständen ist höchst individuell. Selbst innerhalb einer Person kann sich Wut in unterschiedlichen Situationen anders im Körper anfühlen und auf unterschiedliche Weise zum Ausdruck kommen. In der einen Situation wird laut geschrien und heftig gestikuliert, während man sich in einer anderen eher mit rotem Kopf zurückzieht. Unser Gehirn funktioniert nicht wie ein Archiv, in dem bestimmte Emotionen einfach abgespeichert und bei Bedarf »abgerufen« werden. Stattdessen ist es ständig aktiv und versucht vorherzusagen, was gerade in uns und um uns herum passiert – und wie wir am besten darauf reagieren sollten.

Diese Vorhersagen entstehen auf Grundlage unserer früheren Erfahrungen, erlernten Konzepten, unserer aktuellen Körperempfindungen und dem Kontext, in dem wir uns gerade befinden. Von Konzepten hast du in Kapitel 2, Seite 36, bereits gehört. Nach Lisa Feldman Barrett, der Begründerin der Theorie der konstruierten Emotionen, können wir beispielsweise Trauer nur empfinden, wenn wir auch ein Konzept für Trauer in uns tragen, das uns innerhalb unserer Kultur beigebracht wurde. Ein solches Konzept umfasst zum Beispiel typische Körperempfindungen wie Enge in der Brust, das Gefühl von Schwere oder Tränenfluss – verknüpft mit der Erfahrung von Verlust und kulturellen Bedeutungen, wie wir Trauer zeigen oder erleben »dürfen«. Wir kommen damit also nicht einfach schon so auf die Welt.

Wenn wir etwas erleben, speichert das Gehirn dabei nicht nur die Erlebnisse selbst, sondern auch, wie sie sich im Körper anfühlen – also ob sie beispielsweise mit einem beklemmenden Gefühl in der Brust oder einem Kloß im Hals verbunden sind. Alte Körpererinnerungen dieser Art können dann mitbestimmen, wie wir eine heutige, ähnliche Situation wahrnehmen und erleben – oft ganz unbewusst. Um es bildlich zu machen: Dein Herz klopft und du fühlst ein Beklemmungsgefühl auch deshalb, weil du dich damals, in einer ähnlichen Situation, genauso gefühlt hast. So werden Emotionen nicht einfach nur durch Äußeres getriggert, sondern aktiv erzeugt und konstruiert.

Stell dir mal vor, wie am Morgen unzählige Eindrücke aus dem Inneren und der Umgebung zusammenströmen: das Licht der aufgehenden Sonne, das Rufen oder Weinen der Kinder, die Kälte der Fliesen unter deinen Füßen, der Geruch von Kaffee. Gleichzeitig könnten ein Ziehen im Bauch, Druck hinter den Augen oder Schulterschmerzen spürbar sein. Vielleicht taucht ein Gedanke an ein bevorstehendes Meeting auf. All diese Reize – körperlich, emotional, gedanklich – werden im Abgleich mit früheren Erfahrungen verarbeitet. Das Gehirn filtert blitzschnell, was in diesem Moment wichtig ist, und blendet anderes aus. So entsteht deine ganz persönliche Realität. Mehrere Menschen könnten denselben Morgen erleben – und dennoch mit völlig unterschiedlicher Stimmung in den Tag starten.

Diese Erkenntnis kann befreiend sein – denn sie zeigt, dass Gefühle veränderbar sind. Wir sind ihnen nicht einfach ausgeliefert. Das Gehirn gestaltet unser emotionales Erleben aktiv mit und es ist lebenslang möglich, an den verinnerlichten Konzepten zu arbeiten und neue Erfahrungen zu integrieren. Das bedeutet nicht, dass dieser Prozess immer leicht ist – oder schnell. Aber er ist möglich.

Gleichzeitig wird deutlich: Nicht alle starten mit den gleichen Voraussetzungen. Manche Menschen beginnen mit fruchtbarem Boden, andere mit steiniger Erde. Wer wenig Co-Regulation erfahren hat, in unsicheren Beziehungen lebte oder nie gelernt hat, wie ein gesunder Umgang mit Gefühlen aussieht, dessen Gehirn trifft Vorhersagen auf Basis dieser frühen Erfahrungen. Die Emotionen entstehen dann aus eher unsicheren Mustern heraus – und Veränderung braucht mehr Zeit, Geduld und oft auch Unterstützung.

Gerade bei traumatischen Erfahrungen kann der Zugang zu Gefühlen erschwert sein. Die Gegenwart wird dann immer wieder von der Vergangenheit überlagert. In solchen Fällen ist eine traumasensible, fachlich fundierte Begleitung sehr empfehlenswert.

Wozu Gefühle gut sind

Unsere Gefühle sind wie ein inneres Navigationssystem. Sie helfen uns dabei, uns in der Welt zurechtzufinden, Gefahren zu erkennen, Beziehungen zu gestalten und unsere Bedürfnisse zu verstehen. Ohne Emotionen wären wir recht orientierungslos.

- **Angst** warnt uns vor potenziellen Bedrohungen. Ohne sie wären wir unvorsichtig und würden riskante Entscheidungen treffen.
- **Wut** gibt uns die Energie, uns abzugrenzen oder für unsere Werte einzustehen. Sie hilft uns, uns zu behaupten und Ungerechtigkeiten zu erkennen.
- **Trauer** ermöglicht es uns, Verluste zu verarbeiten und uns neu zu orientieren. Sie zeigt uns, was uns wirklich wichtig ist, und hilft uns, loszulassen.
- **Freude** motiviert uns, bestimmte Erfahrungen zu wiederholen. Sie zeigt uns, was unser Leben bereichert und was uns stärkt.
- **Ekel** schützt uns vor gesundheitsschädlichen Substanzen oder sozialen Verhaltensweisen, die uns schaden könnten.
- **Scham und Schuld** sind soziale Emotionen, die unser Verhalten regulieren und uns helfen, Teil einer Gemeinschaft zu bleiben, indem wir uns gemeinschaftskonform verhalten.

Diese Emotionen tauchen also nicht zufällig auf – sie sind Botschaften unseres Körpers. Gefühle verbinden uns mit anderen. Sie sind also nicht nur für uns selbst wichtig, sondern auch für unser soziales Leben. Sie helfen uns, mit anderen Menschen in Verbindung zu treten. Wenn wir uns freuen, teilen wir diese Freude gern mit anderen. Wenn wir traurig sind, suchen wir Trost. Und auch Empathie – also das Mitfühlen mit anderen – ist nur möglich, weil wir selbst Emotionen haben. Ohne Gefühle wären Beziehungen oberflächlich, Konflikte blieben ungelöst und Nähe wäre kaum möglich.

Fazit: Emotionen sind ein Schlüssel zu einem erfüllten Leben. So verwirrend sie manchmal sein mögen, sie sind nicht unser Feind – sie sind unser innerer Kompass. Sie zeigen uns, was wir brauchen, helfen uns, unsere Grenzen zu erkennen, bringen uns mit anderen in Verbindung und treiben uns an, unser Leben bewusst zu gestalten. Anstatt sie zu unterdrücken oder zu bekämpfen, lohnt es sich, ihnen mit Neugier zu begegnen und sich immer wieder zu fragen: Was will mir dieses Gefühl sagen? Was brauche ich gerade? Wer lernt, seine Emotionen zu verstehen und gesund mit ihnen umzugehen, findet eindeutig mehr Lebensfreude.

Maladaptive versus adaptive Gefühlsregulation

Wie wir mit unseren Gefühlen umgehen, macht einen großen Unterschied – nicht nur für unser inneres Erleben, sondern auch für unsere körperliche und psychische Gesundheit. In der Psychologie spricht man hier von *adaptiver* und *maladaptiver Gefühlsregulation*. Maladaptiv wird sie dann, wenn Gefühle dauerhaft unterdrückt, verdrängt oder kompensiert werden – zum Beispiel durch Alkohol, Essen, Medikamente, exzessive Arbeit oder ständiges Scrollen am Handy. Diese Strategien helfen kurzfristig, lenken ab oder betäuben. Aber sie lösen das eigentliche Problem nicht, auf das uns Gefühle aufmerksam machen wollen – im Gegenteil: Auf Dauer können sie krank machen.

Adaptiv ist ein Umgang, der Gefühle bewusst wahrnimmt, anerkennt und ihnen in einem gesunden Rahmen Ausdruck verleiht. Es bedeutet nicht, Ärger ungefiltert herauszuschreien, aber sehr wohl zu spüren, dass da Wut ist, zu verstehen, was sie sagen will, und entsprechend zu handeln. Zum Beispiel, indem klar kommuniziert wird: »Ich wünsche mir, dass du in einem anderen Ton mit mir sprichst.«

Auch das zeitweise Zurückstellen von Gefühlen kann gesund sein – etwa in Situationen, in denen gerade keine Selbstreflexion möglich ist. Wer im Auto sitzt oder in einem stressigen Meeting steckt, muss nicht sofort in die Tiefe gehen. Hier kann es hilfreich sein, sich innerlich zu sagen: »Später schaue ich da in Ruhe hin.« Ein bisschen Ablenkung, Atemübungen, Singen oder Bewegung können in solchen Momenten helfen, die Spitze der Emotion abzufangen, ohne sie zu verdrängen. Wichtig ist, dass Ablenkung nicht zur dauerhaften Strategie wird. Gefühle wollen wahrgenommen werden – aber idealerweise dann, wenn das System stabil genug ist, sie auszuhalten. Deshalb ist es so wertvoll, im Alltag regelmäßig mit den eigenen Emotionen in Kontakt zu kommen – nicht erst, wenn sie uns überwältigen. Hilfreich kann dabei auch der Austausch mit einem vertrauten Menschen sein oder das Aufschreiben der eigenen Gedanken und Gefühle.

Manchmal zeigt sich, dass nicht das einzelne Gefühl das Problem ist, sondern das dahinterliegende Muster. Wer sich ständig in Ärger oder Groll verliert – wie der berühmte Nachbar, der ständig Streit am Gartenzaun kreiert –, braucht nicht noch mehr Gefühl, sondern mehr Klarheit über die Brille, durch die er die Welt sieht. Denn wie wir inzwischen wissen: Unsere emotionale Realität entsteht nicht im Moment allein, sondern wird stark von früheren Erfahrungen geprägt. Und genau diese gilt es dann zu hinterfragen.

• PRAKTISCHE ANREGUNG •

Mach dir einmal bewusst, welche maladaptiven Strategien du im Alltag für deine Gefühlsregulation nutzt. Vielleicht musst du dich dazu auch selbst eine Zeit lang im Alltag beobachten und dir Notizen dazu machen. Stell dir beispielsweise die Frage: »Trinke ich das Glas Wein jetzt aus reinem Genuss oder doch, weil ich mich von der inneren Anspannung befreien möchte, die ich gerade innerlich verspüre?«

Nutze deine Achtsamkeit und lass zukünftig einen Raum zwischen Reiz und Reaktion entstehen, in dem es möglich wird, eine bewusste, gesunde Entscheidung zu treffen.

Gefühlsgranularität entwickeln

Menschen unterscheiden sich darin, wie fein sie ihre Gefühle wahrnehmen und benennen können. Wer nur grob zwischen »gut« oder »schlecht« unterscheidet, wird anders mit Emotionen umgehen als jemand, der klar benennen kann: »Ich bin enttäuscht/verletzt/frustriert/traurig.« In einer Studie zu Wut konnte hierzu beispielsweise mittels eines Tagebuchs herausgefunden werden, dass sich Probanden, die ihre Wut genauer betrachteten und benannten, nicht so leicht provozieren ließen. Sie waren weniger aggressiv als die anderen.[58]

Diese Fähigkeit, Gefühle differenziert wahrzunehmen und sprachlich zu erfassen, nennt man Gefühlsgranularität. Je feiner diese innere Unterscheidung ist, desto besser gelingt

AUS DEM LEBEN

Als meine Tochter und ich beschlossen, gemeinsam Reitunterricht zu nehmen, sagte sie mir kurz davor, dass sie Angst habe. Ich fragte sie direkt: »Woran merkst du das?«

Sie antwortete: »Ich spüre so ein Kribbeln im Bauch.«

Da wir schon häufig zusammen geritten waren, vermutete ich, dass es sich nicht ausschließlich um Angst handelte, sondern auch eine freudige Aufregung mit im Spiel war. Also sagte ich zu ihr: »Ich spüre auch so ein Kribbeln im Bauch. Es ist eine neue Situation und wir kennen die Lehrerin und die Pferde noch nicht. Ich glaube aber, das ist nicht nur Angst, sondern auch Vorfreude. Ich bin einfach freudig aufgeregt. Könnte das auch bei dir so sein?«

Ihr Blick veränderte sich sofort und sie rief mit leuchtenden Augen: »Ja!«

Meine Unterstützung, ihre Körperwahrnehmung in einen neuen, differenzierteren Zusammenhang zu bringen, hatte ihr geholfen. So entwickeln wir – bei uns selbst und bei unseren Kindern – Stück für Stück mehr Gefühlsgranularität.

es, gezielt und angemessen auf Emotionen zu reagieren – anstatt zu überreagieren oder zu verdrängen. Studien zeigen: Menschen mit hoher Gefühlsgranularität sind psychisch stabiler, regulieren sich besser und treffen klarere Entscheidungen.[59]

In diesem Zusammenhang ist wichtig zu wissen, dass manche Emotionen vordergründig sein können, um andere Gefühle zu überdecken – wir sprechen hier auch von überlagerten Emotionen. Es kann zum Beispiel sein, dass jemand vor allem seine Wut auf eine bestimmte Situation wahrnimmt, aber darunter beispielsweise Scham verdeckt liegt. Die Wut dient hier als Schutzmechanismus, um die tieferliegende, verletzlichere Emotion der Scham nicht spüren oder zeigen zu müssen. Auch hierauf dürfen wir achten.

Der Gesund-Fühlen-Prozess

Der Ausdruck »Emotion« stammt aus dem Lateinischen. Er leitet sich vom Verb *emovere* ab, das sich aus *e-* (»heraus«) und *movere* (»bewegen«) zusammensetzt. Wörtlich bedeutet es also »herausbewegen« oder »in Bewegung setzen«. Und genau diesen Prozess des Herausbewegens dürfen wir uns zunutze machen, wenn wir gesund mit unseren Emotionen in Kontakt gehen. Statt sie zu leugnen und zurückzudrängen, dürfen wir üben, sie bejahend anzunehmen und zu spüren, um so auch die Erfahrung zu machen, dass die unangenehme Komponente eines Gefühls letztlich Körperempfindungen sind. Sie fühlen sich möglicherweise nicht gut an, aber sie bringen uns auch nicht um. Auch wenn es sich inmitten einer Panikattacke so anfühlen mag.

In einem solchen Prozess kannst du üben, immer spezifischer zu benennen, was gerade los ist. Du erweiterst so deine Gefühlsgranularität. Je nachdem, welchen Zugang du schon zu deinen Gefühlen hast, kann dir diese Übung leicht oder schwer fallen. Achte auf dich und überfordere dich nicht. Wenn du zu Beginn nur eine Minute für diese Übung aufbringen kannst, dann höre auf dich. Wenn du ins kalte Wasser gehst, wirst du wahrscheinlich auch erst mal nur einen Zeh hineinhalten, anstatt sofort hineinzuspringen. Hilfreich für den Ausgleich des Nervensystems ist nur, überhaupt etwas zu tun. Hilfreich kann auch das Führen eines Emotionstagebuchs sein, in dem du alle Gefühle, die im Laufe des Tages aufkommen, notierst. Auf den Seiten 232 und 233 findest du Listen mit Gefühlen, die dich dazu anregen können, dein emotionales Vokabular zu erweitern.

• PRAKTISCHE ANREGUNG •

Um zu üben, in Kontakt mit deinen Gefühlen zu gehen, empfehle ich dir, dir zu Beginn etwas Zeit zu nehmen. Starte mit ein paar Minuten, in denen du einfach nur wahrnimmst, welche Empfindungen du gerade in deinem Körper spürst. Vielleicht ist da ein Engegefühl in der Brust oder ein Wärmeempfinden im Magen. Vielleicht nimmst du auch unterschiedliche Empfindungen wahr und entscheidest dich, mit der dominantesten Empfindung mitzugehen. Spüre sie einfach und sage dir: »Ja, so ist das gerade!« Denn häufig, wenn schwierige Empfindungen auftauchen, möchten wir sie einfach so schnell wie möglich loswerden. Mit der Erlaubnis, dass sie da sein dürfen, machen wir es uns leichter.

Nimm nun auch wahr, ob du insgesamt eine angenehme oder unangenehme Stimmung hast, und spüre, ob ein vorherrschendes Gefühl da ist. Vielleicht kommt mit der Emotion auch eine Farbe oder ein inneres Bild auf. Ich erinnere mich an eine Sitzung mit einer Patientin, die innerlich eine »Platte« wahrnahm, die sich zwischen Brustkorb und Bauchraum schob. Sie konnte in einen inneren Dialog mit dieser Platte treten und fragen, wozu diese da ist. Sie sagte etwas wie: »Wenn du anfängst, mehr auf dich zu achten und dich auszuruhen, dann kann ich auch weggehen. Du musst häufiger Nein sagen.«

Du kannst dich auch – mit oder ohne inneres Bild – fragen: »Lieber Körper, was brauchst du gerade?« Die Antworten, die dann aus deinem Inneren aufsteigen, sind oft andere als die, die kognitiv im Kopf entstehen.

Ziel ist es, dass du irgendwann so einen guten Zugang zu dir selbst hast, dass du diese Übung ganz einfach in deinen Alltag integrieren kannst – ganz automatisch. Zum Beispiel, wenn du gerade auf der Toilette sitzt oder an der Kasse wartest: Immer spürst du mal kurz nach, wie es gerade in deinem Inneren aussieht.

Ein Wort an die Menschen, die ein Trauma erlebt oder eine Angststörung entwickelt haben: Es könnte sein, dass diese Übung allein zu Hause nicht das Richtige für dich ist und dich überfordert. Besonders Menschen mit einer Angsterkrankung können dazu neigen, ständig in ihren Körper hineinzuhorchen und ein Zuviel an Körpersignalen wahrzunehmen. Dies kann in eine Sorge münden, schwerwiegende Erkrankungen zu haben. Wenn das auf dich zutrifft, solltest du sehr achtsam mit dieser Übung umgehen und dich von einem traumasensiblen Therapeuten oder einer traumasensiblen Therapeutin begleiten lassen. Wie immer ist nicht alles in jeder Situation hilfreich.

Positive Gefühle kultivieren

Oft konzentrieren wir uns darauf, mit schwierigen Gefühlen wie Angst, Wut oder Traurigkeit besser umzugehen – und das ist zweifellos extrem wichtig. Doch ebenso bedeutend für ein gestärktes Nervensystem und unser allgemeines Wohlbefinden ist es, aktiv positive Gefühle zu fördern. Eine Studie aus dem Jahr 2024 konnte in diesem Kontext zeigen, dass die gezielte Förderung positiver Affekte zu einer stärkeren Verbesserung des Befindens führte als die reine Beeinflussung der negativen Affekte.[60]

Während unser Gehirn evolutionär darauf programmiert ist, Bedrohungen und negative Erfahrungen besonders stark zu gewichten (ein Überlebensmechanismus, der als *Negativitätsbias* bekannt ist), sollten wir also durch eine bewusste Praxis auch unsere Fähigkeit stärken, Freude, Dankbarkeit, Liebe und Zufriedenheit intensiver wahrzunehmen. Genau hier setzt die Positive Psychologie an.

Dieser relativ junge Forschungszweig der Psychologie, begründet von Martin Seligman, erforscht nicht nur, wie psychische Leiden gelindert werden können, sondern auch, welche Faktoren Menschen dabei helfen, aufzublühen. Er zeigt, dass Glück und Wohlbefinden nicht einfach nur zufällige Nebeneffekte eines guten Lebens sind, sondern aktiv gefördert werden können.

Eine wirkungsvolle Methode ist dabei eine Dankbarkeitspraxis: Schon das tägliche Aufschreiben von Dingen, für die man dankbar ist, kann langfristig das Gehirn darauf trainieren, mehr Positives im Alltag wahrzunehmen. Hierbei hilft es allerdings nicht, diese potenziellen Momente einfach runterzurattern. Es geht darum, die Dankbarkeit wirklich zu spüren. Wenn du, wie ich, nicht immer Lust hast zu schreiben, kannst du dir auch einfach regelmäßig vor dem Schlafengehen innerlich die Situationen vors geistige Auge rufen, die heute gut waren. Bei mir bekommen an dieser Stelle Situationen Raum, in denen mir meine Kinder etwas Schönes gesagt haben – oder auch Erfolgserlebnisse und schöne Gespräche mit Patienten. In meiner Familie ist es außerdem zum Ritual geworden, dass wir während des Abendessens darüber sprechen, was es heute für schöne Glitzermomente gegeben hat. Mein Sohn schießt dann meist als Erster – wie in der Schule – mit dem Finger in die Luft und sprudelt mittlerweile nur so vor schönen Erlebnissen seines Tages. Wichtig finde ich dabei allerdings, dass auch die schwierigen Momente des Tages in diesem Gespräch Platz haben und Mitgefühl und Verständnis bekommen.

• PRAKTISCHE ANREGUNG •

Die Metta-Meditation, auch bekannt als Meditation der liebevollen Güte, ist eine kraftvolle Praxis, bei der wir positive Wünsche für uns selbst und andere aussprechen. Ursprünglich stammt sie aus der buddhistischen Tradition und wird oft verwendet, um Mitgefühl und Liebe zu kultivieren. Die Praxis beginnt mit Sätzen der Liebe und des Wohlwollens, die sich zuerst an uns selbst richten. Dann erweitern wir diese Wünsche, indem wir sie auf andere ausdehnen – zunächst auf Menschen, die wir lieben, und schließlich auch auf jene, mit denen es gerade schwieriger ist.

Für mich hat sich die Metta-Meditation zu einem besonderen Ritual entwickelt. Sie begleitet mich schon seit einigen Jahren. Abends, bevor meine Tochter einschläft, sprechen wir gemeinsam die Worte:

»Mögest du glücklich sein,
mögest du gesund sein,
mögest du in Liebe und Leichtigkeit durchs Leben gehen,
mögest du dich sicher und geborgen fühlen.«

Meine Tochter ergänzte diese Sätze um: »Mögest du freundlich zu dir selbst sein.«

Nach jedem Satz nehmen wir einen tiefen Atemzug und atmen dann langsam und laut seufzend aus. Dabei müssen wir meist etwas kichern.

Für mich ist dies eine wunderschöne Möglichkeit, den Tag achtsam abzuschließen und mit positiven Gefühlen der Verbundenheit in den Abend zu gehen. Das Nervensystem entspannt dabei spürbar.

Auch Humor ist ein wahrer Gesundheitsbooster. Ehrliches Lachen entspannt nicht nur die Gesichtsmuskulatur, sondern wirkt bis tief in den Körper hinein. Es senkt den Stresspegel, fördert die Ausschüttung positiver Botenstoffe und hilft, auch schwierige Situationen mit mehr Leichtigkeit zu betrachten. Um den Lachmuskeln auf die Sprünge zu helfen, lohnt ein Besuch auf einer der zahllosen Social-Media-Seiten oder einem der Youtube-Kanälen mit Comedy oder witzigen Videos.

Wut und Scham: zwei der intensivsten Gefühle

Scham und Wut können große Kraft entfalten, die sich auch zerstörerisch auswirken können, wenn sie nicht auf eine gesunde Weise zum Ausdruck gebracht werden. Scham ist eines der mächtigsten und schwersten Gefühle, das wir Menschen empfinden können. Hierbei sollte allerdings zwischen gesunder und ungesunder Scham unterschieden werden. Während uns gesunde, situationsbezogene Scham dabei hilft, uns in einer Gemeinschaft zurechtzufinden und Bindungen aufrechtzuerhalten, wird sie dann toxisch, wenn sie chronisch und tief verankert ist oder beispielsweise bewusst als Erziehungsmaßnahme eingesetzt wird.

Gesunde Scham sorgt dafür, dass wir uns nicht zügellos verhalten, einfach in der Öffentlichkeit rülpsen, furzen oder nackt zur Arbeit erscheinen. Wenn Lehrer Schüler jedoch vor versammelter Klasse bloßstellen, weil sie ihre Hausaufgaben nicht gemacht haben, oder, wie ich es aus dem Klinikalltag kenne, Oberärzte ihre Assistenzärzte in der Frühbesprechung vor dem gesamten Team abschätzig zurechtweisen, dann ist eine ungesunde Scham die Folge. Die Betroffenen wurden beschämt. In so einem Fall flüstert uns die Scham laut Schamforscherin Brené Brown häufig ein: »Ich *bin* falsch.«[61] Sie erzeugt nicht selten das Gefühl, in unserer Ganzheit nicht richtig zu sein – nicht, weil wir etwas getan haben, sondern weil wir so sind, wie wir sind.

Für unser Nervensystem bedeutet Scham einen enormen Stressor. Denn Scham geht fast immer mit der Angst einher, aus der Gemeinschaft ausgeschlossen zu werden. Sie aktiviert daher starke Rückzugsimpulse – wir wollen uns verstecken, werden rot, senken den Blick, verspüren das Bedürfnis zu fliehen oder »im Boden zu versinken«. Scham ist dabei ein besonders schmerzhaftes Gefühl, das im Nervensystem dieselben Reaktionen auslöst wie körperlicher Schmerz – was die enorme Wirkkraft dieser Emotion nochmals unterstreicht.[62]

Wenn wir an Wut denken, haben wir oft das Bild eines Menschen vor Augen, der seine Gefühle lautstark nach außen trägt, schreit und vielleicht mit der Faust auf den Tisch haut. Doch Wut ist nicht immer nach außen gerichtet, sondern wird auch häufig nach innen kanalisiert. Wie wir unsere Gefühle empfinden und ausdrücken, hängt in hohem Maße von unserer Sozialisation ab. Gerade Frauen lernen in unserer Gesellschaft oft, lieb und angepasst zu sein. Wut gehört dabei nicht zu den Gefühlen, die gesellschaftlich gern gesehen sind. Doch unterdrückte Wut – und die damit verbundene, anhaltende Stressreaktion im Körper – kann zum Nährboden für Erkrankungen werden.

Wut ist wie ein innerer Gartenzaun: Sie markiert, wo das eigene Territorium beginnt und wo andere enden. Sie macht spürbar, wenn eine Grenze verletzt wird. Es geht nicht darum, diesen Zaun mit Kanonen zu verteidigen oder ihn meterhoch zu bauen. Sondern darum, mit einer festen, klaren Haltung an diesem Zaun stehen und sagen zu können: »Bis hierhin – und nicht weiter.«

Jeder Mensch trägt Erlebnisse in sich, in denen Grenzen überschritten wurden und Wut noch Heilung sucht. Manche dieser Erlebnisse können einem sehr bewusst und oft präsent sein, andere sitzen im Verborgenen.

• PRAKTISCHE ANREGUNG •

Vielleicht magst du an dieser Stelle einmal innehalten und dich selbst fragen: Wofür empfindest du Scham? Und gab es früher schon einmal eine Scham in deinem Leben, die du überwinden konntest? Wie konnte das gelingen?

Und wie sieht es mit der Wut aus? Wie bist du in deiner Kindheit mit dem Gefühl in Kontakt gekommen? Durftest du wütend sein? Wurde deine Wut gesehen, gehört – bestenfalls sogar begleitet? Oder hast du früh gelernt, dass sie nicht willkommen ist und du sie besser herunterschlucken solltest?

AUS DEM LEBEN

Nach dem Tod meiner Mutter war zunächst Scham lange meine stille Begleiterin. Obwohl heute mehr Menschen offen über psychische Belastungen sprechen, ist das Stigma noch nicht verschwunden. Ich fürchtete damals, reduziert zu werden auf »die mit der Mutter, die sich umgebracht hat«.

Der erste Schritt war, diese Scham überhaupt zu erkennen. Ich begann zu hinterfragen, ob die Urteile, vor denen ich mich fürchtete, wirklich etwas mit meinem Wert zu tun hatten. Es gibt Menschen, die nur bleiben, solange alles strahlend aussieht. Aber es gibt genauso die anderen – die bleiben, wenn es schwierig wird. Auf sie richtete ich meinen Blick. Statt zu schweigen, fing ich an zu erzählen. Erst im geschützten Rahmen, dann auch öffentlich. Jede Erfahrung von echter Empathie – auch mir selbst gegenüber – war wie ein kleiner Sieg über die Scham.

Daraus lernte ich: Scham wächst im Verborgenen. Doch wenn wir sie ans Licht holen, verliert sie ihre Macht. Das Buch *Verletzlichkeit macht stark* von Brené Brown hat mich in dieser Zeit sehr unterstützt.

Und auch mit Wut hat mich diese Lebensphase in Kontakt gebracht. Einige Zeit nach dem Tod meiner Mutter war ich mit meiner Familie auf der Nordseeinsel Langeoog. Hier nahm ich mir bewusst Zeit, um alle Gefühle – von denen das vorherrschende Gefühl Wut war – kommen zu lassen, die mit dem Erlebten verbunden waren. Die frische Luft, Musik und die menschenleere Weite halfen mir dabei.

Diese Wut ließ ich während der Zeit auf der Insel in mir aufkommen und brachte sie zum Ausdruck. Ich folgte dabei einfach den Impulsen meines Körpers. Mal rannte ich kurz, um die Emotion zu kanalisieren, dann drückte ich fest gegen einen Baum und tönte laut. Oder ich ging tief in die Hocke und wippte etwas hin und her, damit sich Spannungen in meinem Becken lösten. Zwischendurch saß ich auch einfach nur da.

Was gesagt werden musste, wurde gesagt. Jede Bewegung, die zum Ausdruck kommen wollte, kam zum Ausdruck. Danach fühlte ich mich, als wäre ich Tonnen leichter.

• PRAKTISCHE ANREGUNG •

Mit dieser Anregung kannst du in fünf Schritten Wut ausdrücken – ohne dich oder andere zu verletzen.

1. **Raum schaffen:** Wähle einen Ort, an dem du ungestört bist – draußen oder zu Hause. Wenn es dir hilft, leg Musik auf, die dich emotional erreicht.
2. **Wut zulassen:** Erlaube dir, die Wut zu fühlen. Sie muss nicht logisch oder »berechtigt« sein – sie darf einfach da sein.
3. **Worte finden:** Sprich laut aus, was gesagt werden will. »Stopp!«, »Ich bin wütend!«, »Du hast mir wehgetan!« oder was auch immer in dir aufkommt. Auch das Tönen eines lauten »Ahhhhh« oder »Uhhhh« kann helfen.
4. **Bewegung nutzen:** Spüre in deinen Körper hinein. Welche Bewegung hätte dir in der Situation, die dich bis heute wütend macht, geholfen? Ein Wegdrücken? Ein Stampfen? Ein ausgestreckter Arm? Mach diese Bewegungen jetzt – bewusst, präsent und langsam.
5. **Nachspüren:** Wenn sich die Energie gelöst hat, bleib noch einen Moment bei dir. Atme tief. Vielleicht spürst du Erleichterung, Weichheit, Klarheit. Gib dem nach.

SÄULE 4 Körperarbeit

Unser Nervensystem ist ein empfindendes, fühlendes und bewegtes Ganzes. Es verbindet Organe, Muskeln, Haut, Faszien, Gelenke und Sinnesrezeptoren miteinander.

Bewegung, Atmung, Berührung, Muskelanspannung und -entspannung, Vibrationen, Dehnungen oder auch feine Wahrnehmungen über die Haut und die Gelenke – all das sind Signale, die dem Gehirn sagen können: »Ich bin sicher.« Oder eben auch das Gegenteil. Wenn unser Körper dauerhaft verspannt ist, der Atem flach bleibt oder der Brustkorb sich wie blockiert anfühlt – alles typische körperliche Stresssignale –, dann sendet das Nervensystem Bottom-up-Signale von Alarm. Deshalb ist es so wichtig, den Körper auf dem Weg zu einem gesunden Nervensystem miteinzubeziehen.

Körperarbeit bedeutet, ihn wieder als sicheres Zuhause zu erleben. Es bedeutet nicht, sportliche Höchstleistungen zu vollbringen, sondern ganz im Gegenteil: durch sanfte, bewusste, achtsame Bewegung und Wahrnehmung wieder in Kontakt mit ihm zu kommen. Es bedeutet, die angehäufte Stressenergie und Spannung zu entlasten – ganz so, als würdest du aus einem vollen, schweren Sack langsam den Sand abfließen lassen.

In den folgenden Übungen geht es nicht um schnelle Beruhigung, sondern um die tiefergehende Arbeit mit den Spuren, die chronischer Stress im Körper hinterlassen hat. Zu Beginn liegt der Fokus auf der inneren und äußeren Wahrnehmung – also deiner Neurozeption. Danach folgen Übungen, die gezielt sehr langsame Bewegung miteinbeziehen.

Diese Übungen sind exemplarisch, um das Prinzip dieser Arbeit zu verstehen. Es gibt aber keine Bedienungsanleitung dafür, was genau dein Nervensystem braucht. Nutze dies daher als ein Grundrezept, aus dem du deine eigene Rezeptur herstellst, die zu dir passt.

Zu meinem Sohn, der Ukulele spielt, sage ich immer: »Lieber jeden Tag fünf bis zehn Minuten üben als einmal die Woche eine Stunde.« Und genauso ist es auch hier: kleine Einheiten, dafür kontinuierlich. So kann sich dein System langsam umstellen und in neue Bahnen kommen.

ERSTE HILFE BEI AKUTEM STRESS

Manchmal ist es nun einmal so, dass wir akut in heftigen Stress geraten sind und es nötig wird, dass wir uns schnell wieder beruhigen können. Gerade, wenn unser Nervensystem noch nicht so viel Kapazität hat, ist es hilfreich, Ressourcen zu haben, mit denen wir das Nervensystem schnell runterfahren lassen können. Genau dafür findest du hier ein paar schnelle Maßnahmen bei akutem Stress, die dir helfen können, die Stressenergie zu lockern und den ventralen Vagus zu aktivieren:

- **Körper abklopfen:** Beginne an deinen Schultern und klopfe sanft den gesamten Körper bis zu den Füßen ab. Das hilft dir, dich wieder zu spüren.
- **Summen oder singen:** Die sanfte Vibration deiner Stimme aktiviert den Vagusnerv und kann beruhigend wirken.
- **Langsames Ausatmen:** Zähle beim Ausatmen bis sechs oder sieben. Die verlängerte Ausatmung aktiviert den Parasympathikus.
- **Nutzen der Sinne:** Schau dich ganz bewusst um – entdecke drei Dinge, die du sehen kannst, drei Dinge, die du hören kannst, und drei Dinge, die du spüren kannst. Auch das Riechen angenehmer Düfte kann das Nervensystem beruhigen.
- **Eine ventrale Ressource aufsuchen:** Das kann ein für dich sicherer Mensch sein, ein Tier, ein inneres Bild oder ein Ort im Hier und Jetzt, an dem du dich ganz besonders sicher fühlst. Auch eine Gewichtsdecke oder das Liegen auf einer Akupressurmatte kann helfen.
- **Spazierengehen in der Natur:** Die Natur hat eine sehr beruhigende Wirkung auf unser Nervensystem. Wir wissen sogar, dass der Aufenthalt im Wald die Anzahl unserer Immunzellen ansteigen lässt.

Erstelle dir am besten gleich deine ganz persönliche Liste mit Nervensystem-Ressourcen. Als kleine Inspiration: Meine persönlichen Ressourcen sind das laute Singen und Tanzen (hilft immer!), ein Spaziergang, ein Gespräch mit meiner Zwillingsschwester, Erinnerungen an die Geburt meiner Kinder, schwimmen, Sauna und der Geruch von Pferdestall sowie Lavendelöl. Letzteres habe ich immer an meinem Bett stehen. Nutze die Dinge auf deiner Liste wie ein Pflaster für dein Nervensystem.

Spüre deine Grundbedürfnisse

Viele Menschen sind auf der Suche nach dem einen besonderen Tool, um das Nervensystem schnell und effektiv zu regulieren. Doch ganz ehrlich: Die Dinge, die mir selbst am meisten helfen, sind erstaunlich unspektakulär. Eine dieser scheinbar simplen, aber enorm wirkungsvollen Praktiken ist es, die eigenen Grundbedürfnisse überhaupt erst wieder wahrzunehmen.

Das klingt banal – ist es aber nicht. Denn in unserer leistungsorientierten Gesellschaft haben wir früh gelernt, unsere Bedürfnisse zurückzustellen. Bereits in der Grundschule wird uns beigebracht, dass wir »bis zur Pause« warten müssen, um zur Toilette zu gehen, und dass man stillsitzen muss, auch wenn der Körper eigentlich Bewegung bräuchte.

Diese Konditionierungen ziehen sich oft durch unser ganzes Leben: Wir essen, obwohl wir gar keinen Hunger haben – oder ignorieren Hunger, weil gerade »keine Zeit« ist. Wir unterdrücken Müdigkeit durch Kaffee und übergehen das Bedürfnis nach Ruhe, Nähe oder Schutz – einfach, weil wir funktionieren müssen.

• PRAKTISCHE ANREGUNG •

Nimm dir vor, deinen Bedürfnissen wieder mehr zuzuhören. Spüre im Laufe des Tages immer wieder in dich hinein: Welche Signale sendet dir dein Körper gerade? Und dann: Komm diesen Signalen auch wirklich nach. Du musst auf die Toilette? Dann geh. Du hast Durst? Dann trink etwas. Du bist müde? Geh schlafen. Erinnere dich ruhig an das Hinhören – mithilfe von Handy-Erinnerungen oder kleinen Zettelchen.

Folge deinen inneren Impulsen

Vielleicht kennst du es, während einer Meditation den Impuls zu bekommen, das Bein ausstrecken zu wollen– und du machst es nicht. Vielleicht kommt in dir der Impuls auf, dich bei einer länger verlorenen Freundin zu melden – und du tust es doch nicht. Jeden Tag schickt uns unser Körper Impulse, die wir ignorieren, obwohl sie oft von unfassbarem Wert sind.

Wenn ich dir empfehle, deinen Impulsen zu folgen, dann meine ich natürlich nicht die Art Impulse, die dir einflüstern wollen, dass du jetzt eine Tafel Schokolade essen solltest – ich meine die Impulse, die aus der Tiefe deines Körpers kommen, nicht jene, die aus alten Mustern, Stress oder der Lust an kurzfristiger Bedürfnisbefriedigung entstehen. Es geht nicht um das Verlangen nach Schokolade aus Frust oder Erschöpfung, sondern um die leisen, echten Signale deines Körpers, die dir zeigen, was du wirklich brauchst: Ruhe, Bewegung, Nähe, Nahrung oder schlicht einen Moment zum Durchatmen.

Wenn du die weiteren Übungen dieses Abschnitts integrierst, dann nimm wahr, wenn dein Körper dir zuflüstert, dass er sich jetzt gerade einmal strecken muss oder dass der Kopf gekreist werden möchte. Geh dem nach. Und wenn ein Zittern aufkommt, lass es da sein.

Komm mit dem Zustand deines Nervensystems in Kontakt

Wenn Stress zum Dauerzustand geworden ist, merken wir ihn oft gar nicht mehr. Wir laufen mit dem Dauerstressmodus als unserem »Normal« durchs Leben. In der nächsten Übung geht es nun darum, dass du beginnst, mit dem Zustand deines Nervensystems in Kontakt zu kommen. Du kannst diese Übung sehr gut mit dem Wahrnehmen deiner Grundbedürfnisse verbinden. Sie und dein Nervensystemzustand hängen eng zusammen. Allein durch das Innehalten und Erkennen ist es möglich wahrzunehmen, dass du eine kurze Pause brauchst oder dass du deine angespannten Schultern weg von den Ohren nehmen darfst.

AUS DEM LEBEN

Für meine Hypnoseausbildung wurde empfohlen, täglich eine Heiltrance anzuhören. Ich sollte mir vorstellen, dass reines, klares Heilwasser in die Bereiche meines Körpers fließt, die noch der Heilung bedurften. Ich ließ dieses Heilwasser in meine rechte Schulter und in die Narbe meiner Operation als Baby fließen. Während ich das tat und immer tiefer entspannte, wollte mein rechter Arm nicht einfach ruhig liegen bleiben. Es kam der Impuls auf, dass sich die Schulter leicht nach oben ziehen und nach innen drehen wollte. Das irritierte mich, denn ich wollte doch eigentlich entspannt daliegen. Lange unterdrückte ich also diesen Impuls.

Nach einer Massage, nach der mir die Masseurin sagte, dass ich mir erlauben dürfte, weich zu sein, ließ ich in der Trance meine Schulter einfach machen. Sie begann sich nach vorn zu drehen, ganz von allein. Dabei kam es zu einem Zittern des Armes und der Schulter – mal stärker, mal schwächer. So wie ein Reh zittert, wenn es gerade dem Wolf entkommen ist.

Zittern ist eine ganz natürliche Reaktion unseres Körpers, um gebundene Stressenergie zu entladen und gespeicherte Spannungen zu lösen. Durch das bewusste Zulassen dieses Prozesses konnte mein Nervensystem alte Schutzspannungen loslassen, die in meinem Gewebe noch vorhanden waren. Ich ließ dieses Zittern einfach geschehen und spürte oft ein plötzliches Kribbeln auf der anderen Körperseite – wie eine angenehme Entspannungswelle, die mich durchströmte.

Während ich ruhig weiteratmete, hörte ich manchmal kleine Knackgeräusche im Rücken – nicht als würde etwas kaputtgehen, sondern eher wie das sanfte Lösen von Strukturen, die schon sehr lange fest zusammengehalten hatten. Je öfter ich diese Übung machte, desto tiefer konnte ich durchatmen. Meine Asthmasymptome wurden weniger, mein Nacken ließ sich plötzlich wieder frei nach links und rechts drehen, mein ganzer Oberkörper wurde viel beweglicher. Alles nur, weil ich meinem Körper vertraut habe und seinem Impuls gefolgt bin. Unser Körper trägt nicht nur die Erinnerungen an Stress in sich – er kennt auch den Weg zur Heilung.

• PRAKTISCHE ANREGUNG •

Geh mit deiner Aufmerksamkeit in deinen Körper und spüre die einzelnen Körperfunktionen, die durch chronischen Stress beeinträchtigt werden.

- Nimm die Spannung deiner Muskulatur wahr – vor allem im Rücken-, Nacken- und Kieferbereich.
- Spüre deinen Herzschlag: Ist er schnell oder langsam? Gibt es Extraschläge?
- Spüre deine Atmung: Ist sie ruhig und tief – oder atmest du flach und verkrampft in den Brustraum ein?
- Wie steht es um deinen Verdauungstrakt? Spürst du ihn überhaupt? Nimmst du sanfte Kontraktionswellen wahr – oder eher ein Zusammenkrampfen?
- Wie fühlt sich dein Körper als Ganzes an, wenn du alle Teilinformationen zu einem Ganzen zusammenfügst?
- Versuche aus der Gesamtheit deiner Wahrnehmung herauszuspüren: Bist du im Fight-or-Flight-Modus (Sympathikus)? Ist der ventrale Vagus aktiv und du fühlst dich sicher, ruhig und verbunden? Oder nimmst du eher dorsale Vagusenergie wahr, also das Gefühl von Rückzug, innerer Erstarrung, Leere, Ohnmacht oder tiefer Erschöpfung?
- Vielleicht magst du deine beiden Hände einmal an deine Flanken legen. Dort liegen tief im Inneren deine Nebennieren. Spüre die Wärme, die durch deine Hände aufkommt. Würdige die Arbeit, die die Nebennieren oft schon für dich leisten mussten, und sende ihnen Mitgefühl, während du sie visualisierst.

Orientierung nach innen und außen

Unser Nervensystem hält also ständig im Innen und Außen nach Signalen von Sicherheit und Gefahr Ausschau. Ein Nervensystem, das viel Stress erlebt hat, ist oft übermäßig auf Gefahr ausgerichtet und nimmt diese wahr, selbst wenn gar nichts Bedrohliches da ist. Wir können aber bewusst üben – sowohl im Außen als auch im Inneren –, wieder nach Signalen zu suchen, die uns Sicherheit vermitteln.

Es ist in der Verbindung zu anderen Menschen wichtig, präsent zu bleiben – also im Kontakt mit dem Außen zu sein, ohne sich selbst dabei zu verlieren. Nicht selten schwingen Menschen in Veränderungsprozessen, die ihr Leben lang nie Nein gesagt haben, plötzlich ins andere Extrem. Sie ziehen einen starren, überdimensional hohen Gartenzaun hoch und sagen: »Nicht mehr mit mir.« Doch damit kappen sie häufig die Verbindung zu anderen – und genau diese brauchen wir, um uns wohl und sicher zu fühlen. Um das zu verdeutlichen, verwende ich gern ein einfaches Bild: Ich lege beide Hände gegeneinander. Die eine steht für uns selbst, die andere für das Gegenüber. Wenn beide Hände mit gleichmäßigem, sanftem Druck aufeinanderliegen, entsteht ein ausgewogener Kontakt. Doch wenn eine Hand stärker drückt oder sich zurückzieht, gerät das Gleichgewicht aus der Balance – genau wie in zwischenmenschlichen Beziehungen. Mit der folgenden Übung kannst du lernen, sowohl im Außen als auch im Inneren präsent zu sein und Signale von Sicherheit zu erkennen.

• PRAKTISCHE ANREGUNG •

- **Orientierung im Außen:** Setz dich bequem hin oder stell dich entspannt auf beide Füße. Beginne, dich langsam in deinem Raum umzuschauen – so, als würdest du ihn zum ersten Mal sehen. Lass deinen Blick schweifen. Welche Farben nimmst du wahr? Welche Formen oder Strukturen springen dir ins Auge? Gibt es ein Objekt oder einen Ort im Raum, der dir besonders angenehm erscheint? Vielleicht ein Lichtreflex, ein weiches Kissen, ein vertrauter Gegenstand. Lass diesen Anblick für einen Moment auf dich wirken. Nimm gezielt Dinge wahr, die dich beruhigen. Vielleicht eine Farbe, ein Bild oder das Muster des Teppichs – was auch immer es ist.

- **Wahrnehmung des Inneren:** Lenke nun ganz langsam deine Aufmerksamkeit von außen nach innen. Spüre den Kontakt deiner Füße zur Unterlage. Vielleicht ist es angenehm, deine Aufmerksamkeit auf die Körperrückseite zu lenken – dort, wo du getragen wirst. Gibt es einen Ort im Körper, der sich gerade stabil, ruhig oder sicher anfühlt? Und sei es nur ein kleiner Bereich. Verweile dort für einen Moment mit deiner Aufmerksamkeit. Wenn kein solcher Ort auffindbar ist, ist das völlig in Ordnung. Dann wähle einen neutralen Bereich, der sich zumindest nicht unangenehm anfühlt.
- **Innen und außen gleichzeitig halten:** Nun nimm beides gleichzeitig wahr – dein Inneres und dein Außen. Vielleicht spürst du weiterhin deine Füße am Boden oder die Wärme in deinem Rücken, während dein Blick wieder sanft in den Raum zurückkehrt. Es ist wie ein inneres Gleichgewicht: Ein Teil deiner Aufmerksamkeit ruht im Körper, während ein anderer Teil wach im Raum anwesend ist. Am Anfang mag es sich so anfühlen, als wenn deine Aufmerksamkeit zwischen Innen und Außen pendelt. Je öfter du diese Übung anwendest – und mag es im Alltag noch so kurz sein –, desto leichter wird es dir fallen, Innen und Außen gleichzeitig wahrzunehmen.

Deine Körpergrenzen wahrnehmen

Vielleicht kennst du das Gefühl, in einem Restaurant zu sitzen und instinktiv wahrzunehmen: Die Tische stehen viel zu eng beieinander. Die fremden Menschen neben dir sind dir energetisch einfach zu nah.

Wir haben einerseits eine ganz reale Grenze – unsere Haut. Sie umschließt unseren Körper, schützt ihn, nimmt Reize wahr. Doch zusätzlich umgibt uns auch ein feinstofflicher Raum, eine energetische Grenze, die kaum weniger spürbar ist. Und obwohl sie für das bloße Auge unsichtbar bleibt, merken wir sofort, wenn ihr jemand zu nahe kommt – sei es körperlich, emotional oder verbal.

Manchmal wird diese Grenze von außen überschritten – von Menschen, die kein Gespür oder keinen Respekt für andere haben. Doch die andere Seite dieser Medaille bist du selbst: Wie klar und präsent du deine eigene Grenze spürst, sie verkörperst und ausstrahlst, hat auch einen großen Einfluss darauf, wie oft dir jemand oder etwas »zu nah kommen« kann. In der folgenden Übung möchte ich dich einladen, deine Körpergrenze und deinen persönlichen Raum bewusst wahrzunehmen – und damit in Kontakt zu treten. Ich wende diese Übung gern an, wenn ich in Gesprächen mit Patienten gefordert bin und merke, dass meine persönlichen Grenzen berührt werden. Allein die Vorstellung des schützenden Kokons lässt mich ruhiger werden und schenkt mir ein Gefühl von Sicherheit. Meine Schultern richten sich wie von selbst auf, der Atem wird tiefer und ich spüre wieder mehr Halt in mir.

• PRAKTISCHE ANREGUNG •

- **Die physische Grenze – deine Haut:** Richte deine Aufmerksamkeit auf dich und spüre deine Haut. Sie umhüllt dich von Kopf bis Fuß, hält dich zusammen und schützt dich. Wandere gedanklich einmal durch deinen Körper – spüre deine Stirn, deine Wangen, deine Schultern, deine Arme, deinen Bauch, deinen Rücken, deine Beine, deine Füße. Stell dir dabei vor, wie deine Haut dich wie eine weiche, schützende Hülle umgibt. Nimm die Grenze wahr, wo du aufhörst und die Welt beginnt. Spüre diese sichtbare Grenze einmal ganz bewusst, indem du mit beiden Händen über deine Haut am ganzen Körper streichst. Du kannst auch etwas fester drücken.
- **Die energetische Grenze – dein Raum:** Nun weite deine Wahrnehmung ein Stück aus. Stell dir vor, um deinen Körper herum entsteht ein energetischer Kreis, wie eine Art Energiekokon – vielleicht in 30 bis 60 Zentimetern Entfernung um dich herum. Dieser Raum gehört dir. Nur du entscheidest, wen du hineinlässt. Es ist wie der geschützte Kokon einer Raupe, in dem sie sich entwickelt und zum Schmetterling wird. Nimm wahr, dass dieser Kokon nicht undurchlässig ist, sondern du durch ihn hindurch mit der Außenwelt in Kontakt treten kannst. Stell dir auch vor, dass du selbst die Durchlässigkeit des Kokons verändern kannst – je wohler du dich fühlst, desto durchlässiger wird er.

Mit Muskeln und Faszien arbeiten

Vielleicht kennst du das, dass sich alte Spannungen im Körper nicht durch mehr Dehnen oder Anstrengung lösen – sondern durch weniger. Durch bewusste, langsame Bewegungen, die Raum schaffen, wo vorher Enge oder Anspannung war. Wenn wir an die autonome Leiter aus Kapitel 2, Seite 49, zurückdenken, wird das klarer: Gespeicherte Freeze-Energie im Körper ähnelt einem Fluss, der zu Eis geworden ist. Reines Stillhalten genügt oft nicht, um das Eis zu schmelzen. Daran ziehen, wie es beim Dehnen geschehen kann, auch nicht. Erst durch sanfte, achtsame Aktivierung kommt die erstarrte Energie wieder in einen Fluss.

In den folgenden Anregungen geht es daher nicht darum, besonders weit oder besonders oft zu dehnen. Vielmehr geht es darum, genau wahrzunehmen, wie es sich anfühlt, genau diese eine Bewegung zu machen. Wo fühlt es sich leicht an? Ist Druck da? Widerstand? Wie fühlt es sich vor der Bewegung an – und wie danach? Und wie zur Gegenseite? Diese Technik hilft dir, deine innere Wahrnehmung und das Stressmuster deines Körpersystems zu erforschen.

• PRAKTISCHE ANREGUNG •

Finde zunächst eine angenehme Sitz- oder Liegeposition und schließe gern die Augen. Du kannst die folgenden Schritte einzeln praktizieren oder miteinander kombinieren, wie es sich für dich gut anfühlt.

- **Kleine Drehbewegung:** Leg dich bequem auf den Rücken, am besten auf eine Decke oder Matte. Bewege deinen Kopf nur für ein paar Zentimeter ganz leicht und langsam von links nach rechts – ähnlich der Bewegung, die wir machen, wenn wir Nein sagen, nur eben weniger ausgeprägt. So fein, dass die Bewegung von außen kaum sichtbar ist. Spüre dabei ganz bewusst, wie sich diese kleine Bewegung in deiner Halsmuskulatur anfühlt. Nimm auch wahr, wie sie sich auf die umliegende Muskulatur in Nacken und Rücken auswirkt. Spüre immer wieder nach, welche Muskeln lockerlassen dürfen. Wie wirkt sich die Übung auf die Tiefe deiner Atmung aus?

Nimm dir dafür etwa eine Minute Zeit und nimm die Qualität der Bewegung wahr. Es kann sein, dass du anschließend eine Veränderung spürst – mehr Weite, mehr Kontakt zum Boden, eine tiefere Ruhe. Aber auch wenn sich nichts spürbar verändert, ist die Übung wertvoll – allein durch die bewusste Hinwendung zu dir selbst.

- **Langsame Erweiterung nach rechts:** Nachdem du diese kleine Bewegung geübt hast, setz dich hin. Lass den Kopf langsam weiter nach rechts wandern – so, als würdest du einen Schulterblick machen. Bewege dich dabei millimeterweise – ganz langsam –, während du sehr präsent mit der Aufmerksamkeit bei der Bewegung bleibst. Spüre achtsam hinein: Fühlt es sich leicht an oder zeigt sich Spannung? Wenn du einen Punkt erreichst, an dem Widerstand spürbar wird, halte dort einen Moment inne – ohne gegen den Widerstand anzukämpfen. Sag dir innerlich: »Ja, so ist das gerade.« Dieser Satz unterstützt dich dabei, die vorhandene Spannung freundlich anzunehmen, statt sie weghaben zu wollen.
- **Arbeit mit den Faszien:** Erinnere dich daran, dass jeder Muskel von einem feinen Bindegewebsnetz, den Faszien, umgeben ist. Diese verlieren unter anhaltendem Stresserleben ebenfalls an Flexibilität und Dehnbarkeit. Nutze deine Imagination. Stell dir vor, wie durch die sanften Bewegungen deine Faszien geschmeidiger und weicher werden.
- **Zurückkehren und nachspüren:** Führe den Kopf langsam zurück zur Mitte. Nimm dir einen Moment Zeit, um nachzuspüren: Wie fühlt sich die rechte Seite jetzt im Vergleich zur linken an?
- **Wiederholung auf der linken Seite:** Wiederhole die gleiche Abfolge nun auf der linken Seite – ebenso langsam, achtsam und freundlich deinem Körper gegenüber.
- **Varianten:** Diese Form der Bewegungsübung kannst du mit jeglicher Muskelgruppe durchführen. Du kannst beispielsweise auf diese achtsame Weise den Kiefer öffnen und schließen. Dieser ist bei Stress häufig sehr fest und verkrampft. Oder du vollziehst entlang deiner restlichen Wirbelsäule eine kaum sichtbare, leichte Dreh- oder Beugebewegung, während du bewusst zur Kenntnis nimmst, wie sich das in den Muskeln anfühlt.

Diese Herangehensweise ist inspiriert von der Feldenkrais-Methode – begründet durch den Physiker und Bewegungspädagogen Moshe Feldenkrais. Im Zentrum steht die Idee, dass der Körper durch sanfte, bewusste Bewegungen neue Muster entdecken und lernen kann – besonders dann, wenn alte Muster von Spannung, Stress oder Schmerz geprägt sind. Ich selbst bin keine Feldenkrais-Therapeutin, doch die Grundideen dieser Methode – sanfte Veränderung statt Druck und die Kraft der achtsamen Wahrnehmung – fließen stark in meine Arbeit ein.

Mit den Gelenken im Gespräch

Unsere Gelenke sind die beweglichen Verbindungsstellen unseres Körpers. Doch unter chronischem Stress geraten auch sie in einen Zustand von Festigkeit, Einschränkung oder sogar Schmerz. Deshalb wollen wir uns auch ihnen hier widmen.

Du kannst in jeder Übungseinheit mit mehreren Gelenken nacheinander arbeiten – aber auch nur mit einer Gelenkpartie. Ich habe hier einige Gelenke beispielhaft beschrieben. Die Übungen sind jedoch mit jedem beliebigen Gelenk deines Körpers durchführbar. Ziel ist es, dass du die Übungen im Laufe der Zeit kombinierst und immer besser darin wirst, deinen körperlichen Impulsen zu lauschen und zu folgen.

• PRAKTISCHE ANREGUNG •

- **Die Hände:** Bewege deine Finger nacheinander ganz langsam, einen nach dem anderen, in Richtung Daumenwurzel – und dann öffne die Finger wieder. Lenk deine Aufmerksamkeit dabei bewusst auf die Gelenke und lass dir Zeit.
  Nun bewege alle Finger gleichzeitig zum Daumen und öffne sie wieder ganz sanft. Nimm deine Gelenke auch hierbei genau wahr. Ist Spannung vorhanden? Wie wirkt sich die Gelenkbewegung auf das umliegende Gewebe aus? Wie fühlt sich die Hand nach der Übung an?

Bewege nun auch sanft dein Handgelenk. Achte auf die Qualität der Bewegung: Ist sie weich, stockend, frei oder eingeschränkt? Welche Bewegungsrichtung fühlt sich leichter an? Welches Handgelenk?

- **Die Schultern:** Zieh eine Schulter ganz langsam und achtsam in Richtung Ohr, dann lass sie wieder los. Spüre den Unterschied zwischen Spannung und Entspannung. Auch hier geht es darum, die Erfahrung der Bewegung zu erkunden – nicht darum, Sport zu machen. Folge auch hier deinen Impulsen. Welche Bewegung möchte deine Schulter gerade machen? Geh ihr langsam und achtsam nach. Ist es eine Bewegung nach vorn oder vielleicht ein sanftes Kreisen? Spüre nach. Und wende dich dann der anderen Schulter zu.
- **Das Hüftgelenk:** Leg dich auf den Rücken, stell beide Füße auf, die Knie zeigen nach oben. Lass dann ein Knie ganz langsam nach außen sinken, nur so weit wie angenehm – und dann wieder ganz langsam zurück zur Mitte. Spüre den Weg der Bewegung durch dein Becken. Wie reagiert die Muskulatur? Mach dies ein paarmal und führe das Bein zurück zur Mitte. Spüre nun, wie es sich im Vergleich zum anderen Bein anfühlt und arbeite dann mit der Gegenseite.

Der natürliche Atem

In dieser Übung soll es nicht darum gehen, deine Atmung zu verändern oder sie in ein bestimmtes Muster zu pressen. Stattdessen geht es hier darum, sie einfach zu beobachten, ohne etwas tun zu müssen. Nach welchem Muster bewegt sich die Muskulatur? Wo ist Weite möglich? Wo fühlt sich die Atmung schwer an?

Genau wie jeder einzelne Muskel in eine Faszie gehüllt ist, sind auch unsere Atmungsorgane von einer Art Haut – der *Pleura* – umgeben. Auch das Herz liegt nicht einfach frei im Brustkorb. Es ist von einem schützenden Herzbeutel umgeben. Nach unten hin wird unser innerer Raum durch den Beckenboden abgeschlossen – ein komplexes Zusammenspiel aus Muskeln und Faszien, das gleichzeitig Stabilität und Beweglichkeit gewährleisten muss. Er trägt unsere Organe, sorgt für Kontinenz, unterstützt unsere Atmung und ist fein mit dem Zwerchfell abgestimmt.

Durch das Hinwenden zum Atem darf Bewusstheit um diesen Raum entstehen. Du darfst merken, dass du diesen Raum durch Kampf- und Fluchtenergie verengst, und im Alltag üben, hier bewusst locker zu werden und Spannungen zu entlassen. Du musst nicht alle hier beschriebenen Schritte auf einmal durchführen. Du kannst dich auch nur für das Beobachten der Einatmung oder der Ausatmung oder für das Hinwenden zu den Faszien entscheiden. Ich hoffe, dir tun diese Übungen genauso gut wie mir und du spürst, wie dein System Stressenergie loslassen kann.

• PRAKTISCHE ANREGUNG •

- **Atem:** Setz und leg dich entspannt hin und richte deine Aufmerksamkeit zunächst auf deinen Atem, der durch deine Nase oder deinen Mund ein- und ausströmt. Nimm einfach wahr, wie die Luft dich berührt – kühl beim Einatmen, wärmer beim Ausatmen.
- **Brustkorb:** Lass deine Aufmerksamkeit nun langsam in deinen Brustraum wandern. Spüre, wie sich deine Lungen mit jedem Atemzug weiten und wieder zusammenziehen. Leg ruhig einmal die Hände auf deine Rippenbögen und spüre, wie sich die Rippenzwischenräume sanft dehnen. Wenn Bewegungsimpulse aufkommen, nimm sie wahr. Folge ihnen oder nicht – beides ist in Ordnung. Vertraue deinem Körper.
- **Einatmung:** Richte deine Aufmerksamkeit nun eine Weile auf den Moment der Einatmung. Welche Muskeln bewegen sich dabei? Welche bewegen sich zuerst? Beobachte sie einfach, ohne einzugreifen. Nutze deine Vorstellungskraft und spüre, wie sich dein Zwerchfell bei jeder Einatmung nach unten in den Bauchraum senkt und dadurch deine Lungen passiv weit werden.
- **Übergang von Ein- und Ausatmung:** Erforsche nun den Übergang zwischen Einatmung und Ausatmung. Welche Muskeln lassen zuerst locker? Welche ziehen nach? Vielleicht gibt es einen kleinen Moment der Stille zwischen den Atemzügen – oder der Übergang ist ganz fließend. Spüre neugierig deinen eigenen natürlichen Atemrhythmus.
- **Ausatmung:** Nun richte deine volle Aufmerksamkeit auf den Vorgang der Ausatmung. Lass ihn einfach geschehen und beobachte, welche Veränderungen du dabei in deinem Körper wahrnehmen kannst. Vielleicht

spürst du, wie mit jedem Atemzug etwas mehr Ruhe in deinen Körper einkehrt.

- **Innerer Raum:** Stell dir vor, wie deine Lunge von der Pleura, ihrer Außenhülle, sanft gehalten wird. Beobachte, wie sich dieser Raum mit jedem Atemzug ganz natürlich weitet, wenn sich dein Zwerchfell in den Bauchraum bewegt. Dehne bewusst deinen Herz- und Lungenraum, indem du für eine Minute deinen Atem in den Rippenbogen und den Bauchraum lenkst. Lass jegliche Spannung in Muskelbereichen, die gerade nicht für die Atmung gebraucht werden, los.
- **Herz:** Lass deine Aufmerksamkeit weiter zum Herzen gleiten – gut geschützt durch den Herzbeutel. Vielleicht kannst du eine Bewegung oder ein Pulsieren wahrnehmen. Spüre, wie sich dieser Bereich weitet, wenn die Atmung tief geht.
- **Beckenboden:** Nun lenke deine Wahrnehmung nach unten zum Beckenboden, während du ruhig weiter atmest. Spüre, wie er dich von unten trägt. Versuche, hier nicht zu kontrollieren oder zu halten – sondern erlaube dem Gewebe, weich und gleichzeitig tragend zu sein. Atme bis dorthin und spüre, wie sich auch dein unterer Raum öffnen darf.
- **Gesamter Raum:** Zum Abschluss stell dir vor, dein ganzer innerer Raum – vom Hals bis Becken – ist wie ein weites, atmendes Zelt. Flexibel und gleichzeitig stabil. Alle Häute in dir dürfen sich sanft voneinander lösen. Spüre Weite, Raum und Durchlässigkeit.

Bei all diesen Übungen geht es darum, mehr innere Sicherheit in dir aufzubauen. Nutze dieses Grundrezept nun für dich, um in deinen Körper hineinzuspüren. Dabei können dir diese Fragen helfen:

- Wo in mir ist noch besonders viel Stressenergie gebunden?
- Welche Bewegung möchte mein Körper aus sich heraus durchführen, wenn ich meinen Impulsen folge und ihm lausche?

Je öfter du dieses Grundrezept nutzt und deine innere Wahrnehmung schulst, desto mehr kommst du mit dir in Verbindung.

SÄULE 5 Deine Organe nähren

Zu Beginn des Buches habe ich das Nervensystem als den Dirigenten unseres Organorchesters beschrieben. Wenn dieser Dirigent durch chronischen Stress aus dem Gleichgewicht gerät, hat das – wie du in Kapitel 4 gesehen hast – immer Auswirkungen auf das gesamte System. Umgekehrt gilt aber auch: Eine schlechte Organgesundheit, bedingt durch einen ungesunden, nicht artgerechten Lebensstil, kann unser Nervensystem stark strapazieren. Genau aus diesem Grund beschäftigen wir uns bei der fünften Säule nun mit der Organgesundheit. In diesem Bereich braucht es sowohl ausreichend hochwertige Nährstoffe als auch die Sorge für eine gesunde Umgebung – etwa durch das Abfangen von Sauerstoffradikalen oder das Drosseln chronischer Entzündungszustände.

Wenn wir ein Haus bauen, brauchen wir genügend Baumaterial in guter Qualität, damit es auf einem stabilen Fundament steht, nicht durchlässig wird und Wind und Wetter trotzen kann. Genauso ist es mit unserem Körper. Gleichzeitig ist es immer besser, ein Leck im Dach rechtzeitig zu erkennen und direkt zu bearbeiten – statt zu warten, bis es hineingeregnet hat und die Wände voller Schimmel sind.

Genau hier hat unser Gesundheitssystem leider seine Schwächen. Das Hauptaugenmerk liegt in der Behandlung von bereits vorhandenen Erkrankungen – hauptsächlich mittels Medikamenten und Operationen. Was fehlt, ist die Unterstützung des Körpers dabei, möglichst gesund zu bleiben und bei Funktionsstörungen bestmöglich in die Regulation zu kommen. Prävention hat einen viel zu geringen Stellenwert. Bedenke beispielsweise, dass bei einem Gesundheitscheck in der Allgemeinarztpraxis gerade mal eine Handvoll Blutwerte überprüft werden, wie Blutzucker- und Cholesterinwerte. Nicht einmal ein Blutbild ist dabei. An eine Kontrolle der wichtigsten Nährstoffe ist gar nicht erst zu denken.

Dabei hätten wir so viele sinnvolle Möglichkeiten. Der Homa-Index beispielsweise – ein Marker, bei dem der Insulinspiegel im Verhältnis zum Blutzucker gesehen wird – könnte schon viele Jahre im Voraus, wenn der Blutzuckerspiegel noch normal ist, erkennen lassen, dass jemand auf dem Weg hin zu einem Diabetes ist. Stattdessen messen wir den Blutzucker und behandeln, wenn dieser schon zu hoch ist. Mittlerweile sage ich meinen Patienten daher auch, dass sie die Krankenkassenleistungen eher als Basisversorgung sehen sollten. Denn der Gesundheitscheck gibt nur ein sehr lückenreiches Bild darüber ab, ob der Mensch wirklich gesund ist. Eigenverantwortung ist unerlässlich geworden. Und damit machen wir hier in diesem Kapitel gleich weiter.

Nährstoffe auffüllen

Ein entscheidender Aspekt, um unsere Organe und somit auch unser Nervensystem in Balance zu halten, ist die ausreichende Versorgung mit Nährstoffen. Hierbei unterscheiden wir Makronährstoffe, aus denen wir insbesondere Energie gewinnen (Kohlenhydrate, Proteine und Fette), von Mikronährstoffen. Diese winzigen, aber essenziellen Bausteine – wie Vitamine, Mineralstoffe, Spurenelemente und bestimmte sekundäre Pflanzenstoffe – sind an nahezu allen biochemischen Prozessen im Körper beteiligt. Sie fungieren als Co-Faktoren für Enzyme, ermöglichen Zellkommunikation, helfen bei der Energiegewinnung, unterstützen das Immunsystem und sind entscheidend für die Reparatur- und Entgiftungsprozesse im Körper. Fehlt es an ihnen über längere Zeit, kann das zu diffusen Symptomen führen: Müdigkeit, Konzentrationsstörungen, Infektanfälligkeit, Stimmungsschwankungen oder auch Verdauungsbeschwerden sind nur einige der möglichen Folgen.

Gerade in stressreichen Phasen steigt der Bedarf an bestimmten Mikronährstoffen, während gleichzeitig durch eine unausgewogene Ernährung, einen geschwächten Darm oder eine schlechte Aufnahmefähigkeit häufig zu wenig davon im Körper ankommt. Umso wichtiger ist es, sich mit diesem Thema bewusst auseinanderzusetzen und den eigenen Körper bestmöglich zu unterstützen.

Wichtiges über Mikronährstoffbestimmungen

In der ärztlichen Praxis höre ich immer wieder von Kollegen, dass eine gesunde Ernährung vollkommen ausreiche, um den Körper mit allen nötigen Nährstoffen zu versorgen – und dass eine Mikronährstoffanalyse oder gar Nahrungsergänzungsmittel überflüssig seien. So wird es uns Medizinern im Grunde auch immer wieder vermittelt. Ich möchte deshalb niemandem einen Vorwurf machen. Auch ich selbst habe solchen Aussagen auf ärztlichen Fortbildungen viele Jahre lang vertraut, ohne sie ausreichend zu hinterfragen. Doch mittlerweile – viele Nährstoffbestimmungen später – kann ich sagen, dass der Mangelzustand die Regel, nicht die Ausnahme ist!

Leider höre ich immer wieder, dass Patienten in der Arztpraxis eine Nährstoffbestimmung verweigert wird. Und wenn schließlich doch Blut dafür abgenommen wird, bekommen sie häufig zu hören, es sei alles in Ordnung – obwohl die Werte nur am unteren Ende des Referenzbereichs kratzen und gleichzeitig deutliche Mangelsymptome bestehen. Ich erlebe immer wieder, dass Menschen mit typischen Symptomen wie Müdigkeit oder Haarausfall in die Praxis kommen – Beschwerden, die klassischerweise auf einen Eisenmangel hinweisen. Und doch wurde ihnen gesagt, ihre Beschwerden könnten »auf keinen Fall« mit einem Eisenmangel zusammenhängen – obwohl ihr Eisenspeicherwert (Ferritin) nur am untersten Rand des Referenzbereichs lag. Solche Menschen gehen dann oft ohne die nötige Behandlung nach Hause – und beginnen im schlimmsten Fall, an sich selbst und ihrer Wahrnehmung zu zweifeln. Eine meiner Ausbilderinnen in funktioneller Medizin, Ruth Biallowons, sagte daher immer so treffend: »Man verfühlt sich nicht!«

Du solltest wissen: Der Referenzbereich eines Labors ist kein Bereich, der automatisch für optimale Gesundheit steht – sondern vielmehr ein statistischer Mittelwert. Er ergibt sich aus den Werten einer großen Anzahl an Menschen, die in den letzten Jahren Blutproben in diesem Labor abgegeben haben. In diese statistische Berechnung fließen auch Menschen ein, die zwar nicht akut krank sind, aber chronischen Stress, stille Entzündungen oder unerkannte Mangelzustände hatten. Somit basieren die »Normwerte« vieler Labore in der Realität auf Durchschnittswerten, in denen auch Werte von nicht optimal gesunden Menschen enthalten sind. Ein Wert, der im unteren Randbereich der Norm liegt, kann daher auf funktioneller Ebene bereits viel zu niedrig sein und ist definitiv nicht das Optimum – besonders dann, wenn der Körper gerade unter erhöhter Belastung steht.

Ich werde dir in diesem Buch keine detaillierte Auflistung sämtlicher Blutreferenzwerte aller Nährstoffe geben, da dies aus meiner Sicht wenig sinnvoll ist. Die Referenzbereiche können je nach Labor und Messmethode variieren und werden dir vom jeweiligen Labor angezeigt. Wichtig zu wissen ist, dass bei Nährstoffen in den allermeisten Fällen das obere Drittel des Referenzbereichs angestrebt werden sollte. Wenn du hier liegst, bist du in den meisten Fällen schon mal gut versorgt. In der ärztlichen Praxis kann es sogar manchmal sinnvoll sein, über den offiziellen Grenzbereich hinauszugehen. Hier will ich dir aber vor allem einen Weg zeigen, wie du auch ohne ärztlichen Partner mit Expertise in der Nährstoffmedizin deine Gesundheit verbessern kannst. Wenn du deine Werte beim Arzt bestimmen lässt, dann sei mit einem »Alles in Ordnung« nicht zufrieden. Erfrage, wo die Werte konkret liegen. Lass sie dir am besten ausdrucken und werde selbst aktiv.

Im Folgenden zeige ich dir, welche Mikronährstoffe häufig fehlen und für eine ganzheitliche Nervensystemgesundheit von besonderer Bedeutung sind. Außerdem werde ich zusammenfassen, wie du bei der Mikronährstoffbestimmung sinnvoll vorgehen kannst – selbst dann, wenn dir nicht unbegrenzt finanzielle Mittel für zahlreiche teure Laborwerte zur Verfügung stehen.

Die wichtigsten Mineralstoffe und Spurenelemente im Überblick

Mineralstoffe und Spurenelemente gehören zur Gruppe der Mikronährstoffe. Sie alle sind wichtig – wirklich alle. Bevor ich mich intensiver mit orthomolekularer Medizin beschäftigt habe, waren mir manche von ihnen, wie Mangan oder Molybdän, ehrlich gesagt kaum ein Begriff. Und ich weiß noch, wie überrascht ich war, als ich erkannte, welch bedeutende Rolle sie trotz ihrer geringen Mengen im Körper spielen:

- **Magnesium:** wichtig für die Muskel- und Nervenfunktion, unterstützt die Stressregulation, entspannt die Muskulatur und ist an über 300 enzymatischen Prozessen beteiligt, darunter am Energiestoffwechsel.
- **Selen:** stärkt das Immunsystem, schützt die Zellen vor oxidativem Stress und ist wichtig für die Funktion der Schilddrüse.
- **Zink:** unterstützt das Immunsystem, ist wesentlich für die Wundheilung, die Bildung von Hormonen und Neurotransmittern und trägt zur Stabilität von Haut, Haaren und Nägeln bei.
- **Kalzium:** essenziell für stabile Knochen und Zähne, spielt eine zentrale Rolle bei der Signalübertragung im Nervensystem und für die Muskelkontraktion.
- **Kalium:** regelt den Wasserhaushalt der Zellen, sorgt für eine normale Nerven- und Muskelfunktion und hilft, den Blutdruck im Gleichgewicht zu halten.

- **Natrium:** wichtig für die Reizweiterleitung im Nervensystem, reguliert gemeinsam mit Kalium den Flüssigkeits- und Elektrolythaushalt.
- **Phosphor:** Bestandteil von Knochen, Zähnen und Zellmembranen, zentral für die Energieproduktion und den Säure-Basen-Haushalt.
- **Chrom:** unterstützt den Kohlenhydrat-Stoffwechsel, hilft, den Blutzucker stabil zu halten, und verbessert die Insulinwirkung.
- **Kupfer:** trägt zur Bildung von Bindegewebe, zum Eisenstoffwechsel, der Immunfunktion und der Bildung von Neurotransmittern bei.
- **Mangan:** wichtig für die Bildung von Knochen, Knorpel und Bindegewebe, unterstützt antioxidative Enzyme und die Energieproduktion.
- **Molybdän:** unterstützt den Abbau von Giftstoffen im Körper und ist am Schwefel- und Harnstoffstoffwechsel beteiligt.
- **Iod:** essenziell für die Bildung von Schilddrüsenhormonen, die den gesamten Stoffwechsel, das Wachstum und die geistige Entwicklung steuern.
- **Eisen:** zuständig für den Sauerstofftransport im Blut, wichtig für Energie, Konzentration und das Immunsystem.
- **Bor:** unterstützt den Knochenstoffwechsel, die Regulation von Sexualhormonen und wirkt entzündungshemmend sowie möglicherweise auch positiv auf die Hirnfunktion.

Viele der genannten Stoffe liegen im Körper vor allem in den Zellen vor, weshalb eine Mineralstoffanalyse rein aus der Blutflüssigkeit (Serum) keinen Sinn macht. Wir messen dann nämlich in dem Teil des Blutes, wo sich die geringste Menge des Mineralstoffs oder Spurenelements befindet. In der funktionellen Medizin nutzen wir daher eine Vollblutmineralanalyse, in der auch der Anteil bedacht wird, der in den Zellen vorhanden ist. Im Anhang findest du eine Liste zu einigen Laboren, die derartige Laborwerte bestimmen.

Im Folgenden möchte ich dir einen klaren Überblick geben und auf einzelne besonders relevante Mineralstoffe, Spurenelemente und andere Mikronährstoffe etwas näher eingehen. Es sprengt den Rahmen dieses Buches, jeden einzelnen Nährstoff im Detail zu beschreiben – das allein würde problemlos ein ganzes Fachbuch füllen. Wenn du dich weiter in die Thematik einlesen möchtest, empfehle ich das Buch *Nährstofftherapie* von Helena Orfanos-Boeckel.

Magnesium – das Entspannungsmineral

Magnesium ist an bis zu 300 enzymatischen Prozessen im Körper beteiligt, hierunter an der Energiebildung, an der Regulierung der Erregungsleitung in Muskel- und Nervenzellen sowie an der Signalübertragung von Neurotransmittern. Deshalb wird es auch Entspannungsmineral genannt. Es trägt außerdem zur Mineralisation und dem Aufbau der Knochen bei.

Ich empfehle nahezu jedem Menschen mit chronischem Stress, Energiemangel oder psychischen Symptomen, Magnesium einzunehmen – auch ohne Laborbestimmung. Denn man kann nicht so wahnsinnig viel falsch machen. Wer zu viel Magnesium nimmt, bekommt davon allenfalls Durchfall.

Symptome: Ein Magnesiummangel kann zu einer Vielzahl an Beschwerden beitragen. Dazu zählen unter anderem Nervosität, Ängste, depressive Verstimmungen, Kopfschmerzen, eine geringere Stresstoleranz, Schlafstörungen, Muskelkrämpfe, Muskelzuckungen, Herzrhythmusstörungen und Verstopfung. Du siehst also, Magnesiummangel kann einen ganzen »Blumenstrauß« an Symptomen mit sich bringen.

Einnahme: Magnesium ist in vielen Lebensmitteln enthalten, vor allem in Nüssen, Hülsenfrüchten und Vollkornprodukten. Auch Milchprodukte und Gemüse enthalten es. Magnesiumpräparate gibt es in verschiedenen Verbindungen, die sich grob in organische und anorganische Formen einteilen lassen. Die organischen Verbindungen (Magnesiumaspartat, -citrat, -gluconat und -orotat) haben insgesamt eine bessere Bioverfügbarkeit. Deshalb bevorzuge ich Präparate, die gleich mehrere organische Magnesiumverbindungen enthalten. Die anorganischen Verbindungen (Magnesiumoxid, -hydroxid, -sulfat) verwende ich seltener. Magnesiumoxid setze ich aber gezielt bei Verstopfung ein.

Dosierung: Üblicherweise empfehle ich, das Entspannungsmineral abends vor dem Schlafengehen einzunehmen. In der Regel starte ich mit einer Dosis von 400 Milligramm. Bei einem nachgewiesenen, starken Mangel im Vollblut steigere ich im Verlauf auch auf 600 bis 800 Milligramm. Bei höheren Dosierungen ist es sinnvoll, die Menge auf mehrere Portionen am Tag zu verteilen, um Durchfall zu vermeiden.

Selen – der Zellschützer

In meiner Praxis sehe ich Selenmängel ausgesprochen häufig. Entweder liegt der Wert bereits deutlich im roten Bereich oder er befindet sich im unteren Drittel des Normbereichs, was aus funktioneller Sicht ebenfalls nicht optimal ist. Wir leben in Deutschland in einem Selenmangelgebiet. Die Böden enthalten nur wenig Selen, weshalb auch unsere pflanzlichen Lebensmittel und damit auch die Tiere, die wir verzehren, nur wenig Selen enthalten. Die Versorgung über die normale Ernährung ist daher für viele Menschen unzureichend.

Selen erfüllt zahlreiche wichtige Aufgaben im Körper. Es schützt unsere Zellen vor oxidativem Stress, unterstützt das Immunsystem, spielt eine zentrale Rolle bei der Entgiftung – insbesondere in der Leber – und ist für eine normale Schilddrüsenfunktion unersetzlich. Auch an der Regulation von Entzündungsprozessen ist Selen beteiligt.

Im Vergleich zu anderen Mineralien, die hauptsächlich intrazellulär vorkommen, ist es bei Selen nicht ganz so wichtig, dass der Wert im Vollblut bestimmt wird. Der normale Serumwert vom Hausarzt reicht notfalls auch.

Symptome: Ein Selenmangel kann sich in Form von Müdigkeit, Infektanfälligkeit, brüchigen Nägeln, Haarausfall, Konzentrationsproblemen, Muskelschwäche und einer gestörten Schilddrüsenfunktion bemerkbar machen. Ich sehe immer wieder Menschen mit diffuser Erschöpfung und gleichzeitig niedrigem Selenwert.

Einnahme: Eine sehr selenreiche Nahrungsquelle sind Paranüsse, deren Verzehr ich allerdings wegen ihrer natürlichen Radioaktivität nicht regelmäßig empfehlen würde. Sie enthalten vergleichsweise hohe Mengen an Radium, ein radioaktives Element, das die Pflanze über den Boden aufnimmt. In kleinen Mengen ist dies unbedenklich, doch bei regelmäßigem Verzehr kann es bedenklich werden – vor allem, da die Selenwerte der Nüsse zusätzlich stark schwanken und nicht abschätzbar sind. Ansonsten enthalten auch Gemüse, Hülsenfrüchte und tierische Produkte Selen. Um sicher zu wissen, dass genügend Selen aufgenommen wird, bevorzuge ich die Supplementierung. Meist wird hierbei Selenmethionin oder Natriumselenit angeboten. Ich benutze ausschließlich Natriumselenit, weil es sich nicht im Gewebe anreichert, wie Selenomethionin, und daher nicht so schnell zu einer Selenüberladung führen kann.

MARKER FÜR AUSREICHEND SELEN

Selenoprotein P ist ein Transporteiweiß im Blut und gilt als der verlässlichste Marker für die funktionelle Selenversorgung im Körper. Der Wert ist nur in Speziallaboren messbar, er gehört noch nicht zu den Standardverfahren.

Dosierung: Wenn du deinen Wert nicht bestimmen lassen willst, liegst du mit der in Tabletten üblichen Standarddosis von 100 bis 200 Mikrogramm in der Regel richtig. Allerdings könnte es eventuell nicht ausreichen. Bei nachgewiesenem Mangel können auch Dosierungen zwischen 400 und 600 Mikrogramm angesagt sein – in Einzelfällen sogar darüber hinaus. Dann allerdings sollten in regelmäßigen Abständen von drei Monaten die Werte kontrolliert werden. Als Zielwert für eine gute Funktion der Enzyme, die Selen als Co-Faktor verwenden, hat sich in der Mineralvollblutanalyse ein Spiegel von 140 bis 160 Mikrogramm pro Liter bewährt.

Zink – der Immunbooster

Zink ist ein echtes Multitalent und an über 300 enzymatischen Prozessen im Körper beteiligt. Es spielt eine zentrale Rolle für das Immunsystem, die Wundheilung, die Hautgesundheit, den Hormonstoffwechsel und die Regulation von Neurotransmittern im Gehirn.

Ich beobachte in meiner Praxis immer wieder Zinkmängel – selbst bei Menschen, die sich weitgehend gesund ernähren. Das liegt unter anderem daran, dass Zink bei Stress, Infekten, chronischen Entzündungen, bestimmten Medikamenten (beispielsweise Magensäureblockern) oder bei eingeschränkter Aufnahme im Darm schneller verbraucht oder schlechter aufgenommen wird.

Allerdings hat nicht jeder Mensch einen Zinkmangel und sollte es deshalb auch nicht vorsorglich einnehmen. Eine labordiagnostische Bestimmung ist hier in jedem Fall sinnvoll. Zumal die Einnahme nicht immer unkompliziert ist: Gerade auf nüchternen Magen kann Zink Übelkeit verursachen, weshalb es besser zu einer Mahlzeit eingenommen werden sollte.

HPU: WENN DIE ENTGIFTUNG GESTÖRT WIRD

Vielleicht hast du schon einmal von der HPU *(Hämopyrrollaktamurie)* gehört. Dabei handelt es sich um eine Stoffwechselbesonderheit, bei der im Rahmen der Häm-Synthese – also der Bildung des roten Blutfarbstoffs – vermehrt sogenannte Pyrrole gebildet und über den Urin ausgeschieden werden. Dr. Helena Orfanos-Boeckel nennt die HPU in ihrem Buch *Nährstofftherapie* auch »stressassoziiertes Nährstoffverlustsyndrom«, da man neben der genetischen Komponente chronischen Stress als einen der Mitverursacher der Störung vermutet.[63]

Pyrrole haben die Eigenschaft, sich im Körper an wichtige Mikronährstoffe wie Zink, Vitamin B_6 und Mangan zu binden. Das führt dazu, dass diese Nährstoffe dem Körper entzogen und ausgeschieden werden – und dann fehlen, selbst wenn sie ausreichend über die Ernährung zugeführt werden. Betroffene entwickeln daher häufig Mängel an diesen Nährstoffen. Diese können wiederum viele unspezifische Beschwerden verursachen, wie chronische Erschöpfung, Stimmungsschwankungen, Ängste, Depressionen, Konzentrations- und Schlafstörungen, Zyklusunregelmäßigkeiten, Hautprobleme, Infektanfälligkeit und vieles mehr. Viele Patienten berichten, dass sie sich »irgendwie schon immer« erschöpft gefühlt haben.

Die HPU lässt sich unkompliziert über eine Urinuntersuchung nachweisen. Es gibt mittlerweile spezialisierte Labore, wie beispielsweise Biovis, die diesen Test anbieten. Ich persönlich teste die HPU nicht, denn es ergibt sich für mich daraus keine Änderung der Therapie. Diese besteht in erster Linie darin, die entstandenen Nährstoffmängel gezielt auszugleichen. Da jedoch durch die Pyrrolausscheidung größere Verluste entstehen, brauchen HPU-Betroffene in der Praxis häufig deutlich höhere Dosierungen an Mikronährstoffen als allgemein empfohlen.

Symptome eines Zinkmangels: Müdigkeit, Infektanfälligkeit, Haarausfall, brüchige Nägel, trockene Haut, schlechte Wundheilung, Geschmacks- und Geruchsstörungen, depressive Verstimmungen, Reizbarkeit und Konzentrationsprobleme. Auch hormonelle Störungen oder Hautprobleme wie Akne können mit einem Zinkmangel in Verbindung stehen.

Einnahme: Besonders zinkreich sind Austern, wenngleich diese wohl kein Standardlebensmittel für die meisten Menschen darstellen. Auch tierische Produkte wie Fleisch, Milch und Eier sowie Getreide enthalten Zink. Zinkverbindungen aus Pflanzen können oft nicht ganz so gut aufgenommen werden. Zinkpräparate gibt es in verschiedenen Verbindungen. Ich empfehle gern organische Verbindungen wie Zink-Bisglycinat oder Zink-Citrat, da sie insgesamt besser verträglich und gut bioverfügbar sind.

Dosierung: In der Praxis starte ich bei nachgewiesenem Mangel häufig mit 30 Milligramm Zink täglich. Bei starkem Mangel gebe ich zu Beginn schon zweimal 20 Milligramm. Einen Zinkmangel aufzufüllen ist nicht immer ganz einfach. Es bedeutet manchmal, beharrlich im Dreimonatstakt zu messen und nachzujustieren. Manche Menschen brauchen mehr als 100 Milligramm, beispielsweise auf zwei Dosen täglich verteilt.

Wichtig: Bei höheren Zinkdosierungen sollten die anderen Mikronährstoffe, wie zum Beispiel Kupfer und Eisen, mitbestimmt werden, da die Zinkaufnahme die Aufnahme anderer Stoffe beeinflussen kann.

Eisen – die Kraft des Lebens

Eisen ist ein lebenswichtiges Spurenelement, das eine zentrale Rolle beim Sauerstofftransport spielt. Es ist Bestandteil des roten Blutfarbstoffs Hämoglobin, der Sauerstoff in der Lunge aufnimmt und über die Blutbahn in die Körperzellen bringt. Darüber hinaus ist Eisen wichtig für die Energieproduktion, das Immunsystem, die Bildung von Neurotransmittern. Es spielt auch eine wichtige Rolle für eine gesunde Schilddrüse. Diese benötigt Eisen für die Bildung der Schilddrüsenhormone. Oft sehen wir in der Praxis, dass bei niedrigem Speichereisen *(Ferritin)* auch Schilddrüsenwerte nicht optimal sind. Wenn der Mangel dann behoben ist, kann die Schilddrüse wieder viel besser ihrer Arbeit nachgehen.

Eisenmangel ist ausgesprochen häufig, besonders bei Frauen im gebärfähigen Alter. Durch monatliche Menstruationsblutungen, Schwangerschaften, Stillzeiten oder auch vegetarische und vegane Ernährung ist dieser Mangel in meinem Empfinden schon fast zur Norm geworden.

Symptome für Eisenmangel:

- Müdigkeit und Erschöpfung, Konzentrationsstörungen
- Luftnot, Schwindel, Herzrasen
- depressive Verstimmungen, verminderte Stressresistenz
- trockene Haut, eingerissene Mundwinkel, Haarausfall
- Zyklusunregelmäßigkeiten bei Frauen
- Infektanfälligkeit
- Restless-Legs-Syndrom (unruhige Beine)

Einnahme: Eine Eisenaufnahme über die Nahrung ist mit Fleisch, Hülsenfrüchten, grünem Blattgemüse und Vollkornprodukten möglich. Allerdings wird pflanzliches Eisen schlechter aufgenommen. Bei bestehendem Mangel empfehle ich häufig die Substitution mit Eisenpräparaten.

In der Praxis sehe ich jedoch immer wieder, dass orale Eisenpräparate bei Betroffenen zu Magen-Darm-Beschwerden wie Übelkeit, Völlegefühl, Bauchschmerzen oder Verstopfung führen. Ich würde daher mit einer niedrigeren Dosierung unter 50 Milligramm starten.

Außerdem hat sich eine Einnahme nur jeden zweiten Tag bewährt. In unserem Darm gibt es nämlich einen Regulationsmechanismus über Hepcidin, ein Peptidhormon, das den Eisenstoffwechsel steuert. Nach der Einnahme von Eisen steigt der Hepcidin-Spiegel deutlich an und bleibt für etwa 24 Stunden erhöht. Ist Hepcidin hoch, hemmt es die Eisenaufnahme im Darm, um eine Überladung mit Eisen zu verhindern. Das bedeutet: Nimmst du am nächsten Tag erneut Eisen, trifft es auf einen immer noch erhöhten Hepcidin-Spiegel und kann schlechter aufgenommen werden. Gleichzeitig steigt die Wahrscheinlichkeit für Nebenwirkungen.

Tipp: Achte darauf, Eisen nicht mit Milchprodukten oder Kaffee zusammen einzunehmen – sie verschlechtern die Aufnahme. Vitamin C hingegen verbessert sie. Auch solltest du vermeiden, Eisen zusammen mit anderen Medikamenten oder Mineralien einzunehmen.

Da sich für viele Patienten die Eiseneinnahme zäh gestaltet, bin ich mittlerweile immer großzügiger in der Empfehlung von Eiseninfusionen. Die Angst davor stammt noch von älteren Präparaten, die damals häufiger allergische Reaktionen ausgelöst haben. Mit den heutigen Produkten, wie Ferrinject®, habe ich ausgezeichnete Erfahrungen gemacht und beobachte nur äußerst selten Nebenwirkungen.

Leider werden Eiseninfusionen von der Kasse erst getragen, wenn der rote Blutfarbstoff schon im Keller ist und der Eisenspeicherwert im roten Bereich liegt. Menschen, deren Eisenspeicher dauerhaft im unteren Referenzbereich liegt und sich nicht mit oralen Präparaten beheben lässt, müssen eine Infusion selbst zahlen. Erschwert wird dies allerdings dadurch, dass sehr viele Ärzte keine Eiseninfusionen geben mögen. Du musst gegebenenfalls etwas länger suchen.

Zielwert: Beim Ferritin – dem Eisenspeicherwert – liegt der Referenzbereich zwar bei 15 bis 160 Mikrogramm pro Liter, doch aus funktioneller Sicht sprechen wir bei Werten unter 70 Mikrogramm pro Liter bereits von einem Mangel, auch wenn das Labor noch »Norm« angibt. Gerade Frauen im gebärfähigen Alter liegen mit ihrem Eisenspeicherwert oft unterhalb von 100 Mikrogramm pro Liter. Unser Ziel: bei Frauen über 70 Mikrogramm pro Liter, idealerweise um 100 Mikrogramm pro Liter. Bei Männern darf der Ferritinwert auch deutlich höher liegen, gern bei über 150 Mikrogramm pro Liter.

VORSICHT BEI ENTZÜNDUNGEN

Ferritin ist auch ein sogenanntes Akute-Phase-Protein – das heißt, es kann sich bei Entzündungen im Körper erhöhen. Unter solchen Umständen würde die Eisenversorgung fälschlich als ausreichend oder sogar zu hoch eingeschätzt. Deshalb ist es sinnvoll, parallel das CRP *(C-reaktives Protein)* als Entzündungsmarker mitzubestimmen.

Zusätzlich kann die Transferrinsättigung Aufschluss geben. Sie zeigt, wie viel Prozent des Transportproteins Transferrin aktuell mit Eisen beladen ist. Optimal liegt sie zwischen 20 und 45 Prozent.

Bei Eisen gilt nicht »viel hilft viel«. Ein Zuviel kann schaden – daher ist eine gezielte, laborgestützte Diagnostik besonders wichtig.

Jod – die Schilddrüsenkraft

Jod gehört zu den Spurenelementen und ist vor allem für die Produktion der Schilddrüsenhormone T3 (das aktive *Trijodthyronin*) und T4 (das Vorläuferhormon *Thyroxin*) essenziell. Ohne Jod kann die Schilddrüse keine Hormone bilden. Diese wiederum sind entscheidend für den Stoffwechsel, die Energieproduktion, das Wachstum, die Entwicklung des Gehirns – und nicht zuletzt für ein ausgeglichenes Nervensystem. Jod ist aber nicht nur wegen der Schilddrüsenwirkung wichtig für den Körper, auch andere Gewebe, wie Prostata, Eierstöcke und Brustgewebe, brauchen Jod.

Was viele nicht wissen: Deutschland gilt immer noch als Jodmangelgebiet, trotz Jodsalz und jodierten Lebensmitteln.

Symptome eines Jodmangels: Müdigkeit, Antriebslosigkeit, Kälteempfindlichkeit, Konzentrationsprobleme, Zyklusunregelmäßigkeiten und eine Kropfbildung (vergrößerte Schilddrüse) können auftreten. Ein dauerhaft zu niedriger Jodstatus kann sich auch in psychischen Symptomen wie Antriebslosigkeit, Brain Fog *(Gehirnnebel)* und gedrückter Stimmung zeigen. Er kann auf Dauer zu einer Schilddrüsenunterfunktion führen und begünstigt die Entwicklung von Schilddrüsenknoten. Auch in der Schwangerschaft und Stillzeit ist eine gute Jodversorgung entscheidend für die gesunde Entwicklung des Kindes, insbesondere im Bereich des Gehirns.

Diagnostik: Die Bestimmung von Jod im Blut ist wenig aussagekräftig, da der Spiegel stark schwanken kann. Da Jod überwiegend über den Urin ausgeschieden wird, hat sich die Messung im Urin bewährt – insbesondere im Morgenurin. Ein höherer Wert gilt hier als positiv, da er zeigt, dass die Niere nicht versucht, Jod zurückzuhalten – was sie bei Mangel tun würde. Dennoch ist auch dieser Wert nur orientierend, da die Ausscheidung ebenfalls Schwankungen unterliegt.

Am zuverlässigsten ist der sogenannte Jodbelastungstest: Dabei wird zunächst eine definierte Menge Jod eingenommen, anschließend wird die Ausscheidung über 24 Stunden hinweg im Urin gemessen. Dieser Test ist allerdings aufwendiger und wird daher im Praxisalltag seltener eingesetzt. Ich arbeite gern pragmatisch: Bei klinischem Verdacht auf Jodmangel supplementiere ich häufig direkt.

Einnahme: In der Praxis prüfe ich zunächst immer, ob eine Schilddrüsenüberfunktion vorliegt, da eine Jodgabe in diesem Fall die Beschwerden deutlich verschlechtern kann.

Bei einer Unterfunktion durch Hashimoto-Thyreoiditis, also einer autoimmunen Entzündung der Schilddrüse, heißt es oft, Jod sei tabu. Das gilt jedoch nur während akuter Entzündungsschübe mit sehr hohen Antikörperspiegeln. Außerhalb dieser Phasen brauchen auch Hashimoto-Betroffene Jod.

Gerade bei einer vergrößerten Schilddrüse ist eine gute Jodversorgung wichtig, um ein weiteres Wachstum und die Entstehung von Knoten zu verhindern. Bei bestehenden Knoten sollte vorher ärztlich geklärt sein, ob es sich um »heiße Knoten« handelt, die eigenständig Hormone produzieren – denn diese könnten durch Jod zusätzlich aktiviert werden.

Wenn keine Kontraindikation besteht, sind niedrig dosierte Jodpräparate – beispielsweise 100 bis 300 Mikrogramm aus Kelpalgen – in der Regel unbedenklich. Höhere Dosierungen sollten ärztlich begleitet werden. 300 Mikrogramm Jod gehören zu meiner persönlichen Standardsupplementierung.

LITHIUM – ESSENZIELLES SPURENELEMENT?

Lithium wird in hoher Dosis (mehrere 100 Milligramm pro Tag) als Medikament bei psychiatrischen Erkrankungen verordnet. Doch in winzigen Mengen kommt es auch natürlich vor, beispielsweise im Trinkwasser. Studien deuten darauf hin, dass niedrige Lithiumspiegel mit einer erhöhten Suizidrate, kognitivem Abbau und einem höheren Demenzrisiko in Verbindung stehen.[64, 65] In Kleinstmengen scheint Lithium nervenschützend, entzündungshemmend und demenzprotektiv zu sein – ganz ohne die Nebenwirkungen der Hochdosistherapie. Immer mehr Wissenschaftler, wie beispielsweise Michael Nehls, plädieren dafür, Lithium als essenzielles Spurenelement anzuerkennen, damit es auch freiverkäuflich in niedrigster Dosis (circa 1 Milligramm Lithiumorotat täglich) erhältlich ist. Nähere Infos zu diesem Thema gibt es auf der Internetseite von Michael Nehls oder in seinem aktuellen Buch *Das Lithium-Komplott.*[66]

B-Vitamine – das Nervenvitamin-Team

Die B-Vitamine gehören zu den bekanntesten Mikronährstoffen, wenn es um das Nervensystem geht – und das völlig zu Recht. Sie mischen wirklich bei zahlreichen Stoffwechselprozessen im Körper mit. B-Vitamine wirken hierbei wie Zahnräder, die ineinandergreifen, weshalb es in der Praxis oft sinnvoll ist, einen gut abgestimmten B-Komplex einzunehmen statt nur einzelne B-Vitamine. Hier versammeln sich:

- **Vitamin B_1 (Thiamin):** unterstützt die Reizweiterleitung in den Nervenbahnen und hilft beim Abbau von Kohlenhydraten zur Energiegewinnung.
- **Vitamin B_2 (Riboflavin):** wirkt als Energieaktivierer, wichtig also für die Umwandlung von Nahrung in Energie und den Schutz vor oxidativem Stress.
- **Vitamin B_3 (Niacin):** der Stoffwechselbooster, spielt eine Schlüsselrolle in über 200 enzymatischen Reaktionen – besonders im Energiestoffwechsel sowie im Insulin- und Cholesterinstoffwechsel.
- **Vitamin B_5 (Pantothensäure):** ein Wundheilungswunder, bekannt für seine Wirkung in der Wund- und Heilsalbe. Darüber hinaus ist es an vielen Stoffwechselprozessen beteiligt, unter anderem bei der Energiebildung und Cholesterinsynthese. Auch die Bildung von Neurotransmittern braucht B_5.
- **Vitamin B_6 (Pyridoxin):** ein Stimmungsregulator. Wichtig für die Bildung von Neurotransmittern wie Serotonin, Dopamin und Melatonin und auch der roten Blutkörperchen. Sämtliche Stoffwechselvorgänge wie Proteinherstellung und Fettstoffwechsel brauchen B_6.
- **Vitamin B_7 (Biotin):** bekannt für gesunde Haut, Haare und Nägel – aber auch für den Fett- und Zuckerstoffwechsel.
- **Vitamin B_9 (Folsäure/Folat):** unverzichtbar für Zellwachstum, Blutbildung und in der Schwangerschaft.
- **Vitamin B_{12} (Cobalamin):** für den Myelinschutz und ausreichend Energie. Wichtig für die Bildung roter Blutkörperchen und den Schutz der Nervenbahnen.

Besonders bei stressgeplagten Menschen zeigt sich immer wieder ein erhöhter Bedarf an B-Vitaminen, da diese vermehrt verbraucht werden. In meiner ganzheitlichen Sprechstunde hatte bisher kein einziger Patient einen vollkommen ausgeglichenen B-Vitaminhaushalt. Besonders häufig sehe ich B_6-, B_{12}- und Folsäuremängel.

Vorkommen von B-Vitaminen: Zum einen haben wir die tierischen Hauptquellen. B_{12}, B_2 und B_3 finden sich in Fleisch, Fisch, Eiern und Milchprodukten. Während B_{12} ausschließlich in tierischen Produkten enthalten ist, sind B_2 und B_3 in kleinen Mengen auch in pflanzlichen Lebensmitteln wie Pilzen, Vollkorn und Blattgemüse enthalten. B_1, B_6, B_7 und B_9 finden sich auch in pflanzlichen Lebensmitteln wie Vollkorngetreide, Hülsenfrüchten, Nüssen, Samen, Kartoffeln und grünem Gemüse. Sie gehen bei starker Verarbeitung jedoch leicht verloren.

B-Vitamine müssen im Körper häufig erst in ihre aktive Form umgewandelt werden, um wirksam zu sein. Gerade bei genetischen Besonderheiten oder chronischer Belastung funktioniert diese Umwandlung jedoch oft nur eingeschränkt. Deshalb empfehle ich hochwertige B-Komplex-Präparate, die bereits bioaktive Formen enthalten. Ein gutes Produkt erkennst du daran, dass die aktive Form des Vitamins klar deklariert ist – zum Beispiel »Methyltetrahydrofolat« statt nur »Folsäure«. Hersteller, die solche aktiven Formen verwenden, weisen in der Regel sichtbar auf der Verpackung oder in der Beschreibung darauf hin, denn diese Produkte sind hochwertiger und teurer als einfache Produkte aus dem Drogeriemarkt.

Bestimmung: Ich messe nur selten alle einzelnen B-Vitamine. In der Kassensprechstunde bestimme ich bei psychischen Beschwerden oder neurologischen Symptomen immer Folsäure und Vitamin B_{12} über das örtliche Labor. Schon Werte im unteren Drittel des Referenzbereichs deuten auf einen funktionellen Mangel hin – dann behandle ich in der Regel mit einem hochwertigen B-Komplex.

Wer starke Stresssymptome und Müdigkeit aufweist, kann auch erst einmal ohne B-Vitamin-Bestimmung für drei Monate einen B-Komplex einnehmen und die Werte anschließend kontrollieren lassen. Dabei zeigt sich dann, ob einzelne B-Vitamine in höherer Dosierung einzeln verabreicht werden müssen.

Wenn meine Patienten bereit sind, die Untersuchung selbst zu bezahlen, lasse ich gern direkt die bioaktiven Formen der B-Vitamine bestimmen. Dafür nutze ich das kleine B-Vitamin-Profil bioaktiv des Labors IMD Berlin. Auch hier gilt: Ich orientiere mich nicht nur am Normbereich, sondern strebe – wie bei vielen Nährstoffen – Werte im oberen Drittel an.

HOMOCYSTEIN

Ein guter Funktionsparameter für den B_6-, B_{12}- und Folsäurehaushalt ist das Homocystein, ein Zwischenprodukt des Stoffwechsels, zu dessen Abbau die genannten B-Vitamine gebraucht werden. Wenn sein Spiegel im Blut zu hoch ist, gibt es offenbar zu wenig dieser B-Vitamine. Das kann die Gesundheit beeinträchtigen und beispielsweise zu Blutgerinnungsstörungen, erhöhtem Risiko für Herz-Kreislauf-Erkrankungen, Konzentrationsstörungen und depressiven Verstimmungen beitragen. In der Schwangerschaft erhöht ein zu hoher Wert das Risiko für Früh- oder Fehlgeburten. Auch auf die Knochengesundheit wirkt sich Homocystein negativ aus – es steht im Verdacht, Osteoporose zu begünstigen.[67] Optimal ist es, wenn der Homocysteinspiegel nicht mehr als sechs bis acht Mikromol pro Liter beträgt.

Noch ein paar wichtige Fakten zu B_6, B_{12} und Folsäure: Diese B-Vitamine sind wasserlöslich und wenn wir genügend von ihnen haben, scheiden wir sie einfach mit dem Urin aus. Einzig bei B_6 kann es bei langfristig sehr hoher Dosierung zu einer Überdosierung mit Nervenstörungen wie Kribbeln, Brennen, Sensibilitätsstörungen, Muskelschwäche und Gangunsicherheit kommen. Deshalb empfehle ich Menschen, die substituieren, den Wert mindestens einmal im Jahr zu kontrollieren und dauerhaft keine Dosierungen über 25 bis 50 Milligramm einzunehmen. In der Anfangsphase einer Mängelbehebung, wenn oft höhere Dosen nötig sind, kontrolliere ich den Spiegel deutlich engmaschiger – in der Regel alle drei Monate.

Die Angst vor einer möglichen Überdosierung sollte dich nicht abhalten, B_6 einzunehmen. Auch hier gilt wieder: Ein Mangel ist die Regel, während Symptome durch eine Überdosierung selten sind.

Vitamin B_{12}: Ein Vitamin-B_{12}-Mangel ist einer der häufigsten B-Vitamin-Mängel. Das liegt unter anderem daran, dass seine Aufnahme im Darm davon abhängt, ob die magensäureproduzierenden Zellen ausreichend *Intrinsic Factor* bilden. Dieser wirkt wie ein Taxi, das Vitamin B_{12} sicher durch den Darm in die Körperzellen transportiert. Mit zunehmendem Alter nimmt die Produktion des Intrinsic Factors jedoch häufig ab – und auch die weit verbreitete Einnahme von Magensäureblockern und anderen Medikamenten verschärft dieses Problem. So kann es trotz ausreichender Zufuhr über die Ernährung zu einem Mangel kommen. Wenn Vegetarier oder Veganer von Depressionen, Schwäche und Müdigkeit berichten, schaue ich immer nach einem Vitamin-B_{12}-Mangel. Häufig werde ich hier fündig, wenn kein B_{12} substituiert wurde.

In den gängigen Präparaten ist zumeist *Cyanocobalamin* enthalten – eine synthetische Form von Vitamin B_{12}, die im Körper erst noch in die aktive Form umgewandelt werden muss. Biologisch aktiv sind nur *Methylcobalamin* und *Adenosylcobalamin*.

Um einen Mangel wirklich auszugleichen, verwende ich neben eines B-Komplexes gern ein Einzelpräparat: häufig mindestens 1000 Mikrogramm Vitamin B_{12}, manchmal auch mehr. In der Regel empfehle ich nicht mehr als 5000 Mikrogramm Vitamin B_{12}. Biotin sollte hierbei immer dazugegeben werden, weil es sonst zu Akne kommen kann.

EINNEHMEN IST NICHT GLEICH AUFNEHMEN

Eine wichtige Weisheit, die ich meinen Patienten immer mitgebe, ist: »Einnehmen ist nicht gleich aufnehmen!« Nur weil wir einen Nährstoff zu uns nehmen, heißt das nämlich noch nicht, dass unser Körper ihn auch wirklich nutzen kann. Damit das gelingt, müssen viele Dinge zusammenspielen – zum Beispiel eine gut funktionierende Verdauung, der richtige Zeitpunkt der Einnahme und die passenden Kombinationen mit anderen Stoffen. Wenn etwa die Magensäure zu schwach ist oder Entzündungen im Darm vorliegen, kann der Körper bestimmte Nährstoffe schlechter aufnehmen. Auch manche Medikamente können die Aufnahme behindern oder dafür sorgen, dass Nährstoffe schneller wieder ausgeschieden werden. Und selbst die Mischung macht einen Unterschied: Zu viel Zink kann zum Beispiel die Aufnahme von Kupfer behindern, und Kalzium kann sich ungünstig auf die Eisenaufnahme auswirken. Wichtig ist mir dabei: Man muss nicht alles isoliert und perfekt abgestimmt einnehmen. Am Ende tut man aufgrund der Angst, etwas falsch zu machen, gar nichts. Viele Nährstoffe kommen in der Nahrung ja auch gemeinsam vor und unterstützen sich gegenseitig.

INDIREKTE MANGELZEICHEN IM BLUTBILD

Ob die roten Blutkörperchen eher klein (Eisenmangel) oder groß sind (Folsäure- und B_{12}-Mangel), kann im Blutbild am MCV *(Mean Corpuscular Volume*, »mittleres Volumen des roten Blutkörperchens«) und MCH *(Mean Corpuscular Hemoglobin*, »mittlerer Hämoglobingehalt im roten Blutkörperchen«) gesehen werden. Dies ist gut zu wissen, da ein Blutbild sogar Ärzte durchführen, die Nährstoffbestimmungen eher für Unsinn halten.

Folsäure: Einige Menschen haben eine genetische Variante, bei der das Enzym, das Folsäure in die aktive Form *(5-MTHF, 5-Methyltetrahydrofolat)* umwandelt, nicht gut funktioniert. In diesem Fall bringt selbst die Einnahme von Folsäure – etwa in der Schwangerschaft zur Vorbeugung eines offenen Rückens – wenig Nutzen. Einige gängige Präparate für die Schwangerschaftsversorgung enthalten jedoch noch immer die preisgünstigere Vorstufe. Auch hier empfehle ich daher, die aktive Form einzunehmen.

Bei Mangelzuständen verwende ich gern einen B-Komplex, der 800 Mikrogramm Folsäure enthält. Reicht diese Dosierung bei der Kontrollmessung nicht aus, um den Spiegel anzuheben, erhöhe ich die Dosis.

Genauso wie Eisendefizite können sowohl Vitamin-B_{12}- als auch Folsäuremängel zu einer Blutarmut führen. Während bei Eisenmangel die roten Blutkörperchen eher klein werden, sind sie bei Folsäure- und Vitamin-B_{12}-Mangel eher vergrößert. Auch die weißen Blutkörperchen *(Leukozyten)* sowie die Blutplättchen *(Thrombozyten)* können vermindert sein.

Vitamin D – das Sonnenvitamin

Vitamin D gehört wie die Vitamine E, K und A zu den fettlöslichen Vitaminen. Streng genommen ist es gar kein Vitamin, sondern ein Hormon, das wir mithilfe von Sonnenlicht in mehreren enzymatischen Schritten selbst bilden können. Stell dir das so vor: Vitamin D_3 ist der Rohstoff – ähnlich wie ein Teigling vor dem Backen. Erst durch den richtigen »Backprozess« im Körper entsteht das fertige Produkt: *Calcitriol*. Oder genauer: Durch Sonnenlicht oder Nahrung entsteht aus Cholesterin in der Haut Vitamin D_3 *(Cholcalciferol)*. In der Leber wird daraus *Calcidiol (25-Hydroxycholecalciferol)*. In den Nieren wird dann durch weitere Enzyme das *Calcitriol (1,25-Dihydroxycholecalciferol)* gebildet.

Um hier Klarheit zu schaffen, weil diese Hormonstufen gern verwechselt werden und einfach pauschal von »Vitamin D« gesprochen wird: Wenn dir Blut abgenommen wird, dann wird meist das Calcidiol gemessen. Wenn du allerdings Vitamin D einnimmst, dann ist von dessen Vorstufe – dem Cholecalciferol – die Rede. Calcitriol wird häufig als das aktive Vitamin D bezeichnet. Allerdings hat auch Calcidiol bereits wichtige Wirkungen im Körper, wie beispielsweise eine immunregulierende Wirkung.

Aufgaben von Vitamin D im Überblick: Vitamin D ist weit mehr als nur der »Knochenvitamin-Klassiker«. Zwar hilft es dabei, den Kalzium- und Phosphathaushalt zu regulieren, indem es beispielsweise dafür sorgt, dass Kalzium im Darm vermehrt aufgenommen und im Notfall aus dem Knochen mobilisiert werden kann – aber eben nicht nur, wie du gleich noch lesen wirst.

Dass Kalzium aus dem Knochen mobilisiert wird, klingt zunächst ungünstig für den Knochen, ist aber ein lebenswichtiger Mechanismus: Denn der Kalziumspiegel im Blut muss konstant gehalten werden, um Funktionen wie Muskelarbeit, Nervenleitung und Herzrhythmus aufrechtzuerhalten. Der Körper priorisiert daher kurzfristig die

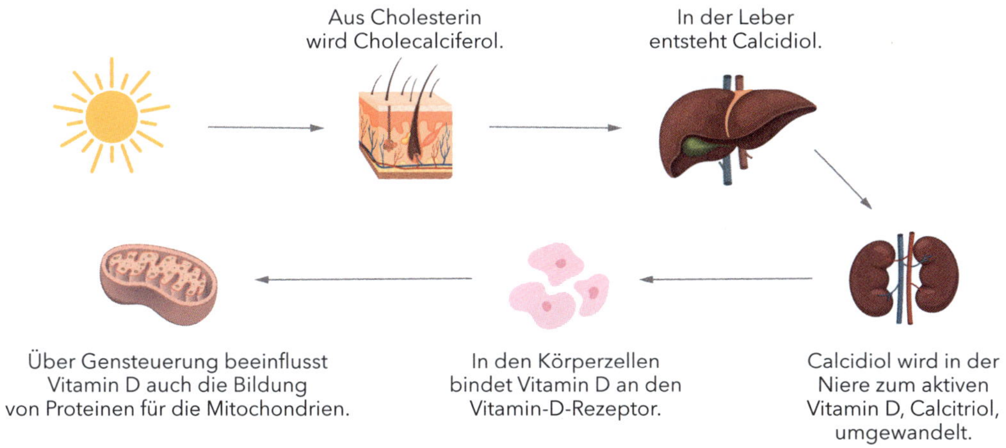

Vitamin D entsteht im Körper in mehreren Schritten und hat Einfluss auf den ganzen Körper.

Versorgung des Blutes. Dies ist absolut sinnvoll und stellt kurzfristig kein Problem dar. Erst auf Dauer würde es zu Lasten der Knochensubstanz gehen.

Vitamin D unterstützt darüber hinaus aber auch die Arbeit unserer Immunzellen und hilft, chronische Entzündungen im Körper zu bremsen. Es wirkt stabilisierend auf die Zellmembranen, spielt eine Rolle bei der Bildung von Botenstoffen wie Serotonin (unserem Wohlfühlhormon) und fördert die Muskelkraft. Auch das Herz-Kreislauf-System profitiert von einem guten Vitamin-D-Spiegel. Besonders spannend: Schon während der Schwangerschaft ist Vitamin D wichtig für die gesunde Entwicklung des kindlichen Gehirns – und auch im weiteren Leben unterstützt es kognitive Funktionen. Symptome, die mit Vitamin-D-Mangel einhergehen können, sind eine erhöhte Infektanfälligkeit, Müdigkeit und Erschöpfung, Konzentrationsstörungen, Antriebslosigkeit und depressive Verstimmungen, Muskel- und Knochenschmerzen, Schlafstörungen und Nervosität.

Vitamin-D-Mangel: Ein verbreitetes Problem, denn gerade im Winterhalbjahr ist es in unseren Breitengraden nahezu unmöglich, ausreichend Vitamin D über Sonnenlicht zu bilden. Hinzu kommt, dass wir uns oft in Innenräumen aufhalten und im Sommer konsequent Sonnenschutz verwenden – beides reduziert die körpereigene Vitamin-D-Produktion erheblich. Wenn jemand neu in meine Praxis kommt und kein Vitamin D einnimmt, gehe ich meist sehr sicher von einem Mangel aus – und das hat sich in zahlreichen Blutwerten bestätigt. Selbst Menschen, die »viel draußen« sind, erreichen oft keine ausreichenden Spiegel. Der niedrigste Wert, den ich je gemessen habe, stammte sogar von einer Kindergärtnerin, die täglich mit den Kindern draußen war.

Auffällig ist auch: Während wir Säuglingen routinemäßig Vitamin D geben, hören viele im Kleinkindalter damit auf – obwohl Kinder heute oft ganztägig mit Sonnencreme geschützt sind. Gerade Kinder und Jugendliche brauchen im Wachstum allerdings unglaublich viele Baustoffe für den Aufbau des Körpers, auch über Vitamin D hinaus. Ich empfehle ganz klar allen Menschen, Vitamin D einzunehmen, vor allem im Winter.

Diagnostik: Der Standardparameter, der auch in einer Hausarztpraxis gemessen werden kann, ist der 25(OH)-Vitamin-D_3-Spiegel (Calcidiol) im Blut. Erst Werte unter 30 Nanogramm pro Milliliter gelten als zu niedrig, wenngleich wir in meiner Praxis für eine gute Versorgung einen Wert von 50 bis 60 Nanogramm pro Milliliter anstreben.

Einnahme: Vitamin D sollte immer individuell dosiert werden. Die Dosis richtet sich nach dem Ausgangswert, dem Körpergewicht, der Jahreszeit und dem individuellen Bedarf. Sind die Werte sehr niedrig, ist es sinnvoll, mit einer sogenannten Aufsättigung zu beginnen. Das heißt, dass zunächst über vier Wochen höhere Dosierungen eingenommen werden, um dann auf eine Erhaltungsdosis überzugehen. Bei diesem sehr niedrigen Wert von 4 Nanogramm pro Milliliter beispielsweise habe ich zu Beginn 20 000 Einheiten täglich zusammen mit K_2 und 400 Milligramm Magnesium empfohlen, um dann auf eine Erhaltungsdosis von 4000 Einheiten überzugehen.

Vitamin D wird meist in sogenannten Internationalen Einheiten (IE oder IU für *International Units*) angegeben. In manchen Quellen findet man stattdessen Mikrogramm (µg). Auch wichtig zu wissen: Manche Labore messen Vitamin D in Nanomol pro Liter. Um auf Nanogramm pro Milliliter zu kommen, müsstest du diesen Wert durch 2,5 teilen. Zur Orientierung: 1 Mikrogramm entspricht 40 Internationalen Einheiten. Immer gilt: Messen – Einnehmen – Messen – Einnehmen. Zu Beginn wird alle drei Monate gemessen, denn nur so kann die Erhaltungsdosis ermittelt werden.

DIE KOMBINATION MIT K_2

In der Ursachenmedizin geben wir uns mit dem Calcidiolwert allein nicht zufrieden. Denn damit der Vitamin-D-Stoffwechsel optimal funktioniert, sollten einige weitere Nährstoffe im Lot sein. Die »Freunde« von Vitamin D sind: Magnesium, Kalzium, Bor und K_2.[68] Auch Vitamin A ist hier wichtig.

Wer seinen Vitamin-K_2-Wert nicht kennt, dem empfehle ich grundsätzlich, Vitamin K_2 mit Vitamin D zusammen einzunehmen. Es gibt beide Mikronährstoffe auch in Kombipräparaten. In meiner Sprechstunde messe ich das eher wenig bekannte Vitamin – das eine wichtige Rolle dabei spielt, Kalzium aus dem Blut in die Knochen zu bringen und Ablagerungen in den Gefäßen zu vermeiden – über den Funktionswert *untercarboxyliertes Osteocalcin.* Ein erhöhter Wert spricht für einen K_2-Mangel. Wer seinen Vitamin-K_2-Wert nicht kennt, dem empfehle ich grundsätzlich, Vitamin K_2 gemeinsam mit Vitamin D einzunehmen.

Eine Einnahme von 4000 Einheiten wird dabei prinzipiell als sicher angesehen.[69] Hiermit kannst du auch ohne Messung nicht überdosieren. Ich empfehle aber immer, den Vitamin-D-Wert zu messen und individuell zu dosieren. Im Internet gibt es einige Rechner, in die man Gewicht, den aktuellen Vitamin-D-Spiegel sowie den Zielwert eingeben kann, woraufhin die nötige Dosis ermittelt wird.[70]

Insgesamt pendeln sich die meisten Patienten nach einer anfänglichen Aufsättigung auf eine Dosis von 3000 bis 5000 Einheiten ein, um einen Zielwert von 60 Nanogramm pro Milliliter zu erreichen. Definitiv sind die Dosierungen höher als die 800 Einheiten Vitamin D, die von der Deutschen Gesellschaft für Ernährung (DGE) empfohlen werden. Hiermit bin ich noch auf keinen grünen Zweig gekommen.

Manche Menschen haben Sorge, dass zu viel Vitamin D dazu führen könnte, dass sich zu viel Kalzium im Blut ansammelt. Denn Vitamin D unterstützt ja die Aufnahme von Kalzium aus dem Darm. Wenn man davon dauerhaft zu viel nimmt, kann es in seltenen Fällen passieren, dass der Kalziumwert zu stark ansteigt – was dann Beschwerden wie Übelkeit, Schwäche oder sogar Probleme mit den Nieren oder dem Herzen verursachen kann. Fachleute sprechen in solchen Fällen von einer Kalzium-Überladung oder Hyperkalzämie. Ich persönlich habe allerdings noch keine durch Vitamin D erzeugte Kalziumüberladung erlebt. Bisher hatte ich zwei Patienten, deren Vitamin-D-Wert über das empfohlene Maß angestiegen war – ohne jedoch einen erhöhten Kalziumspiegel zu erzeugen. Beide Male war der hohe Spiegel auf einen Dosierungsfehler der Patienten zurückzuführen. Es muss also immer genau geprüft werden, wie viele Einheiten Vitamin D im Präparat enthalten sind. Damit es leicht geht, empfehle ich gern ein Öl mit 1000 Einheiten pro Tropfen. So verwenden wir in unserer Familie alle dasselbe Fläschchen und ich verteile die Tropfen gern abends am Esstisch.

Omega-3-Fettsäuren – die Entzündungsbändiger

Omega-3-Fettsäuren zählen zu den mehrfach ungesättigten Fettsäuren und sind essenzielle Fette, die unser Körper nur zu einem sehr geringen Anteil selbst herstellen kann. Sie müssen über die Nahrung aufgenommen werden. Ihre zentrale Bedeutung für unser Nervensystem und unsere Gesundheit im Allgemeinen wird in Forschung und Praxis derzeit immer deutlicher.

WAS BEDEUTET »MEHRFACH UNGESÄTTIGT«?

Fette bestehen chemisch betrachtet aus Fettsäuren. Diese setzen sich aus langen Ketten von Kohlenstoff- (C) und Wasserstoffatomen (H) zusammen. Je nachdem, wie diese Ketten aufgebaut sind, unterscheiden wir zwischen gesättigten, einfach ungesättigten und mehrfach ungesättigten Fettsäuren.

- Gesättigte Fettsäuren haben keine »Lücken« in ihrer Kette. Alle Bindungsstellen sind mit einem Wasserstoffatom besetzt.
- Einfach ungesättigte Fettsäuren haben eine einzelne Doppelbindung, also eine kleine Lücke, an der zwei Kohlenstoffatome miteinander doppelt verbunden sind. Hierzu zählt zum Beispiel auch das Olivenöl, das mit seinen sehr wertvollen sekundären Pflanzenstoffen ebenfalls sehr gesund und ein wichtiger Bestandteil der mediterranen Kost ist.
- Mehrfach ungesättigte Fettsäuren – wie Omega-3- und Omega-6-Fettsäuren – haben sogar mehrere dieser Doppelbindungen. Die Zahlen 3 und 6 geben an, an welcher Stelle der Fettsäurekette die erste Doppelbindung sitzt – am dritten oder am sechsten Kohlenstoffatom. Diese machen mehrfach ungesättigte Fettsäuren besonders flexibel, flüssig und reaktionsfreudig. Genau das macht sie für unseren Körper so wertvoll: Sie halten Zellmembranen geschmeidig und unterstützen wichtige Funktionen, insbesondere im Nervensystem sowie im Herz-Kreislauf-System.

Die wichtigsten Omega-3-Fettsäuren für den Menschen sind EPA *(Eicosapentaensäure)* und DHA *(Docosahexaensäure)*. EPA und DHA sind nur in aquatischen Nahrungsmitteln, wie Fisch und Algen, enthalten. Die gesundheitsförderlichen Wirkungen, von denen gleich gesprochen wird, sind ausschließlich auf sie zurückzuführen. Oft bekomme ich von Patienten jedoch zu hören, dass sie genügend Omega-3-Fettsäuren einnehmen, sie würden schließlich Leinöl über ihr Müsli geben. Leinöl enthält allerdings die Omega-3-Fettsäure Alpha-Linolensäure (ALA), welche nicht die antientzündlichen Wirkungen im Körper entfaltet wie EPA und DHA. Sie kann im Körper zwar zu einem geringen Teil in diese umgewandelt werden, das reicht allerdings nicht für eine optimale Versorgung.

Bedeutung: Omega-3- und Omega-6-Fettsäuren sind beide wichtig. Während Omega-6-Fettsäuren – vereinfacht gesagt – eher entzündungsfördernd wirken, helfen Omega-3-

Fettsäuren dabei, Entzündungsprozesse wieder zur Ruhe zu bringen. Beides ist notwendig: Unser Körper braucht die Fähigkeit, bei Gefahr eine Entzündung einzuleiten, aber eben auch, sie anschließend wieder zu regulieren.

In unserer modernen Ernährung nehmen wir nun deutlich mehr Omega 6 als Omega 3 zu uns, was das natürliche Gleichgewicht aus der Balance bringt. Die Wippe kippt in Richtung chronische Entzündung, was langfristig krank machen kann.

Neben der entzündungsregulierenden und immunstärkenden Funktion haben Omega-3-Fettsäuren aber auch noch weitere Wirkungen. Dazu gehört:

- **zellschützend:** Sie stärken die Flexibilität und Stabilität der Zellmembranen. Das verbessert die Kommunikation zwischen den Zellen, besonders im Nervensystem.
- **stimmungsaufhellend:** Studien zeigen, dass sich Omega-3-Fettsäuren positiv auf depressive Verstimmungen, Angst und die Verarbeitung von Stress auswirken können.
- **herzschützend:** Sie senken das Risiko für Herzinfarkt und plötzlichen Herztod.

Symptome, die mit Omega-3-Mangel in Verbindung stehen, sind folglich Konzentrationsstörungen, Gedächtnisprobleme, depressive Verstimmungen, Hautprobleme, chronische Entzündungen und eine Schwäche des Immunsystems.

Omega 3 im Alltag: Viele Menschen nehmen nicht genügend Omega 3 auf. Ein Grund dafür ist, dass wir uns oft von Lebensmitteln ernähren, die eher reich an Omega-6-Fettsäuren sind (Sonnenblumenöl, Fertiggerichte, tierische Fette). Diese Fettsäuren sind nicht per se schlecht und werden auch gebraucht, aber das Verhältnis von Omega 6 zu Omega 3 ist entscheidend. Ideal wäre etwa 2:1 bis 5:1. In der Realität liegt dieses Verhältnis jedoch deutlich höher.

Omega 3 in der Nahrung: Neben Algen enthalten vor allem fettreiche Kaltwasserfische wie Makrele, Hering und Sardinen besonders viel EPA und DHA. Allerdings ist der Omega-3-Gehalt in Fischen aus Zuchtbetrieben deutlich geringer. Hinzu kommt, dass unsere Meere inzwischen stark mit Schwermetallen und Mikroplastik belastet sind – und das spiegelt sich auch in der Qualität der Fische wider. Deshalb empfehle ich nicht, den Omega-3-Bedarf allein über den Fischkonsum zu decken.

Supplementierung: Für eine gute Versorgung empfehle ich 2000 Milligramm kombiniertes EPA und DHA täglich. Setze ich es therapeutisch ein – beispielsweise bei rheumatischen Erkrankungen – gebe ich anfangs auch mal mehr. Aus Geschmacks- und Nachhaltigkeitsgründen gebe ich EPA und DHA in Form eines Algenöls.

Auch bei den Omega-3-Fettsäuren gilt nicht das Prinzip »Viel hilft viel«. Der Anteil an Omega-3-Fettsäuren, die in die Zellmembranen der Zellen eingebaut sind, sollte optimalerweise über 8 Prozent liegen, aber 11 Prozent nicht übersteigen. Liegt der Wert darüber, kann es – bedingt durch die reaktionsfreudigen Doppelbindungen der Fettsäuren, die leichter mit Sauerstoff reagieren – zu einem prooxidativen Effekt kommen, bei dem die Fettsäuren leichter oxidieren und so eher zu Zellstress beitragen können.

Wer innerhalb des Zielwerts liegt, braucht keine größere Angst vor Vorhofflimmern – einer Herzrhythmusstörung, die zu einem unregelmäßigen und meist schnellen Herzschlag führt – haben. Vorhofflimmern kann unter Umständen mit der Einnahme von Omega-3-Fettsäuren in Verbindung gebracht werden. So konnten Studien vor allem ein diskret erhöhtes Risiko bei Menschen mit Herzvorerkrankungen zeigen, insbesondere, wenn sehr hohe Dosierungen genutzt wurden. So lange die empfohlene Verzehrdosis nicht überschritten wird und der Omega-Index im Zielbereich liegt, überwiegen die gesundheitsförderlichen Daten sehr deutlich. So empfiehlt es auch die Deutsche Herzstiftung.[71]

Wer bisher noch nicht supplementiert hat, braucht seinen Omega-3-Index nicht zu messen. Er dürfte ziemlich sicher im Mangelbereich sein. Ich würde ihn erst messen, wenn das Algenöl mindestens drei Monate eingenommen wurde.

ÖLWECHSEL IN DER KÜCHE

Über die Supplementierung von Omega-3-Fettsäuren hinaus empfehle ich jedem, auf gutes Öl in der Küche zu achten. Viele Menschen nutzen vor allem Sonnenblumenöl oder andere Omega-6-reiche Öle. Doch ein hoher Konsum – insbesondere bei gleichzeitig niedriger Omega-3-Aufnahme – kann das Gleichgewicht im Fettsäurehaushalt verschieben und so entzündliche Prozesse begünstigen.

Zum Braten empfehle ich Kokosöl oder Ghee (geklärte Butter), da beide einen stabilen Rauchpunkt haben. Für Salate und zum Verfeinern von Suppen nutze ich hochwertiges Bio-Olivenöl – mit seinen gesunden Fettsäuren und sekundären Pflanzenstoffen ist es ein echtes Herzstück der mediterranen Ernährung. Mein Porridge bekommt regelmäßig einen Schuss Leinöl oder Walnussöl – so landen gleich morgens wertvolle Fettsäuren auf dem Teller.

Unbedingt gemieden werden sollten sogenannte Transfette. Sie entstehen bei der industriellen Härtung von Pflanzenölen, finden sich in manchen Fertigprodukten, Backwaren oder Margarinen. Aber auch beim starken Erhitzen von Ölen zu Hause, insbesondere beim Braten oder Frittieren mit mehrfach ungesättigten Pflanzenölen wie Sonnenblumen- oder Distelöl entsteht diese schädliche Form von Fetten. Sie fördern Entzündungen, erhöhen das Risiko für Herz-Kreislauf- sowie neurodegenerative Erkrankungen und gelten als möglicher Risikofaktor für die Entstehung bestimmter Krebsarten. Deshalb achte ich darauf, nur hitzestabile Öle wie zum Beispiel Kokosöl, Ghee oder hochwertiges Olivenöl zum Braten zu verwenden.

Auch sogenannte AGEs *(advanced glycation endproducts)* – also Zucker-Protein- oder Zucker-Fett-Verbindungen – entstehen bei hohen Temperaturen, zum Beispiel beim Grillen, Rösten oder Frittieren. Sie erhöhen den oxidativen Stress und wirken ebenfalls entzündungsfördernd. Wichtig ist also: Nicht Fett an sich ist schlecht. Es kommt auf seine Qualität an.

Antioxidantien – die inneren Bodyguards

In deinem Körper laufen täglich unzählige Stoffwechselvorgänge ab, bei denen sogenannte freie Radikale entstehen. Davon hast du schon in Kapitel 4, Seite 103, gelesen. Diese aggressiven Sauerstoffverbindungen sind ein natürlicher Bestandteil unseres Stoffwechsels, können aber im Übermaß unsere Zellen schädigen. Genau hier kommen die Antioxidantien ins Spiel. Sie sind die Bodyguards der Zellen, denn sie haben die Fähigkeit, freie Radikale unschädlich zu machen. Sie wirken, indem sie Elektronen an diese Radikale abgeben, diese stabilisieren und so die Zellen schützen.

Unser Körper verfügt über eigene enzymatische und nicht-enzymatische Antioxidantien-Systeme, die viele Mikronährstoffe verbrauchen. Gleichzeitig sind wir auch auf antioxidative Stoffe aus der Nahrung angewiesen. Im Folgenden will ich dir einige wichtige Antioxidantien vorstellen.

Vitamin C: Es gehört zu den Mikronährstoffen, die antioxidativ wirken. Damit schützt es uns vor oxidativem Stress, unterstützt die Bildung von Neurotransmittern und hilft beim Stressabbau. Vitamin C ist zudem für die Kollagensynthese unerlässlich. Dies ist ein Strukturprotein und das am häufigsten vorkommende Eiweiß im menschlichen Körper.

Das Vollbild eines Vitamin-C-Mangels, nämlich *Skorbut*, bekommen wir bei uns kaum zu Gesicht, aber ein latenter Vitamin-C-Mangel ist absolut keine Seltenheit. Durch unseren stressigen Lebensstil verbrauchen wir nämlich viel antioxidatives Vitamin C und führen es durch unsere Ernährung immer weniger zu. Wenn Früchte erst aus fernen Ländern zu uns transportiert werden müssen, geht viel davon verloren. Und während viele Menschen im Durchschnitt 100 Milligramm Vitamin C zu sich nehmen, essen unsere nächsten Verwandten, die Primaten, am Tag 2000 bis 6000 Milligramm täglich.[72] Es liegt daher nahe, dass auch uns etwas mehr Vitamin C sehr gut täte.

Typische Symptome eines Vitamin-C-Mangels sind Müdigkeit und Schwäche, Konzentrationsprobleme, Reizbarkeit, Immunschwäche, Zahnfleischbluten, Entzündungen, schlechte Wundheilung, eine Neigung zu blauen Flecken, trockene Haut sowie Gelenk- und Gliederschmerzen. Dabei ist eine ausreichende Versorgung gar nicht so schwer, denn Vitamin C ist in nahezu allen Obst- und Gemüsesorten enthalten. Besonders reich sind einige Sorten, die sich ganz einfach in den Alltag integrieren lassen. Unter den

Gemüsen ist vor allem die rote Paprika hervorzuheben, gefolgt von Brokkoli, Rosenkohl, Grünkohl und Fenchel. Bei den Obstsorten stechen schwarze Johannisbeeren, Kiwi und Zitrusfrüchte wie Orangen oder Grapefruits hervor. Noch konzentrierter ist das Vitamin in Sanddorn, Acerolakirsche und Hagebutte. Wichtig zu wissen: Vitamin C ist hitzesensibel und geht beim Kochprozess verloren.

Vitamin E: schützt die Zellmembranen vor Schäden. Einen Mangel sehe ich, ähnlich übrigens wie bei Vitamin A, nicht sehr häufig. Deshalb bestimme ich es nicht standardmäßig. Wenn es mit Sauerstoffradikalen reagiert hat, muss Vitamin E im Körper stets regeneriert werden. Hierbei hilft wiederum Vitamin C. Vitamin E ist vor allem in Pflanzenölen, besonders Weizenkeimöl, aber auch Olivenöl, enthalten. Außerdem in Nüssen, Samen und grünem Blattgemüse.

Sekundäre Pflanzenstoffe: Dies sind natürliche Pflanzenstoffe, die in Obst und Gemüse vorkommen und zumeist der Pflanze selbst als Schutz dienen. Es gibt extrem viele sekundäre Pflanzenstoffe und es empfiehlt sich, so bunt wie möglich zu essen und damit viele unterschiedliche Antioxidantien aufzunehmen. Hier eine kurze Übersicht:

Polyphenole: die größte Gruppe der sekundären Pflanzenstoffe; dazu gehören:

- **Flavonoide:** zum Beispiel Quercetin, Kaempferol und Catechine; sind in Beeren, Früchten, Zwiebeln, Brokkoli, Grüntee und Kakao enthalten.
- **Phenolsäuren:** zum Beispiel Ferulasäure und Kaffeesäure; sind zu finden in Kaffee, Vollkornprodukten, Beeren und Nüssen.
- **Stilbene:** zum Beispiel Resveratrol; sie kommen in Rotwein, roten Trauben oder Beeren vor.
- **Lignane:** zum Beispiel Secoisolariciresinol; sind in Leinsamen, Sesam oder auch Vollkorngetreide enthalten. Wegen der hormonähnlichen Wirkung zählen sie auch zu den Phytoöstrogenen.

Weitere wichtige sekundäre Pflanzenstoffe sind:

- **Carotinoide:** Farbstoffe, die Pflanzen orange, rot oder gelb färben; hierzu gehören Beta-Carotin, Lutein, Zeaxanthin und Lycopin, die in Karotten, Süßkartoffeln, Kürbis, Tomaten und Spinat vorkommen. Auch das Astaxanthin, ein Carotinoid aus Algen, gehört zu dieser Gruppe. Lachs, Krill, Garnelen und Flamingos haben dem Astaxanthin, das sie über die Algen aufnehmen, ihre schöne rosarote Farbe zu verdanken. Astaxanthin gilt auch als Superantioxidans und kann die Haut vor negativen Folgen der Sonnenstrahlung schützen.

- **Saponine:** Sie wirken cholesterinsenkend und immunmodulierend und kommen in Hülsenfrüchten, Hafer und Quinoa vor.
- **Glucosinolate:** unterstützen die körpereigene Entgiftung. Vorkommen in Kohlarten, Rucola, Rettich, Senf.
- **Sulfide:** sind antimikrobiell, antioxidativ und entzündungshemmend und in Knoblauch, Zwiebeln und Lauch zu finden.

Was du tun kannst: Du kannst dein Nervensystem aktiv schützen, indem du auf eine antioxidantienreiche Ernährung achtest. »Eat a rainbow« ist hier die Devise. Je bunter, desto besser. Es gibt nicht den einen sekundären Pflanzenstoff, der alles für dich tut. Vielmehr macht eine große Auswahl an unterschiedlichen sekundären Pflanzenstoffen in der Kombination den Unterschied. Besonders wertvoll sind buntes Gemüse, Beeren, Nüsse, Kräuter, hochwertige Öle, grüner Tee und Gewürze wie Kurkuma. Es ist hilfreich, stets gefrorene Beeren im Tiefkühlfach zu haben, die auch prima in einen grünen Smoothie passen. Ich persönlich trinke morgens antioxidantienreichen Rohkakao mit Kokosöl, Glycin und einem Esslöffel Kollagen. Glycin sorgt für etwas Süße und ist gleichzeitig eine der drei Aminosäuren, die für die Bildung des körpereigenen Superantioxidans Glutathion nötig ist. Außerdem nehme ich täglich 1000 Milligramm Vitamin C sowie 100 Milligramm Coenzym Q10 zu mir, das ebenfalls ein Antioxidans des Körpers ist. Im Sommer kann Astaxanthin helfen, zusätzlich von innen vor freien Radikalen zu schützen, die durch Sonnenlicht entstehen.

Direkt nach einer Sporteinheit solltest du übrigens keine hochdosierten Antioxidantien einnehmen. Beim Sport – besonders bei intensivem oder längerem Training – kommt es zu einer vermehrten Bildung von freien Radikalen (oxidativer Stress). Das klingt erst mal negativ, ist aber ein notwendiger Reiz, damit der Körper Anpassungsprozesse startet.

GRÜNER SMOOTHIE MIT BEEREN UND BANANE

Zutaten (für 1 bis 2 Portionen):

- 1 Handvoll frischen oder gefrorenen Spinat (ich nutze auch gern das Grün von Möhren oder Giersch aus dem Garten)
- ½ Banane (natürliche Süße, Kalium)
- 1 Handvoll gefrorene Heidelbeeren oder Waldbeeren-Mix (sehr antioxidativ)
- ½ Avocado (für Cremigkeit und Vitamin E)
- 1 EL Leinsamen oder Chiasamen (Omega-3 und Ballaststoffe)
- Saft von ½ Zitrone (Vitamin C und frische Note)
- 1 kleines Stück frischer Ingwer (optional, entzündungshemmend)
- 300 ml ungesüßte Mandelmilch, Hafermilch, Kokoswasser oder Wasser
- 1 TL Matcha (optional, für extra Antioxidantien)

Zubereitung:

Einfach alle Zutaten in den Mixer geben und fein pürieren. Stimme mittels der Flüssigkeitsmenge ab, was für dich die richtige Konsistenz ist.

Aminosäuren – die Bausteine des Lebens

Aminosäuren sind die Bausteine unserer Eiweiße und unverzichtbar für viele zentrale Körperfunktionen. Sie sind nicht nur wichtig für den Aufbau von Gewebe, Muskeln und Enzymen, sondern auch entscheidend für die Bildung von Neurotransmittern wie Serotonin, Dopamin, Noradrenalin oder GABA – also genau den Botenstoffen, die maßgeblich dafür sorgen, dass wir uns ausgeglichen, leistungsfähig und emotional stabil fühlen. Ohne eine ausreichende Versorgung mit hochwertigen Aminosäuren gerät die Produktion dieser Botenstoffe ins Stocken.

Da viele essenzielle Aminosäuren – also jene, die der Körper nicht selbst herstellen kann – vor allem in tierischen Lebensmitteln wie Fleisch, Fisch, Eiern oder Milchprodukten enthalten sind, besteht gerade bei Menschen, die tierische Produkte stark reduzieren oder meiden, ein erhöhtes Risiko für eine Unterversorgung. Das bedeutet nicht, dass eine pflanzenbetonte Ernährung per se unzureichend ist – aber gerade dann ist es umso wichtiger, auf eine bewusste, ausgewogene Zufuhr von Eiweiß und eine ausreichende Aminosäurenvielfalt zu achten. Pflanzliche Proteinquellen wie Hülsenfrüchte, Nüsse, Samen, Vollkorngetreide und Sojaprodukte liefern ebenfalls wichtige Aminosäuren. Besonders sinnvoll ist es, verschiedene pflanzliche Eiweißquellen miteinander zu kombinieren, um ein möglichst vollständiges Aminosäureprofil zu erreichen. Oft reichen die Mengen jedoch aus meiner Erfahrung nicht aus und eine Substitution ist sinnvoll.

Bei der Einnahme strebe ich je nach Aktivitätsgrad meist eine Eiweißaufnahme von 1,5 Gramm pro Kilogramm Körpergewicht an – während die Deutsche Gesellschaft für Ernährung (DGE) für Menschen bis 65 Jahre nur 0,8 Gramm pro Kilogramm Körpergewicht empfiehlt.[73] Es kann sinnvoll sein, sich für eine begrenzte Zeit die Mühe zu machen, die Zufuhr wirklich zu tracken. So bekommt man ein Gefühl für die eigene Ernährung. Meine Erfahrung ist nämlich, dass wir unsere Ernährung als deutlich ausgewogener einschätzen, als sie wirklich ist.

Ich empfehle jedem, zumindest den Wert für das Gesamteiweiß bestimmen zu lassen – besser noch das Aminosäureprofil, wenn möglich. Nicht selten sehe ich hier viele rote Zahlen, die sich mithilfe einer Substitution wieder schwarz färben.

Substitution: Ich selbst nehme kristalline Aminosäuren. Bei einem Proteinpulver muss der Körper das Protein erst in die einzelnen Aminosäuren aufspalten, um im Körper daraus wieder ein Protein herzustellen. Das ist so, als wenn du ein bestehendes Schloss erst abbauen musst, um es dann im Körper wieder zu einem neuen Schloss zusammenzubauen. Dies ist prinzipiell kein Problem. Aber gerade wenn zusätzlich Verdauungsprobleme bestehen – was bei chronischem Stress häufig der Fall ist –, kann das anfangs schwierig sein. Eier aus biologischer Herkunft stellen eine hochwertige Eiweißquelle dar. Sie enthalten nicht nur gut verfügbares Eiweiß, sondern auch Cholin – ein Nährstoff, der eine Schlüsselrolle im Nervensystem spielt. Cholin ist an der Herstellung des wichtigen Botenstoffs Acetylcholin beteiligt und trägt zur Stabilität der Zellmembranen bei.

Wie nun mit all den Informationen umgehen?

Du hast bis hierhin viel über Nährstoffe gehört und vielleicht weißt du gar nicht, wie du nun für dich und dein Nervensystem vorgehen könntest. Es gibt ein paar Mikronährstoffe, die aus meiner Sicht jeder einnehmen sollte, und einige, die immer erst getestet werden sollten.

Nährstoffe, die jeder in unseren Breitengraden substituieren sollte, sind: Omega-3-Fettsäuren, Vitamin D und Selen. Jod sollte nur eingenommen werden, wenn keine Schilddrüsenüberfunktion vorliegt. In stressigen Zeiten würde ich zudem immer Magnesium und einen B-Komplex hinzufügen. Meine Erfahrung zeigt, dass hier so gut wie immer Bedarf ist. Im Verlauf der Substituierung würde ich den B-Vitamin-Status regelmäßig testen lassen.

Andere Nährstoffe sollten überprüft und nur gegebenenfalls substituiert werden. Einige übliche Werte, wie B-Vitamine und Vitamin D kann auch der Hausarzt bestimmen. Sollte sich dieser hier als ablehnend erweisen, such dir einen Heilpraktiker oder Arzt für orthomolekulare oder funktionelle Medizin in deiner Gegend. Auch gibt es Labore für Nährstoffbestimmungen, an die man sich direkt wenden kann. Manche von ihnen bieten eine direkte Betreuung inklusive Therapieempfehlungen. Hierzu findest du Informationen im Anhang.

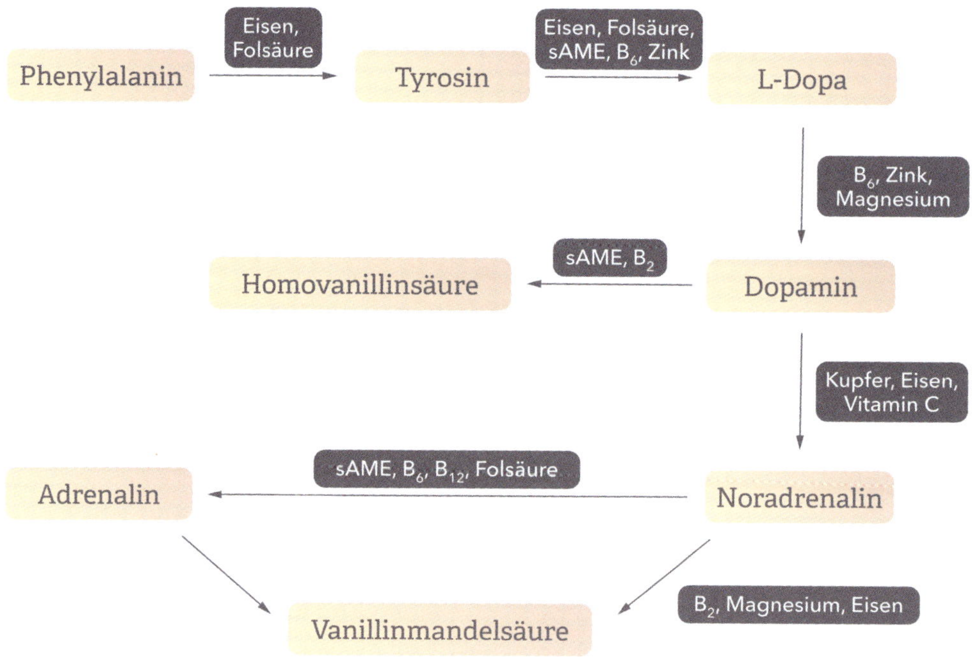

Aus der Aminosäure Phenylalanin wird mithilfe von vielen Mikronährstoffen sowohl Dopamin- als auch Adrenalin und Noradrenalin gebildet.

Im Folgenden zeige ich dir, wie du auch mit kleinerem Budget sinnvoll stufenweise deine Spiegel testest. Starte mit den häufigsten Mangelkandidaten:

- Vitamin D (25(OH)-Vitamin-D_3)
- Gesamteiweiß
- Eisenspeicherwert Ferritin (in Kombination mit dem Entzündungsmarker hochsensitives CRP)
- Homozystein, als erster Suchparameter für einen B-Vitamin-Mangel. Wenn dieser Wert zu hoch ist, kannst du mit einem hochdosierten B-Vitamin-Präparat starten. Auch die einfachen B_{12}- und Folsäurespiegel über den Hausarzt sind nicht teuer und geben schon einmal eine Tendenz.
- Mineralstoffanalyse aus dem Vollblut. Wenn nicht zugänglich, dann würde ich mindestens den Selen- und Zinkspiegel in der Hausarztpraxis bestimmen lassen.
- Omega-Index – nur, wenn du schon mindestens drei Monate lang Omega-3-Fettsäure-Präparate eingenommen hast.

Wenn du bereit und in der Lage bist, mehr Geld auszugeben, empfehlen sich folgende Tests:

- Q10
- Vitamin-D-Begleitwerte: Bor, uncarboxyliertes Osteocalcin
- Vitamin A und E
- Aminosäuren (vor allem, wenn du wenig tierische Produkte isst)
- B-Vitamine bioaktiv

Neben den genannten Nährstoffen wären weitere Basisblutwerte für mich:

- großes Blutbild
- Schilddrüsenwerte (TSH, ft3, ft4)
- Leber- und Bauchspeicheldrüsenwerte (GOT, GPT, GGT, Bilirubin, Lipase)
- Nierenwerte (Kreatinin, Harnstoff, GFR)
- Homa-Index (Blutzucker im Verhältnis zum Insulinspiegel), Hba1c (Langzeitzuckerwert)

- Fettstoffwechselwerte wie LDL, HDL, Triglyzeride und einmalig im Leben Lipoprotein (a). Ein hohes Lipoprotein (a) spricht für ein erhöhtes Risiko für Herz-Kreislauf-Erkrankungen. Es gibt bisher keine Medikamente, um diesen Wert zu senken, aber du hast dann einen Grund mehr, deinen gesunden Lebensstil wirklich wichtig zu nehmen.

Eher zum Bereich Speziallabor gehören:

- mda-LDL und Nitrotyrosin als Zeichen für oxidativen Stress (kein Standardwert in der Hausarztpraxis)
- Cortisol im Speichel und im 24-Stunden-Sammelurin bei anhaltender Erschöpfung (bitte zusammen mit einem erfahrenen funktionellen Mediziner bestimmen)
- Insbesondere wenn anhaltende Stimmungsschwankungen und Zyklusbeschwerden vorhanden sind, sollten auch die Geschlechtshormone bestimmt werden (DHEAS, Östradiol, Progesteron, LH, FSH und Testosteron).

In der Abbildung auf Seite 198 ist zusammengefasst, welche Nährstoffe allein für die Bildung und den Abbau von Stresshormonen gebraucht werden. Das soll deutlich machen: Nährstoffe sind von absoluter Relevanz für deine Gesundheit und nicht nur ein nebensächliches Wellnessthema. Du kannst dir hierzu auch noch einmal die Abbildung zum Serotoninstoffwechsel aus Kapitel 4, Seite 102, vergegenwärtigen.

Darmgesundheit

Zur fünften Säule der Nervensystemgesundheit gehört, die Ernährung so zu gestalten, dass sie sowohl deinen Darm als auch dein Nervensystem stärkt. Dass der Darm eine zentrale Rolle spielt, wenn es um die ganzheitliche Gesundheit des gesamten Organismus geht, ist längst bekannt. Doch damit er richtig funktionieren kann, braucht er auch die richtige Versorgung. Du musst dabei weder dogmatisch werden noch komplizierten Regeln folgen. Es geht nicht um Ernährungsverbote, sondern vielmehr darum, wieder näher an eine natürliche, artgerechte und nährstoffreiche Ernährung heranzurücken.

Die Verdauung beginnt im Mund

Die meisten Menschen vergessen, dass unsere Verdauung nicht erst im Magen beginnt, sondern schon im Mund. Langsames Essen und gründliches Kauen unterstützen die erste Aufspaltung der Nahrung und signalisieren dem Nervensystem: »Alles gut, du darfst jetzt in den Verdauungsmodus wechseln.«

Wenn meine Kinder hastig essen, weil sie gleich schon wieder zum Spielen aufbrechen wollen, dann sage ich gern: »Denkt dran! Euer Magen hat keine Zähne. Ihr müsst gut kauen, damit er nicht so viel für euch arbeiten muss!«

Oft essen wir hastig – zwischen Tür und Angel, unterwegs oder nebenbei. Doch Essen verdient unsere volle Aufmerksamkeit. Nimm dir bewusst Zeit, dich hinzusetzen und zur Ruhe zu kommen. Spüre nach, wo du gerade mit deinen Gedanken bist, und kehre zurück ins Hier und Jetzt. Atme ein paarmal tief durch. Spüre deine Füße auf dem Boden, dein Gesäß auf dem Stuhl, den Rücken an der Lehne. Lass die Spannung aus Nacken und Kiefer los – erst dann beginne langsam zu essen. Die Aktivierung des Vagusnervs ist ein wichtiger Bestandteil einer gesunden Verdauung.

Weg von der Industrie, zurück zur Natürlichkeit

Viele der Beschwerden, die ich heute in meiner Praxis sehe, hängen mit stark verarbeiteten Lebensmitteln zusammen. Zucker, minderwertige Fette, Zusatzstoffe und »leere Kalorien« überfordern den Darm und wirken wie ein dauerhafter Stressor auf den gesamten Körper. Eine nervensystem- und darmfreundliche Ernährung basiert vor allem auf naturbelassenen Lebensmitteln, die noch echte Vitalstoffe enthalten – also frisches Gemüse, Obst, Hülsenfrüchte, Nüsse, Samen und hochwertige Fette.

Auch bei tierischen Produkten gilt: Weniger ist mehr. Statt verarbeiteter Wurstwaren empfehle ich Fleisch in Maßen – und wenn, dann unbedingt aus guter Bioqualität und artgerechter Haltung. Denn wie ein Tier lebt und was es frisst, beeinflusst direkt die Qualität des Fleisches, das später auf unserem Teller landet. Ich selbst bin zwar keine Vegetarierin, habe aber meinen Konsum tierischer Produkte in den letzten Jahren bewusst reduziert. Besonders proentzündliches Schweinefleisch meide ich fast vollständig. Wer nicht täglich Fleisch isst, kann dafür in Qualität investieren. Je naturbelassener die Ernährung, desto gesünder ist sie – das gilt für Körper, Darm und auch das Nervensystem.

Leider weiß ich: Gerade gestresste Menschen neigen dazu, sich schnell etwas in den Ofen zu schieben oder hastig eine Laugenstange zu essen. Als Mutter kenne ich solche Phasen nur zu gut. Doch ich habe die Erfahrung gemacht, dass es ein Irrglaube ist, gesundes Essen sei immer aufwendig und anstrengend. Oft ist es vielmehr eine Frage der inneren Haltung – also deines »gesunden Denkens« (Säule 1) –, mit der du an die Dinge herangehst. Beginne einfach, es dir so leicht wie möglich zu machen, indem du am Wochenende bereits überlegst, was du in der kommenden Woche essen möchtest. Koche dabei häufig einfache, gesunde Gerichte, von denen du auch mehr als einen Tag essen kannst. Das können zum Beispiel Gemüsesuppen oder Linsen- oder Kartoffelsalate mit Olivenöl und Balsamicoessig sein, die du je nach Saison mit wechselnden Gemüsesorten zubereiten und mit frischen Kräutern verfeinern kannst. Dabei kannst du auch bedenkenlos reines Tiefkühlgemüse verwenden – das ist nährstofftechnisch oft sogar besser als Supermarktware, die lange Transportwege hinter sich hat. Mittlerweile gehe ich mit einer Art Entdeckerfreude durch den Supermarkt und schaue, was gesund und gleichzeitig lecker ist – denn das schließt sich keineswegs aus!

Es gilt: Vielfalt statt Einheitsbrei. Unser Darm liebt Abwechslung! Je vielfältiger deine Ernährung ist, desto mehr unterschiedliche Bakterien können sich im Darm ansiedeln. Und das ist wichtig, denn eine große Bakterienvielfalt steht im direkten Zusammenhang mit einem gesunden Nervensystem. Die bunte Vielfalt von Gemüse, Kräutern und sekundären Pflanzenstoffen sollte immer die Basis sein. Durch Studien, wie das American Gut Project, konnte gezeigt werden, dass Menschen, die besonders viele unterschiedliche pflanzliche Nahrungsmittel aßen, eine besonders vielfältige Darmflora aufwiesen. Mittlerweile wird deshalb empfohlen, mindestens 30 unterschiedliche pflanzliche Lebensmittel pro Woche zu essen.[74] Hierzu zählen neben Gemüse und Obst

BITTER MACHT GESUND

Bitterstoffe im Essen oder in Kräutern fördern die Produktion von Verdauungssäften und erleichtern dem Körper die Verarbeitung der Nahrung. Bitterstoffe sind aus unserer gewöhnlichen Ernährung allerdings vielfach herausgezüchtet worden. Daher sind Bittertropfen vor dem Essen empfehlenswert.

auch Hülsenfrüchte, Kräuter, Nüsse und Samen. Ich übe mich darin, auf dem Wochenmarkt mit Neugierde Gemüse und Kräuter zu kaufen, die ich noch nicht kenne.[75]

Füttere deine guten Darmbakterien: Präbiotika

Die kleinen Mitbewohner in deinem Darm brauchen Futter, damit sie ihren Job gut machen können. Dabei sind das Lieblingsfutter der guten Darmbakterien unter anderem Ballaststoffe – Kohlenhydrate, die so aufgebaut sind, dass wir sie im Körper nicht zu Energie verwerten können. Wenn unsere kleinen Helfer im Darm die Ballaststoffe verwerten, dann werden daraus kurzkettige Fettsäuren (SCFAs – *short shain fatty acids),* die den Darmzellen als Energielieferanten dienen. Sie haben in unserem Körper vielfältige antientzündliche und immunregulierende Wirkungen.

Man nennt das Futter der Darmbakterien auch Präbiotika. Der Name leitet sich von *prä* (»vor«) und *biotisch* (»das Leben betreffend«) ab, heißt also in etwa: »vorbereitend für das Leben«. Diese Stoffe verbessern den Lebensraum der guten Darmbakterien und regen ihre Vermehrung an. Ballaststoffe gehören unbedingt dazu. Sie sind natürlicherweise in Obst, Gemüse, Nüssen, Samen und Vollkornprodukten enthalten – ein weiterer guter Grund, mehr davon zu essen. Das fehlende oder nur spärlich vorhandene Gemüse ist übrigens fast immer der erste Punkt, den ich beim Blick auf das Ernährungsprotokoll meiner Patienten anspreche. Ich sage dann gern: »Gemüse ist keine Beilage, sondern die Hauptlage.« Mindestens die Hälfte des Tellers sollte mit Gemüse gefüllt sein.

Übrigens lieben auch unsere Darmbakterien die in Gemüse enthaltenen sekundären Pflanzenstoffe – etwa die Polyphenole, von denen wir schon bei den Antioxidantien gehört haben. Ein gesunder Lebensstil zahlt also oft gleichzeitig auf mehrere Konten unserer Gesundheit ein.

Auf die 30 Gramm Ballaststoffe pro Tag, die die Deutsche Gesellschaft für Ernährung (DGE) empfiehlt, kommt mit der Standardkost heute niemand. Ich empfehle neben der vielseitigen, gemüsereichen Kost daher, resistente Stärke zu produzieren, indem man Nudeln, Kartoffeln oder Reis mindestens zwölf Stunden abkühlen lässt und erst danach neu aufgewärmt oder vorzugsweise kalt isst. So lassen sich die vorgekochten Portionen optimal verwerten, zum Beispiel als Reis-, Nudel- oder Kartoffelsalat. Damit tut man nicht nur den Darmbakterien einen Gefallen, sondern spart auch noch Zeit!

Zusätzlich dienen Flohsamenschalen, Akazienfasern oder Johannesbrotmehl als Ballaststoffquellen. Man kann die Flohsamenschalen auf einen Löffel geben und sie mit reichlich Wasser herunterschlucken. Sie können aber auch ins Müsli gemischt werden, genauso wie Akazienfasern, die häufig auch bei einem sensiblen Darm gut vertragen werden. Wer es nicht gewohnt ist, viele Ballaststoffe zu essen, könnte anfangs Blähungen oder Bauchschmerzen bekommen. Ich rate daher dazu, langsam zu starten, sodass sich der Darm an die gesunde Ernährung gewöhnen kann.

Die richtigen Gäste einladen: Probiotika

Probiotika sind lebende Mikroorganismen – meist bestimmte Darmbakterien oder Hefen –, die wir über Nahrung oder gezielte Präparate von außen zuführen können. Ich erwähne sie gern nach den Präbiotika, denn Probiotika brauchen das richtige Umfeld, um ihre Wirkung entfalten zu können.

Was ich in der Praxis oft erlebe: Menschen hoffen, sie müssten nur ein paar dieser »guten Bakterien« einnehmen und schon erledige sich die Darmgesundheit wie von selbst. Doch dem ist leider nicht so. Ich erkläre es gern bildlich: Blumensamen wachsen nicht auf Beton. Es braucht einen nährstoffreichen Boden, damit sie gedeihen. Genauso brauchen Probiotika eine darmfreundliche Umgebung – Ballaststoffe, Ruhe, eine gesunde Lebensweise.

Bislang konnte nicht nachgewiesen werden, dass eingenommene Probiotika die Vielfalt des Mikrobioms dauerhaft erhöhen. Auch, weil nicht alle Bakterien die Magenpassage überleben. Studien deuten allerdings darauf hin, dass sie zur Stabilisierung des mikrobiellen Gleichgewichts beitragen und die Stoffwechselaktivität der Darmflora positiv beeinflussen können. Unter anderem bei Durchfallerkrankungen, Reizdarmsymptomen, aber auch in Bezug auf die emotionale Balance sind für einige Bakterienstämme positive Effekte gezeigt worden. Um eine klare Empfehlung zur Einnahme von Probiotika vor allem bei psychischen Erkrankungen auszusprechen, bedarf es allerdings weiterer Forschung.[76]

Es muss klar sein: Probiotika sind kein Wundermittel. Sie sind ein Baustein, kein Fundament. Sie können sinnvoll unterstützen – wenn wir bereit sind, auch unsere Ernährung, unseren Lebensstil und unser Stressmanagement darmfreundlich zu gestalten.

PROBIOTIKA KLUG NUTZEN

Im besten Fall integrieren wir Probiotika über fermentierte Lebensmittel in unsere tägliche Ernährung. Fermentation ist ein natürlicher Prozess, bei dem Mikroorganismen – vor allem Milchsäurebakterien, Hefen oder Schimmelpilze – Zucker und andere Kohlenhydrate in Säuren, Gase oder Alkohol umwandeln. Dieser Prozess wurde schon vor Jahrtausenden von Menschen genutzt, um Lebensmittel haltbar zu machen, ihren Geschmack zu verfeinern und sie bekömmlicher zu machen. Hier einige Beispiele:

- **Naturjoghurt (mit lebenden Kulturen):** enthält vor allem Lactobacillus- und Bifidobakterien
- **Kefir:** ein fermentiertes Milchgetränk mit einer Mischung aus Milchsäurebakterien und Hefen
- **Sauerkraut (roh, ungekocht):** reich an Milchsäurebakterien
- **Kimchi:** koreanisches, scharf fermentiertes Gemüse, ebenfalls reich an Milchsäurebakterien
- **Kombucha:** fermentierter Tee mit Bakterien und Hefen
- **Fermentiertes Gemüse:** wie Karotten, Rote Bete oder Gurken
- **Miso:** fermentierte Sojapaste, bekannt aus der asiatischen Küche

Bei Fermentiertem gilt: Lieber jeden Tag ein bisschen als einmal ganz viel. Ich persönlich nutze fermentiertes Gemüse aus dem Biomarkt. Ich liebe Kimchi und fermentieren Blumenkohl, wenngleich meine Familie es absolut nicht riechen mag und mich damit gern vom Essenstisch verbannen würde. Als Fermentgetränk mit zusätzlich wertvollen Kräutern nutze ich gerne das dänische Vita Biosa. Eine Zeit lang habe ich auch selbst mittels Starterset von der Firma Fairment Kombucha hergestellt.

Getreide – die Sache mit dem Gluten

Die Weizenprodukte sind in meiner Praxis nach dem zu geringen Gemüseanteil das Nächste, was ich immer dick in den Ernährungstagebüchern anstreiche. Viele Menschen essen Unmengen an Brot und anderen Weizenprodukten, wie Toast, Croissants, Laugenstangen und Nudeln. Oft wird das Croissant dann noch als i-Tüpfelchen mit Marmelade gegessen, um die Blutzucker-Achterbahn noch mal so richtig anzukurbeln. Dazu kommen wir noch (ab Seite 210).

Versteh mich nicht falsch. Ich bin absolut nicht dagegen, wenn man gelegentlich am Sonntag ein Croissant genießt. Man sollte dabei aber nicht denken, dass man seinen Körper gerade nährt. Daher gilt: Es kommt nicht darauf an, was du manchmal machst, sondern was du immer machst!

Im Folgenden möchte ich dein Wissen über Gluten etwas ordnen, da ich in der Praxis immer wieder feststelle, wie schwer es vielen fällt, die verschiedenen Formen von Unverträglichkeiten auseinanderzuhalten. Es gibt zahlreiche Getreidesorten – einige davon enthalten Gluten. Dazu zählen Weizen (einschließlich Einkorn, Emmer, Kamut und Hartweizen), Dinkel, Roggen, Gerste und Grünkern. Auch Produkte wie Bulgur und Couscous, die aus Weizen hergestellt werden, sind glutenhaltig. Etwa 1 Prozent der Weltbevölkerung leidet an Zöliakie – eine Autoimmunerkrankung, bei der bereits kleinste Mengen Gluten den Darm stark schädigen können. Die Folgen betreffen jedoch nicht nur die Verdauung: Auch psychoemotionale Symptome wie Ängste oder depressive Verstimmungen sind möglich. Nicht alle Betroffenen zeigen typische Darmbeschwerden – manche fallen allein durch psychische Symptome oder ausgeprägte Nährstoffmängel auf. Deshalb ziehe ich bei unklaren Beschwerden, insbesondere bei psychischen Symptomen oder wiederholten Mangellagen, auch ohne bestehende Verdauungsprobleme, immer eine Zöliakie-Diagnostik in Betracht.

Neben der Zöliakie beobachten wir zunehmend Menschen, die zwar keine nachweisbare Zöliakie oder Weizenallergie haben, aber dennoch empfindlich auf gluten- oder weizenhaltige Lebensmittel reagieren. Sie berichten über anhaltende Beschwerden, wie Bauchschmerzen, Blähungen oder Durchfall, die sich deutlich bessern, wenn sie diese Produkte meiden. In solchen Fällen spricht man von einer Nicht-Zöliakie-Glutenbeziehungsweise -Weizen-Sensitivität. Einen spezifischen Test dafür gibt es bislang nicht. Die Diagnose ergibt sich aus dem Beschwerdebild und der positiven Reaktion auf eine glutenfreie oder weizenarme Ernährung – vorausgesetzt, eine immunologisch vermittelte Allergie wurde ausgeschlossen.

Ein möglicher Erklärungsansatz für die zunehmende Sensitivität liegt in der Veränderung unserer heutigen Getreidesorten. Diese enthalten inzwischen deutlich mehr sogenannte ATIs *(Amylase-Trypsin-Inhibitoren)* – pflanzliche Abwehrstoffe, die die Pflanze vor Fressfeinden schützen sollen. Für unseren Darm sind diese Stoffe jedoch problematisch, da sie das Immunsystem reizen und Entzündungen fördern können.

Ich empfehle nicht pauschal jedem, komplett auf Weizen oder andere glutenhaltige Getreide zu verzichten – es sei denn, es liegt eine Zöliakie vor. Bei bestehenden Magen-Darm-Beschwerden hingegen rate ich immer dazu, testweise für vier Wochen ohne Gluten auszukommen. So lässt sich gut herausfinden, ob eine Besserung eintritt.

Wenn keine spürbare Veränderung eintritt, spricht grundsätzlich nichts gegen einen maßvollen Konsum. Dennoch zeigen Studien, dass Gluten nach dem Verzehr vorübergehend die Darmschleimhaut durchlässiger machen kann.[77] Und mal ehrlich: Ein Weizenbrötchen hat aus ernährungsphysiologischer Sicht nicht viel zu bieten. Es liefert Kalorien, aber kaum Nährstoffe. Alternativen können Sauerteigbrot oder glutenfreies Saatenbrot sein. Das schmeckt super lecker! Ansonsten esse ich glutenhaltige Produkte in Maßen.

Der Mythos um die Milch

Auch Milchprodukte werden heute viel diskutiert. Während manche Menschen Milch problemlos vertragen, reagieren andere mit Verdauungsbeschwerden. Hierbei kann es sich einerseits um eine echte, immunologisch vermittelte Allergie handeln, bei der das Immunsystem auf Bestandteile der Milch reagiert. Andererseits gibt es die weit verbreitete Laktoseintoleranz, die jedoch keine Allergie ist. In diesem Fall fehlt das Enzym Laktase im Darm, das den Milchzucker spaltet. Diese Intoleranz kann angeboren sein oder sich sekundär entwickeln – etwa, weil der Darm durch chronische Reizung geschwächt ist. Insgesamt betrifft sie einen Großteil der Weltbevölkerung. Im asiatischen Raum sind nahezu alle Menschen betroffen. Dass hier kein erhöhtes Osteoporoserisiko besteht, zeigt, dass Milch nicht erforderlich ist, um den Kalziumbedarf zu decken.

Insgesamt hat sich die Qualität unserer Milch über die Jahre stark verändert. Während früher die Großmutter noch frische Milch von Gras fressenden Kühen vom Bauernhof holte, werden Kühe heute zunehmend mit Kraftfutter und Silage gefüttert und verbringen einen Großteil ihres Lebens im Stall. So enthält die Milch heute mehr proentzündliche Omega-6-Fettsäuren und weniger antientzündliche Omega-3-Fettsäuren.

Wie in vielen anderen Bereichen der Lebensmittelproduktion wird auch in der Tierhaltung auf immer höheren Ertrag gesetzt. Das Zuchtziel, Kühe mit immer höherer Milchleistung zu bekommen, hatte zur Folge, dass in der Milch heute meist das sogenannte *A1-Kasein* enthalten ist – anstelle des ursprünglich dominierenden *A2-Kaseins*, das von vielen Menschen besser vertragen wurde und weniger Magen-Darm-Beschwerden auslöst. Die enthaltenen Wachstumshormone stehen außerdem immer wieder in Verdacht, Zellen zu vermehrtem Wachstum anzuregen und so zu Krebserkrankungen beizutragen. Dies ist jedoch nur für einige Krebserkrankungen, wie Prostatakrebs, bewiesen, während es auch Studien gibt, die zeigen, dass Milchkonsum beispielsweise das Darmkrebsrisiko senken kann.

Wenn man alle Faktoren zusammenträgt, gibt es aus meiner Sicht heute keine guten Gründe, literweise Milch zu trinken. Eine geringe Menge, beispielsweise ein Glas täglich, ist aus gesundheitlicher Sicht unproblematisch, wenngleich auch dann noch die ethische Komponente im Raum steht. Die Wahl sollte bestenfalls auf Milch in Bio-Qualität von Tieren aus Weidehaltung fallen. Und wenn schon Milchprodukte, dann eher die, die auch Probiotika enthalten, wie Joghurt und Kefir. Damit tut man auch dem Darm etwas Gutes. Schafs- und Ziegenjoghurt (vorzugsweise in Bio-Qualität) enthalten noch das verträglichere A2-Kasein. Das ist jedoch Geschmackssache. Vielleicht, wie bei allem, bedarf es aber auch nur ein bisschen Gewöhnung.

Wenn der Darm leidet – das Leaky-Gut-Syndrom

Du hast schon in Kapitel 4, Seite 104, gehört, dass die Folge von chronischem Stress und einer nicht artgerechten Lebensweise ein durchlässiger Darm sein kann. Die Schutzschicht nach außen ist dabei in gewisser Weise löchrig geworden und mehr Fremdstoffe können das Immunsystem im Körper reizen. Und mehr noch: Ein gestörtes Darmmilieu kann sekundär dazu führen, dass fruchtzuckeraufnehmende Rezeptoren, milchzuckerspaltende und histaminabbauende Enzyme nicht mehr in ausreichender Zahl vorhanden sind. Es kommt zu immer mehr Intoleranzen und Allergien.

LABORWERTE FÜR LEAKY GUT

Ein *Leaky Gut* ist keine gängige Diagnose, die in einer Arztpraxis gestellt wird, und die Tests sind keine Standardtestungen, die Krankenkassen bezahlen. Immer mehr Labore bieten jedoch Stuhlanalysen hierfür an. Im Folgenden möchte ich die gängigen Laborwerte einmal auflisten, damit du im Zweifel selbst weißt, was die Werte zu bedeuten haben.

- **Zonulin** (im Blut und im Stuhl messbar): Zonulin reguliert die Durchlässigkeit der *Tight Junctions* (Schleusen) zwischen den Darmzellen und gilt als Marker für ein entzündliches Leaky Gut. Bei fortschreitender Entzündung sinkt der Spiegel wieder, daher kann der Wert auch falsch negativ sein.
- **IFABP (im Blut beim IMD-Labor messbar):** *Intestinal Fatty Acid Binding Protein* ist ein spezifischer Marker, der nur im Darm vorkommt. Bei einer Schädigung der Darmschleimhaut wird er im Blut messbar. Vorteil: Auch beim nicht entzündlichen Leaky Gut, zum Beispiel durch Medikamente oder Mangeldurchblutung bei chronischem Stress, ist der Wert erhöht. Er ist sensitiver in der chronischen Phase einer Darmstörung, was bedeutet, dass er mit größerer Wahrscheinlichkeit erhöht ist, wenn eine Darmbarrierestörung vorliegt.
- **α1-Antitrypsin (im Stuhl messbar):** Alpha-1-Antitrypsin ist ein Protein, das in der Leber gebildet wird. Kommt es im Stuhl vor, ist das ein Zeichen für Eiweißverlust über den Darm durch erhöhte Durchlässigkeit.
- **sIgA (im Stuhl messbar):** Ist der Wert des sekretorischen Immunglobulin A niedrig, ist dies ein Hinweis auf ein geschwächtes Schleimhautimmunsystem, häufig verursacht durch Stress, Infektionen oder chronische Belastungen. Ist er erhöht, weist das auf eine akute Immunaktivierung im Darm hin, zum Beispiel bei Infekten oder Nahrungsmittelreaktionen.
- **Calprotectin (im Stuhl messbar):** Ist der Wert erhöht, spricht das für eine entzündliche Reaktion im Darm.
- **Histamin (im Stuhl messbar):** Ist der Wert erhöht, ist das ein Hinweis auf eine Aktivierung von Mastzellen und eine Schleimhautbeteiligung, oft im Zusammenhang mit entzündlicher Schleimhaut oder Nahrungsmittelintoleranzen.

Wenn ein Leaky Gut vorliegt, empfehle ich die nervensystemfreundliche Ernährung, von der hier im Buch die Rede ist. Optimalerweise sollte man für mindestens vier bis sechs Wochen konsequent auf Gluten verzichten und bei Milchprodukten höchstens Varianten mit A2-Kasein wählen. So kann der Darm zur Ruhe kommen. Für wen das gar nicht geht, empfehle ich die deutliche Reduktion dieser Nahrungsmittel.

Zur Beruhigung entzündlicher Prozesse setze ich gern Aloe-Vera-Saft ein. Wichtig ist, dass dieser mindestens einen Acemannangehalt von über 1000 Milligramm pro Liter enthält. Der Ausgleich sämtlicher Mikronährstoffe, wie ein guter Omega-3-Fettsäuregehalt, ein ausreichend hoher Vitamin-D-Spiegel und eine gute Zinkversorgung sind unerlässlich für einen gesunden Darm. Auch die Einnahme von 6 bis 12 Gramm Glutamin – eine nicht essenzielle Aminosäure – kann als Energiequelle für die Darmzellen hilfreich sein. Es wirkt regenerierend und entzündungshemmend.

Die Blutzucker-Achterbahn stoppen

Unser Körper ist darauf angewiesen, den Blutzuckerspiegel – also die Menge an Glukose im Blut – in einem stabilen Bereich zu halten. Glukose ist der wichtigste Energielieferant für Gehirn und Nervenzellen. Unser Körper sorgt mit feinen Regulationsmechanismen dafür, dass ihr Spiegel weder zu hoch noch zu niedrig wird. Gelingt das nicht, entsteht eine Blutzucker-Achterbahn, die unser Nervensystem erheblich strapaziert.

Wie aber reguliert sich der Blutzucker? Nach einer Mahlzeit steigt der Blutzuckerspiegel an. Daraufhin schüttet die Bauchspeicheldrüse Insulin aus. Dieses Hormon sorgt dafür, dass die Glukose aus dem Blut in die Zellen gelangt, wo sie zur Energiegewinnung verbrannt oder als Reserve gespeichert wird. Das Gehirn bildet hier eine Ausnahme: Es kann Glukose insulinunabhängig aufnehmen – ein biologischer Schutzmechanismus, der unser Überleben sichert. Durch die Wirkung des Insulins sinkt der Blutzuckerspiegel anschließend wieder ab.

Viele Menschen essen im Alltag so, dass ihr Blutzuckerspiegel ständig stark schwankt. Während früher oft das Fett als Hauptverursacher von Stoffwechselproblemen galt, wissen wir heute: Neben Bewegungsmangel ist es vor allem der übermäßige Konsum von einfachen Kohlenhydraten, der zu Insulinresistenz und langfristig zu Diabetes führen kann. Zucker und seine vielen Varianten sind hier das größte Problem, neben Weißmehl, das im Körper zu Zucker verstoffwechselt wird.

Hochverarbeitete Lebensmittel enthalten häufig versteckten Zucker – oft ohne, dass wir es ahnen – und ehe man sich versieht, hat man wieder eine Portion Zucker zu sich genommen. Weißmehlprodukte wie Nudeln, helle Brötchen, zuckerhaltige Getränke oder Süßigkeiten lassen den Blutzuckerspiegel rasch ansteigen. Je schneller dieser Anstieg erfolgt, desto mehr Insulin wird ausgeschüttet. Die Folge: Der Blutzucker rauscht ebenso schnell wieder in den Keller – die klassische Achterbahnfahrt. Schließlich ist es der Abfall des Insulins, der uns müde werden lässt. Hiervon konnte ich mich faszinierenderweise selbst überzeugen, als ich während des Schreibprozesses an diesem Buch ein Brötchen mit Honig aß. Ich konnte quasi zuschauen, wie innerhalb kürzester Zeit bleierne Müdigkeit in mir aufstieg. Eine Müdigkeit, die ich nur so stark spürte, weil dieser Zustand (und das Honigbrötchen) nicht mehr zu meinem »Normal« gehört.

Fällt der Blutzuckerspiegel zu stark ab, wertet der Körper das als Stresssignal. Es werden Stresshormone ausgeschüttet, um den Blutzucker wieder anzuheben. Gleichzeitig kommt es an diesem Punkt gern zu Heißhunger und man greift erneut zu süßen Lebensmitteln. Auf Dauer belastet dies den Körper und kann in einem Teufelskreis aus sich gegenseitig verstärkender Insulinresistenz und stiller Entzündung münden.

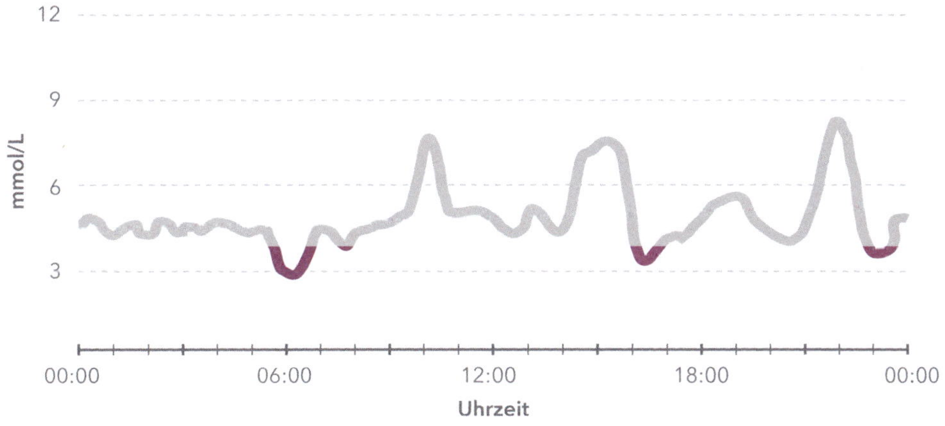

Die Blutzucker-Achterbahn: Schnelle Blutzuckeranstiege bedingen eine starke Insulinausschüttung und einen nachfolgenden Abfall des Blutzuckers.

Blutzuckerstabilität als Nervensystem-Hack

In den letzten Jahren hat sich die kontinuierliche Blutzuckermessung auch bei Gesunden als hilfreiches Tool etabliert. Ursprünglich für Menschen mit Diabetes entwickelt, können auch Menschen ohne Diabetes damit in Echtzeit sehen, wie ihr Blutzucker auf verschiedene Mahlzeiten, Stress, Sport oder Schlafmangel reagiert. Hierzu wird eine winzige Nadel in den Oberarm gepiekst und mittels Patch befestigt. Dieser verbleibt dort für zwei Wochen. Viele Menschen sind danach erstaunt, wie oft der Blutzucker im Alltag Achterbahn fährt.

Ich empfehle die Messung nicht dauerhaft, sondern eher als kurzfristiges Tool zur Selbsterkenntnis und Motivation. Wer erkennt, was im eigenen Körper wirklich passiert, trifft meist automatisch bessere Entscheidungen. Jeder Körper reagiert ein wenig unterschiedlich auf bestimmte Lebensmittel – und so kannst du genau herausfinden, welche Lebensmittel oder Zustände deine ganz eigenen Blutzuckerbooster bedingen. Gerade letztens erzählte mir eine Patientin, wie überrascht sie war, dass nicht nur die Ernährung, sondern auch besonders stressreiche Tage und schlaflose Nächte zu hohen Blutzuckerwerten beitrugen. Bei Menschen mit essgestörtem Verhalten kann das Monitoring jedoch mehr Druck als Nutzen erzeugen – hier ist Achtsamkeit gefragt.

Die Blutzuckerregulation hat in meinem eigenen Leben sehr viel verändert. Ich spüre deutlich, wie sich mein Energielevel verändert – je nachdem, ob ich mich blutzuckerstabil ernähre oder nicht. Wer das Gefühl hat, ein echter Zuckerliebhaber zu sein, sollte wissen: Es liegt nicht an dir. Wenn das Gehirn Zucker bekommen kann, nimmt es ihn – und je öfter es ihn bekommt, desto öfter verlangt es danach. Zucker wirkt auf das Belohnungszentrum im Gehirn und kann süchtig machen.

Gerade anfangs kann es daher herausfordernd sein, auf den durch Zucker ausgelösten Dopaminkick zu verzichten. Aber meine Erfahrung zeigt: Wer zuvor mit den anderen Säulen der ganzheitlichen Nervensystemstärkung gearbeitet hat, dem fällt es mit etwas Durchhaltevermögen viel leichter, auch diese Säule zu meistern – und er wird langfristig mit deutlich mehr Energie und Wohlbefinden belohnt.

SO GEHT BLUTZUCKERSTABIL ESSEN

- **Maßvoll essen:** Nimm weniger Süßes und weniger Weißmehlprodukte zu dir. Wer besonders zuckersüchtig ist, kann von einer komplett zuckerfreien Zeit sehr profitieren, um die Dopamin-Ausschüttungsspirale zu unterbrechen.
- **Reihenfolge beachten:** Starte deine Mahlzeit mit Gemüse oder Salat, dann Eiweiß und Fett – die Kohlenhydrate kommen zum Schluss.
- **Eiweiß und gesunde Fette:** Jede Mahlzeit sollte eine gute Eiweißquelle (zum Beispiel Hülsenfrüchte, Fisch, Ei) und hochwertige Fette (zum Beispiel Nüsse, Avocado) enthalten – sie stabilisieren den Blutzucker.
- **Clever kombinieren:** Weißmehlprodukte oder Süßes nicht pur oder auf leeren Magen essen, sondern immer mit Fett oder Eiweiß kombinieren oder als Nachtisch verspeisen.
- **Snacks mit Struktur:** Keine isolierten Kohlenhydrate zwischendurch. Obst zum Beispiel sollte besser mit Nüssen kombiniert werden.
- **Apfelessig und Bitterstoffe:** Ein kleiner Schluck Apfelessig oder ein paar Bittertropfen vor der Mahlzeit können die Blutzuckerregulation unterstützen.
- **Bewegung nach dem Essen:** Ein kleiner Spaziergang wirkt Wunder. Denn aktive Muskeln wirken wie Staubsauger für den Zucker – ganz ohne Insulin.

Hier noch ein paar blutzuckerstabile Snackideen:

- ein Apfel und eine kleine Handvoll Nüsse oder etwas Mandelmus
- Selleriestangen gedippt in Mandelmus – liebe ich!
- Naturjoghurt (oder pflanzlicher Joghurt) mit Beeren und Leinsamen
- ein hart gekochtes Ei und ein paar Gemüsesticks (Karotten, Gurken, Paprika)
- Hummus mit Gemüsesticks
- ein kleines Stück Käse und ein paar Nüsse
- griechischer Joghurt mit Zimt (wirkt blutzuckerregulierend) und ein paar gehackten Nüssen

Die Leber als Entgiftungszentrale stärken

Oft werde ich gefragt, welche Detox-Kur denn für die Lebergesundheit am besten ist. Saftkuren, die die ultimative Gesundheit in wenigen Tagen bis Wochen versprechen, sind hoch im Kurs. Aus meiner Sicht findet eine gute Entgiftung allerdings nicht in ein paar ausgesuchten Wochen des Jahres statt. Sie sollte immer erfolgen. Wer kurzfristig entgiften will, während er langfristig den Körper weiter mit zu viel »Müll« belastet, hat das Prinzip Leber noch nicht verstanden. Du darfst hier also mitnehmen: Die wirkungsvollste Unterstützung für deine Leber besteht nicht darin, möglichst viele Detox-Säfte zu trinken. Es ist und bleibt dein Lebensstil, der den größten Hebel bietet. Und das heißt:

- gesunde, nährstoffreiche Ernährung,
- Reduktion von Giftstoffbelastungen,
- Stressregulation auf psychoemotionaler Ebene,
- genügend Schlaf und
- ausreichend Bewegung.

Deine Leber entgiftet nicht »besser«, nur weil du eine Pille einnimmst. Sie entlastet sich vor allem dann, wenn du dafür sorgst, dass weniger Gifte bei ihr ankommen und wenn du ihr darüber hinaus dauerhaft die richtigen Baustoffe lieferst.

Fruktose – der heimliche Leberbelaster

Was viele nicht wissen: Ein Zuviel an Fruchtzucker (Fruktose) belastet die Leber erheblich. Fruktose wird fast ausschließlich in diesem Organ verstoffwechselt und fördert die Fetteinlagerung, sowohl in der Leber als auch im Bauchraum. Gerade dieses viszerale Fett gilt als besonders ungünstig, da es viele entzündungsfördernde Botenstoffe freisetzt und das Risiko für Herz-Kreislauf-Erkrankungen deutlich erhöht. Besonders problematisch ist künstlich zugesetzte Fruktose in Softdrinks, Süßigkeiten und versteckt in Fertigprodukten. Selbst schlanke Menschen entwickeln aufgrund der Fruktosemast nicht selten eine Fettleber, weshalb man sie dann auch gern als TOFIs bezeichnet (Thin outside, fat inside).

Nun fragst du dich vielleicht, ob du deiner Leber zuliebe gar kein Obst mehr essen solltest. Schließlich enthält es ebenfalls Fruchtzucker. In Obst liegt dieser allerdings nicht allein in so großen Mengen vor. Er ist an wertvolle Ballaststoffe gebunden, die uns schneller satt machen. Wir würden also mit Obst niemals so viel Fruchtzucker aufnehmen, wie wir es in Säften mit nur wenigen Schlucken tun.

Gerade Menschen, die schon eine nachgewiesene Leberverfettung sowie Insulinresistenz haben, sollten aus meiner Sicht dennoch Obst in Maßen verzehren. Am besten Beerenfrüchte, da sie besonders wenig Fruchtzucker enthalten. Beim Gemüse dürfen sie dafür im vollen Umfang zugreifen, denn, wie ich gern sage: »Gemüse ist das bessere Obst.«

Giftstoffe meiden

Unsere moderne Welt ist voller chemischer Substanzen, die den Körper und insbesondere Entgiftungsorgane wie die Leber belasten können. Mit ein paar einfachen Schritten kannst du deine alltägliche Belastung deutlich senken:

Im Haushalt:

- **Verzichte auf Weichspüler,** denn sie enthalten oft hormonaktive Duftstoffe. Verwende lieber Essig als natürlichen Ersatz.
- **Nutze Glasbehälter statt Plastik,** besonders für warme oder fettige Speisen. Plastik kann Weichmacher wie BPA abgeben.
- **Vermeide Antihaft-Pfannen** mit Teflon-Beschichtung. Nutze lieber Edelstahl oder gusseiserne Pfannen.
- **Lüfte regelmäßig**, um Innenraumschadstoffe (beispielsweise aus Möbeln, Farben oder Teppichen) zu reduzieren.
- **Verwende ökologische Reinigungsmittel** und achte auf »frei von« Parfüm, Phosphaten, Chlor oder Konservierungsmitteln.

Körperpflege und Kosmetik:

- **Naturkosmetik** enthält weniger hormonaktive Stoffe (beispielsweise Parabene oder Silikone).
- **Vermeide Sprays** wie Raumsprays, Haarsprays und so weiter, denn sie erhöhen die Giftstoffaufnahme über die Atmung.

Ernährung:

- **Fisch und andere Meerestiere** wegen der Schwermetalle in den Meeren nur in Maßen genießen und am besten immer auf eine schadstoffarme Herkunft achten.
- **Bio-Lebensmittel bevorzugen**, um die Pestizidbelastung zu reduzieren. Wer Pestizide auf Obst und Gemüse effektiver entfernen möchte, kann es für 10 bis 15 Minuten in Wasser mit Natron baden. Die Environmental Working Group (EWG) ernennt außerdem jährlich die »Dirty Dozen« und »Clean Fifteen«. Das sind Obst- und Gemüsesorten mit den höchsten beziehungsweise niedrigsten Pestizidrückständen.[78]
- **Wasser filtern**, auch wenn Leitungswasser bei uns zwar grundsätzlich getrunken werden kann (denn die Wasserwerke testen das Vorhandensein von vielen Giftstoffen). Allerdings kommen laufend neue Giftstoffe, Mikroplastik und Medikamentenrückstände hinzu, die längst nicht alle erfasst werden können. Auch Hormone und Medikamentenrückstände können enthalten sein. Die Auswahl an verfügbaren Filtersystemen ist groß und reicht von einfachen Tischfiltern für etwa 30 Euro bis hin zu hochwertigen Multimembransystemen, die mehrere Tausend Euro kosten können.
  - Tischfilter, wie es sie beispielsweise in Drogeriemärkten gibt, sind eine unkomplizierte und preiswerte Lösung. Sie reduzieren in erster Linie Kalk, Chlor, schlechten Geschmack und grobe Partikel. Für die Entfernung tiefergehender Rückstände wie Schwermetalle, Medikamentenspuren oder Keime sind sie jedoch nicht ausgelegt. Wirksamer sind Aktivkohlefilter. Diese können viele organische Substanzen, Chlor, Pestizide und auch einen Teil der Medikamentenrückstände herausfiltern – vorausgesetzt, die Filterqualität ist hochwertig und der regelmäßige Austausch findet statt. Schwermetalle, Bakterien und Nitrat lassen sich damit allerdings nur begrenzt entfernen.
  - Umkehrosmoseanlagen arbeiten deutlich feiner. Sie filtern fast alle bekannten Schadstoffe, darunter auch Hormone, Schwermetalle, Nitrat und Mikroorganismen. Das Ergebnis ist extrem reines Wasser – allerdings auch nahezu frei von Mineralstoffen. Die Systeme sind in der Anschaffung teurer, benötigen Strom und produzieren Abwasser, was sie nicht für jeden Haushalt ideal macht.

- Multimembrantechnologien kombinieren mehrere Filterstufen in einem Gerät. Dadurch können sie ein besonders breites Spektrum an Verunreinigungen aus dem Wasser entfernen und oft gezielter auf bestimmte Belastungen abgestimmt werden. Je nach System wird das Wasser dabei auch wieder remineralisiert. Diese Technologien gelten als besonders leistungsfähig, sind aber kostenintensiv, mit Anschaffungskosten von etwa 1000 bis über 4000 Euro.
- Welches System sich eignet, hängt stark von der Qualität des eigenen Leitungswassers, den individuellen gesundheitlichen Ansprüchen und dem Budget ab. Eine professionelle Wasseranalyse – zum Beispiel über den örtlichen Versorger – kann helfen, eine fundierte Entscheidung zu treffen. Ebenso wichtig wie die Wahl des passenden Systems ist die regelmäßige Wartung: Denn nur ein sauberer, gut gepflegter Filter schützt zuverlässig – andernfalls kann das System selbst zur Quelle mikrobieller Belastung werden.

Es gibt hilfreiche Apps zur Giftstofferkennung, wie zum Beispiel CodeCheck (zeigt dir bedenkliche Inhaltsstoffe in Kosmetik, Lebensmitteln und Haushaltsprodukten) oder ToxFox (erkennt hormonell wirksame Chemikalien in Produkten).

Die Leberentgiftung durch Nährstoffe stärken

Eine Leberentgiftung läuft in drei Phasen ab. In Phase eins werden Schadstoffe mithilfe spezieller Enzyme umgebaut. Hierbei entstehen oft aggressive Zwischenprodukte, die zum Teil giftiger sind als der ursprüngliche Stoff. Deshalb ist Phase zwei der Leberentgiftung so entscheidend: Hier macht der Körper die in Phase eins entstandenen Zwischenprodukte unschädlich, indem er sie an bestimmte körpereigene Substanzen koppelt. Ein besonders wichtiger Helfer dabei ist Glutathion – eines der stärksten körpereigenen Antioxidantien, von dem du schon bei den Antioxidantien gelesen hast (Seite 193). So werden die belastenden Stoffe wasserlöslich gemacht, damit sie in Phase drei über Urin oder Galle und Darm ausgeschieden werden können.

Einige Lebensmittel unterstützen deine Leber auf natürliche Weise – durch antioxidative, entzündungshemmende und entgiftungsfördernde Eigenschaften. Um deine Leber bestmöglich zu unterstützen, würde ich dir raten, diese sehr regelmäßig in deine tägliche Ernährung zu integrieren.

- **Kreuzblütler-Gemüse:** Brokkoli, Rosenkohl, Blumenkohl, Grünkohl, Pak Choi – Kreuzblütler-Gemüse sind die absoluten Stars unter den Entgiftungsboostern. Denn sie enthalten sowohl Sulforaphan und andere Senfölglykoside – die die Phase-zwei-Entgiftung fördern – als auch Indol-3-Carbinol. Dieses wird durchs Zerkauen zu DIM (Diindolylmethan) und fördert die Phase eins der Entgiftung. Besonders hervorheben möchte ich hier Brokkolisprossen, die du in einem Sprossenglas ganz einfach selbst anzüchten kannst. Sie enthalten Sulforaphan in zigfach höherer Dosierung als normaler Brokkoli.
- **Artischocken:** Reich an Cynarin unterstützen sie den Gallenfluss und den Fettstoffwechsel.
- **Kurkuma:** Wirkt entzündungshemmend und regt die Galle an, fördert ebenfalls die Leberentgiftung.
- **Knoblauch und Zwiebeln:** Sie liefern schwefelhaltige Verbindungen, die essenziell für die Bildung von Glutathion sind – diesem wichtigen Antioxidans der Leber.
- **Grünes Blattgemüse:** Spinat, Mangold, Rucola, Petersilie und Co sind reich an Chlorophyll, sie helfen beim Binden und Ausleiten von Umweltgiften.
- **Bitterstoffe:** Sie finden sich zum Beispiel in Löwenzahn, Chicorée, Endivie, Radicchio, sie fördern die Gallenproduktion und verbessern die Verdauung. Auch Bittertropfen können helfen.
- **Zitrusfrüchte** (in Maßen) versorgen dich mit Vitamin C, unterstützen die Entgiftung und liefern Bitterstoffe.
- **Ausreichend Wasser:** Ohne genug Flüssigkeit funktioniert die Entgiftung nicht optimal.

MIT NAHRUNGSERGÄNZUNGSMITTELN UNTERSTÜTZEN

Sämtliche Mikronährstoffe, die wir in diesem Buch besprochen haben (B-Vitamine, Vitamin D, Vitamin A, Vitamin C, Zink, Selen, Mangan, Aminosäuren und einige mehr) sind für die Entgiftung essenziell. Auch DIM, Sulforaphan (aus Brokkoli) oder Silymarin (aus der Mariendistel) können als Nahrungsergänzungen unterstützend eingenommen werden.

Jetzt kommt es auf dich an!

Du hast jetzt einen unglaublich großen Wissensschatz und solltest diesen erst mal auf dich wirken lassen. Frage dich: Was ist für mich jetzt gerade am wichtigsten, damit ich in meine Kraft komme? Und dann beginnst du mit der Säule, die dich am meisten anzieht.

Wissen ist zwar Macht, aber nützt dir letztlich nur, wenn du beginnst, es in dein Leben zu integrieren, ohne daraus einen weiteren Stressfaktor werden zu lassen. Auch wenn ich mich wiederhole: Nervensystemfreundlich leben ist kein Vier-Wochen-Programm, das man einmal durchzieht und dann wieder lässt. Es ist ein neuer Lebensstil, der Zeit braucht, um wirklich ein Teil von dir zu werden.

Auch ich habe in meinem Leben nicht alles von heute auf morgen geändert. Es war ein Prozess, in dem nach und nach unterschiedliche Themen dran waren. Als ich mich mit meinen Gefühlen auseinandergesetzt habe und durch achtsame Körperübungen in Kontakt mit meinen Bedürfnissen gekommen bin, ist daraus ganz natürlich der Wunsch entstanden, meinen Körper auch besser zu nähren. Und auch hier habe ich nicht alles auf einmal umgesetzt. Zuerst habe ich mehr Gemüse integriert und auf dem Wochenmarkt neue Sorten ausprobiert. Erst mit der Zeit habe ich nach einer anfangs komplett glutenfreien Phase meinen Glutenkonsum deutlich reduziert. Ein besonders wichtiger Schritt für mich war es, weniger Kaffee zu trinken. Hierbei war mein Mindset von besonderer Bedeutung: Statt den Fokus auf Verzicht zu legen, habe ich mit Entdeckerfreude geschaut, was genussvoll und zugleich gesund für mich ist. Nun trinke ich stattdessen Rohkakao.

Ich möchte dich auch dazu anhalten, deinen nervensystemfreundlichen Lebensstil nicht zu beenden, wenn es dir besser geht. Ziel sollte es sein, dass dein Gesundheitsfass auf Dauer immer leerer wird und erst gar nicht mehr überläuft – statt nur kurzfristig das bereits übergelaufene Fass notfallmäßig zu versorgen.

NERVENSYSTEMFREUNDLICH LEBEN

- Beginne, Bewusstheit für deine Konditionierungen zu entwickeln, und übe dich darin, gesunde Gedanken in deinen Tag zu integrieren.
- Pflege Beziehungen, in denen du ein gesundes Maß an sicherer Co-Regulation erhältst.
- Lass deine Gefühle zu deinen Freunden werden und übe, sie zuzulassen, sie bewusst wahrzunehmen und sie zu halten.
- Beziehe deinen Körper in deine täglichen Routinen mit ein: Hör auf seine Impulse (schlafen, trinken, essen, Bewegung) und geh regelmäßig mit seinem autonomen Zustand in Kontakt.
- Kümmere dich um deine Mikronährstoffe und schließe Mängel aus.
- Sorge für eine nervensystemfreundliche Ernährung, indem du auf eine natürliche, bunte, pflanzenbasierte, ballaststoffreiche Kost mit ausreichend Gemüse, guten Fetten und Proteinen achtest.
- Reduziere deinen Milch-, Gluten- und Genussmittelkonsum und hab einen achtsamen Blick auf Giftstoffe in deinem Alltag.

Nervensystemfreundlich trotz wenig Zeit

Du kannst nervensystemfreundlich leben, ohne täglich viele Stunden in die Selbstfürsorge investieren zu müssen. Mach es dir leicht – zum Beispiel mit kleinen Erinnerungszetteln oder Symbolen, die dich im Alltag daran erinnern, mehrmals täglich kurz den Zustand deines Nervensystems zu spüren.

Ich selbst nehme mir dafür oft nur eine Minute – zwischen zwei Patientengesprächen, mitten im Trubel. Ein bewusster Atemzug kann an der Supermarktkasse geschehen. Eine kleine Körperübung ist möglich, während deine Kinder um dich herum spielen. Es geht nicht um mehr Aufgaben, sondern um einen neuen Blick.

Viele Menschen sind überzeugt: »Bei mir geht das nicht.« Doch ab heute richtest du deine Aufmerksamkeit auf das, was für dich geht. Denn genau dort beginnt Veränderung.

Fünf Qualitäten, um dranzubleiben

Fünf Qualitäten werden dich auf diesem Weg besonders tragen: Mut, Durchhaltevermögen, Selbstmitgefühl, Akzeptanz und Sinnhaftigkeit. Jede von ihnen ist wichtig, um dein Ziel zu erreichen.

Mut

Veränderung ist nicht immer bequem – weder für dich noch für dein Umfeld. Vielleicht hörst du plötzlich: »Du bist irgendwie komplizierter geworden.« Oder dein Partner tut sich schwer mit dem neuen, gesünderen Essen auf dem Tisch.

Veränderung fordert. Vor allem fordert sie Mut – nicht den lauten, kämpferischen Mut, sondern den stillen, kultivierten Mut, der dich Schritt für Schritt deinen Weg gehen lässt, auch wenn es auf der alten Autobahn bequemer scheint.

Bedenke: Die Menschen, die sich am meisten über deine neu gesetzten Grenzen wundern, sind meist die, die vorher davon profitiert haben, dass du keine Grenzen hattest. Veränderung heißt, dir selbst treu zu werden – auch wenn andere es (noch) nicht verstehen.

Als Kind hat jeder von uns nur ein begrenztes Deck an Karten. Wir müssen uns an die Umstände anpassen, die uns unsere Bezugspersonen bieten – so widrig sie auch sein mögen. Sind wir erwachsen, wendet sich das Blatt: Es ist die Zeit der Möglichkeiten. Mach dich auf, um wirklich gesunde Entscheidungen für dich zu treffen. Du dienst dieser Welt am allermeisten, wenn du wirklich du bist.

Durchhaltevermögen

Ich habe einmal gelesen, dass Durchhaltevermögen wichtiger sei als Intelligenz, wenn es darum geht, ein erfülltes Leben zu führen. Und ich kann das aus tiefstem Herzen bestätigen. Ich kenne viele kluge Menschen, deren Ideen irgendwann versickert sind – nicht, weil sie nicht gut waren, sondern weil sie nicht drangeblieben sind.

Wachstum ist nicht linear. Es gibt Phasen, da fühlt sich alles leicht an – und andere, in denen du am liebsten alles hinwerfen würdest. Gerade wenn du beginnst, tiefere

Muster zu erkennen und zu verändern, kann es innerlich erst einmal wackelig werden. Doch Stolpersteine sind kein Rückschritt – sondern Teil deines Weges.

Selbstmitgefühl

Oft sind wir mit niemandem so hart wie mit uns selbst. Der innere Kritiker ist schnell zur Stelle. »Du hast schon wieder versagt«, ruft er uns zu und »Andere schaffen das doch auch.«

Wenn du dazu neigst, dich selbst abzuwerten, dann lade ich dich ein: Begegne dir wie einem besten Freund, der gerade strauchelt. Wenn meine Kinder Fehler machen, dann sage ich ihnen gern: »Du hast einen Fehler gemacht? Oh wow, du hast also etwas gemacht, was alle Menschen für gewöhnlich immer wieder in ihrem Leben machen werden! Glückwunsch. Fehler sind unsere Helfer. Für das nächste Mal weißt du nun ganz genau, was zu tun ist.« Mit dir selbst kannst du genauso umgehen. Selbstmitgefühl bedeutet nicht, sich rauszureden – sondern einfach menschlich zu sein.

Akzeptanz

Viele Menschen glauben, sie könnten erst zufrieden sein, wenn sie die 100 Prozent auf ihrer inneren Wohlfühl-Skala erreicht haben. Doch so rennen sie immer der nächsten Möhre hinterher. Wenn du mit vielen Stressoren oder gesundheitlichen Beschwerden kämpfst, ist es wichtig, anzuerkennen, was jetzt gerade ist. Akzeptanz heißt nicht, etwas gutzuheißen. Es heißt nur, aufzuhören, gegen den Ist-Zustand zu kämpfen – sodass Energie frei wird für echte Veränderung.

Sinnhaftigkeit

Der Begriff Sinnhaftigkeit ist dir schon begegnet, als wir über den Kohärenzsinn gesprochen haben. An dieser Stelle möchte ich nochmals hervorheben, wie wichtig es für unser gesamtes Leben ist, wenn wir dieses mit einer gewissen Sinnhaftigkeit verknüpfen. Wir Menschen brauchen einfach das Empfinden, dass unsere Existenz, unser Tun und unser Empfinden schon irgendwie Sinn ergibt und für irgendetwas gut ist. Dieser Sinn fällt allerdings nicht einfach so vom Himmel, sondern wir dürfen ihn aktiv entdecken. So habe ich durch meine Erfahrungen und meine Entwicklung zu einer ganzheitlichen Ärztin hier eine Sinnhaftigkeit entwickeln können, die mir Kraft spendet.

Aus dieser Haltung heraus kannst du auch kleine Schritte als Erfolge wahrnehmen und bleibst nicht in der Unzufriedenheit sitzen, nur weil du noch nicht den Gipfel erklommen hast. Mir hilft es übrigens auch, immer mal wieder stehenzubleiben und zurückzuschauen, welche vielen kleinen Schritte mich in den letzten Jahren zu genau dem Menschen gemacht haben, der ich heute bin. Das ist unfassbar kraftvoll.

Vielleicht geht es dir wie mir: Ich bin nicht religiös, aber Erfahrungen, die ich im Leben machen durfte, haben mich an eine höhere Kraft glauben lassen. Eine Kraft, die größer ist als ich – und die mir in dunklen Momenten unglaublich viel Hoffnung geschenkt hat.

Heute spüre ich: Ich muss nicht alles erklären können. Auch wenn ich wissenschaftliche Erkenntnisse liebe und sie für wichtig halte – es gibt möglicherweise Dinge, die in Studien nicht zu finden sind. Nicht zu denken, dass wir schon alles wüssten, hat für mich auch mit Demut zu tun.

Nach dem Tod meiner Mutter – und später meines Vaters – erschien über meinem Haus jeweils ein wunderschöner Regenbogen. Zufall? Bei der Beerdigung meiner Mutter war es plötzlich, als würde sie mir zuflüstern: »Du bist schwanger.« Und es fühlte sich an wie ein letztes Geschenk, das sie mir gemacht hatte. Unser Sohn kam tatsächlich wenige Monate später zur Welt. Wir nannten ihn Jonne – einfach, weil mir der Name gefiel. Erst später erfuhr ich, dass er auch »Sternenkind« bedeutet.

Kurz nach dem Tod meiner Mutter rief dann auch noch ein Passant meiner Schwester zu: »Über Ihrem Kinderwagen ist ein Engel.« Ich weiß nicht, ob es Engel gibt. Aber ich weiß, dass es Zeichen gibt, die sich nicht mit dem Verstand erklären lassen. Und auch sie tun unserem Nervensystem unglaublich gut. Es lohnt sich also, wenn wir uns ihnen öffnen.

In diesem Sinne: Denke, fühle und handle gesund.

Deine Jessica

ANHANG

Quellen

1 Dargestellt beispielsweise in Surtees, P., et al. (2003): *Sense of coherence and mortality in men and women in the EPIC-Norfolk United Kingdom prospective cohort study.* American Journal of Epidemiology, 158 (12); S. 1202–1209

2 Bierman, S. (2023): *Mit Sprache heilen*, VAK, Kirchzarten; S. 34

3 Dargestellt beispielsweise in Levine, P. A. (2023): *Sprache ohne Worte.* 11. Auflage, Kösel, München; S. 313–314

4 Dargestellt beispielsweise in Feldman Barrett, L. (2025): *Wie Gefühle entstehen. Eine neue Sichtweise auf unsere Emotionen.* 4. Auflage, Rowohlt, Hamburg; S. 53

5 Nehls, M. (2022): *Das erschöpfte Gehirn.* 5. Auflage, Wilhelm Heyne, München; S. 62

6 Ebd.

7 Vgl. Raz, N. et al. (2005): *Regional brain changes in aging healthy adults: general trends, individual differences and modifiers.* Cerebral Cortex, 15, 1676–1689

8 Barnes, J. et al. (2009): *A meta-analysis of hippocampal atrophy rates in Alzheimer´s disease.* Neurobiology of Aging, 30; S. 1711–1723

9 Nehls, M. (2022): *Das erschöpfte Gehirn.* 5. Auflage, Wilhelm Heyne, München; S. 58

10 Dargestellt beispielsweise in Konrad, K., et al. (2013): *Hirnentwicklung in der Adoleszenz: Neurowissenschaftliche Befunde zum Verständnis dieser Entwicklungsphase.* Deutsches Ärzteblatt, 110 (25); S. 425–431

11 Feldman Barrett, L. (2024): *Siebeneinhalb Lektionen über das Gehirn*, 3. Auflage, Rowohlt, Hamburg; S. 36

12 Ebd.; S. 47

13 Dargestellt beispielsweise in Rosenberg, S. (2022), *Der Selbstheilungsnerv*, 13. Auflage, VAK, Kirchzarten; S. 86

14 Ebd.; S. 89

15 Sonuga Barke, E. J. S., et al. (2017): *Child-to-adult neurodevelopmental and mental health trajectories after early life deprivation: the young adult follow-up of the longitudinal English and Romanian Adoptees study.* Lancet, 389(10078); S. 1539–1548

16 König, V. (2024): *Trauma und Beziehungen. Wie wir die immergleichen Bindungsmuster hinter uns lassen.* Arkana, München; S. 44

17 Ebd.; S. 56

18 Stahl, S. (2022): *Wer wir sind.* Kailash, München; S. 73

19 Maté, G. (2020): *Wenn der Körper Nein sagt.* 2. Ausgabe, Narayana, Kandern; S. 33

20 Zum Beispiel: www.stefaniestahl.de/psychoblog/glaube-nicht-alles-was-du-denkst/, zuletzt abgerufen am 14. 7. 2025

21 Maté, G. (2022): *Der Mythos des Normalen*, Kösel, München; S. 42

22 WHO (2019): *Posttraumatic Stress Disorders*, 6B40

23 Dargestellt beispielsweise in Van der Kolk, B. (2021): *Verkörperter Schrecken*, 7. Auflage, G. P. Probst, Lichtenau; S. 201

24 Damasio, A. R., et al. (2000): *Subcortical and cortical Brain Activity During the Feeling of Selfgenerated Emotions,* Nature Neuroscience, 3(10); S. 1049–1056

25 Vgl. Ärzteblatt.de (22. April 2015): www.aerzteblatt.de/nachrichten/62565/Neugeborene-fuehlen-Schmerzen-staerker-als-Erwachsene, zuletzt abgerufen am 14. 7. 2025

26 Rodkey, N. E.; Pillai Riddell, R. (2013): *The Infancy of Infant Pain Research: The Experimental Origins of Infant Pain Denial, The Journal of Pain,* 14(4); S. 338–350

27 Interview mit Prof. Dr. Gerald Hüther, You Tube (2015): www.youtube.com/watch?v=iCDdbPoHQhA, zuletzt abgerufen am 14.7.2025

28 Vgl. beispielsweise Chaput, J. P., et al. (2018): *Sleeping hours: what is the ideal number and how does age impact this?* Nature and science of sleep, 27;10; S. 421–430

29 Holt-Lundstad, J., et al. (2010): *Social relationships and mortality risk: a meta-analytic review.* PLoS Medicine, 27;7(7); e1000316

30 Barmer Krankenkasse (2024): www.barmer.de/gesundheit-verstehen/psyche/einsamkeit/-ich-fuehle-mich-einsam-ein-grundgefuehl-in-deutschland--1140300; zuletzt abgerufen am 14.7.2025

31 Vgl. Spiegel-Online (25.02.2025): www.spiegel.de/netzwelt/netzpolitik/daenemark-regierung-plant-umfassendes-smartphone-verbot-an-schulen-a-fb8086a1-52c8-4040-b90c-d9ff93d91e50; zuletzt abgerufen am 14.7.2025

32 Amen, D. G. (2021): *Gesundes Gehirn, gesunde Psyche.* riva, München; S. 193

33 Vgl. Kharrazian, D. (2021): *Was ist bloß mit meinem Gehirn los?*, 3. Auflage, VAK, Kirchzarten; S. 435

34 Amen, D. G. (2021): *Gesundes Gehirn, gesunde Psyche.* riva, München; S. 193

35 Powell, J. J., et al. (1999): *Evidence for the role of environmental agents in the initiation or progression of autoimmune conditions.* 107 Suppl 5; S. 667–672

36 Dargestellt beispielsweise in Palmer, C. M. (2024): *Psychische Erkrankungen verstehen.* VAK, Kirchzarten; S. 227

37 Vgl. Yehuda, R., Lehrner, A. (2018): *Intergenerational transmission of trauma effects: putative role of epigenetic mechanisms,* World Psychiatry 17(3); S. 243–257

38 Vgl. Brian, D. G., Ressler, K. J. (2014): *Parental olfactory experience influences behavior and neural structure in subsequent generations.* Nature Neuroscience, 17/1; S. 89–96

39 Lupien, S. J. et al. (2009): *Effects of stress throughout the lifespan on the brain, behaviour and cognition.* Nature reviews neuroscience, 10(6); S. 434–445

40 Lovallo, W. R., et al. (2005): *Caffeine stimulation of cortisol secretion across the waking hours in relation to caffeine intake levels,* Psychosomatic medicine, 67(5); S. 734–739

41 Zhu, B. T., et al. (2009): *Inhibition of human catechol-O-methyltransferase (COMT)-mediated O-methylation of catechol estrogens by major polyphenolic components present in coffee,* The Journal of steroid biochemistry and molecular biology, 113(1-2); S. 65–74

42 McEwen, B. S. (2005): *Glucocorticoids, depression, and mood disorders: structural remodeling in the brain.* Metabolism, 54(5 Suppl 1); S. 20–23

43 McEwen, B. S. (2022): *Protective and damaging effects of stress mediators: central role of the brain,* Dialogues in Clinical Neurosciences, 8(4); S. 367–381

44 Felitti, V. J., et al. (1998): *Relationship of childhood abuse and household dysfunction to many of the leading causes of death in adults. The Adverse Childhood Experiences (ACE) Study,* American journal of preventive medicine, 14(4); S. 245–258

45 Kiecolt-Glaser, J. K., et al. (2003): *Chronic stress and age-related increases in the proinflammatory cytokine IL-6,* Psychological and Cognitive Sciences, 100(15); S. 9090–9095

46 Cohen, S., et al. (1991): *Psychological stress and susceptibility to the common cold,* The new England Journal of Medicine, 29;325(9); S. 606–612

47 McDonald, P. G., et al. (2005): *A biobehavioral perspective of tumor biology,* Discovery Medicine, 5(30); S. 520–526

48 Vgl. Praxisnachrichten Kassenärztliche Bundesvereinigung (7.11.2024): www.kbv.de/praxis/tools-und-services/praxisnachrichten/2024/11-07/Autoimmunerkrankungen-%20Höchste%20Prävalenz%20bei%20Hashimoto-Thyreoditis, zuletzt abgerufen am 23.7.2025

49 Dargestellt beispielsweise in Straub, R. H. (2022): *Frühe Traumata als Ursprung von chronischer Entzündung,* Springer; S. 168

50 Die Webseite von Sandra Weber findest du hier: dr-sandraweber.de. Die Seite der Praxis von Thomas Bacharach hier: dr-bacharach.de. Beide kannst du auch auf Instagram besuchen. Dr. Bacharach ist Autor des Buches *Der Reizdarm-Doc,* (2025) Humboldt, Hannover, zudem Initiator der SIBO-Academy: sibo-academy.de. Alle Links zuletzt abgerufen am 14.7.2025

51 Dargestellt in Schubert, C., Amberger, M. (2018): *Was uns krank macht, was uns heilt,* Korrektur, Mattighofen; S. 81

52 Joung, J.-Y., et al. (2019): *A literature review for the mechanisms of stress-induced liver injury.* Brain and Behaviour, 9(3); e01235

53 Dargestellt beispielsweise in Stahl, S. (2015): *Das Kind in dir muss Heimat finden.* 24. Auflage, Kailash, München; S. 92

54 Feldman Barrett, L. (2025): *Wie Gefühle entstehen. Eine neue Sichtweise auf unsere Emotionen.* 4. Auflage, Rowohlt, Hamburg; S. 138

55 Ekman, P., et al. (1987): *Universals and cultural differences in the judgments of facial expressions of emotion,* Journal of personality and social psychology, 53(4); S. 712–717

56 Feldman Barrett, L. (2025): *Wie Gefühle entstehen. Eine neue Sichtweise auf unsere Emotionen.* 4. Auflage, Rowohlt, Hamburg; S. 93–97

57 Ebd.

58 Pond Jr., R. S. (2012): *Emotion differentiation moderates aggressive tendencies in angry people: A daily diary analysis.* Emotion, 12(2); S. 326– 337

59 Erbas, Y., et al. (2022): *Editorial: The role of emotional granularity in emotional regulation, mental disorders, and well-being,* Frontiers in Psychology, 17;13:1080713

60 Craske, M. G., et al. (2024): *Positive affect treatment targets reward sensitivity: A randomized controlled trial.* Journal of consulting and clinical psychology, 9;91(6); S. 350–366

61 Brown, B. (2017): *Verletzlichkeit macht stark.* 9. Auflage, Goldmann, München; S. 91
62 Kross, E., et al. (2011): *Social rejection shares somatosensory representations with physical pain.* Proceedings of the National Academy of Science, 108(15): S. 6270–6275
63 Orfanos-Boeckel, H. (2022): *Nährstofftherapie,* Trias, Stuttgart; S. 198
64 Fraiha-Pegado, J., et al. (2024): *Trace lithium levels in drinking water and risk of dementia: a systematic review,* international journal of bipolar disorders, 12(1); S. 32
65 Kapusta, N. D., et al. (2011): *Lithium in drinking water and suicide mortality,* the British journal of psychatrie, 198(5); S. 346–350
66 Webseite Dr. Michael Nehls: michael-nehls.de, zuletzt abgerufen am 14.7.2025
67 Selhub, J. (2008): *Public health significance of elevated homocysteine,* Food and nutrition bulletin, 29; S. 116–125
68 Orfanos-Boeckel, H. (2022): *Nährstofftherapie,* Trias, Stuttgart; S. 124
69 Europäische Behörde für Lebensmittelsicherheit (EFSA, 2012). *Scientific Opinion on the tolerable upper intake level of vitamin D.* EFSA Journal, 10(7), S. 2813. doi.org/10.2903/j.efsa.2012.2813, zuletzt abgerufen am 14.7.2025
70 Vgl. edubily.de/blogs/ratgeber/vitamin-d-rechner, zuletzt abgerufen am 14.7.2025
71 Deutsche Herzstiftung: herzstiftung.de/herz-sprechstunde/alle-fragen/vorhofflimmern-fischoel-kapseln, zuletzt abgerufen am 14.7.2025
72 Orfanos-Boeckel, H. (2022): *Nährstofftherapie,* Trias, Stuttgart; S. 116
73 Deutsche Gesellschafft für Ernährung (DGE): www.dge.de/presse/meldungen/2011-2018/wie-viel-protein-brauchen-wir/?utm_source=chatgpt.com, zuletzt abgerufen am 14.7.2025
74 McDonald, D., et al (2018): *American Gut: an Open Platform for Citizen Science Microbiome Research,* mSystems, 15;3(3):e00031-18
75 Mit dem Darmkalender von Fermentwelten *30 für den Darm* kannst du dich bei der Umsetzung unterstützen.
76 Wallace, C. J. K.; Milev, R. (2017): *The effects of probiotics on depressive symptoms in humans: a systematic review,* Annals of General Psychatrie, 16(14); doi.org/10.1186/s12991-017-0138-2 zuletzt abgerufen am 14.7.2025
77 Hollon J., et al (2015): *Effect of gliadin on permeability of intestinal biopsy explants from celiac disease patients and patients with non-celiac gluten sensitivity,* Nutrients, 27;7(3), S. 1565–1576
78 Zu finden unter: www.ewg.org/foodnews/dirty-dozen.php und www.ewg.org/foodnews/clean-fifteen.php, zuletzt abgerufen am 14.7.2025

Verwendete und lesenswerte Literatur

Amen, Daniel G. (2021): *Gesundes Gehirn, gesunde Psyche*. riva, München

Barrett, Lisa Feldman (2025): *Wie Gefühle entstehen*. 4. Auflage. Rowohlt Verlag, München

Barrett, Lisa Feldman (2023): *Siebeneinhalb Lektionen über das Gehirn*. 3. Auflage, Rowohlt, Hamburg

Bierman, Steve (2023): *Mit Sprache heilen*. VAK, Kirchzarten bei Freiburg

Brown, Brené (2018): *Entdecke deine innere Stärke*. Kailash, München

Brown, Brené (2017): *Verletzlichkeit macht stark*. 9. Auflage. Goldmann, München

Brown, Brené (2016): *Laufen lernt man nur durch Hinfallen*. Kailash, München

Deb, Dana (2021): *Die Polyvagal-Theorie in der Therapie*. 3. Auflage. Probst, Hamburg

Esch, Tobias (2022): *Neurobiologie des Glücks*. Thieme, Stuttgart

Fredrickson, Barbara L. (2009): *Die Macht der guten Gefühle*. Campus, Frankfurt am Main

Gröber, Uwe (2011): *Mikronährstoffe*. 3. Auflage. Wissenschaftliche Verlagsgesellschaft, Stuttgart

Heinrich, Peter C.; Müller, Matthias; Grävel, Lutz; Koch, Hans-Georg (2022): *Biochemie und Pathobiochemie*. 10. Auflage. Springer, Berlin

Kane, Cathy L.; Terrell, Stephen J. (2020): *Bindung, Regulation und Resilienz*. Junfermann, Paderborn

Kast, Bas (2023): *Kompass für die Seele*. 3. Auflage. Bertelsmann, München

Kaufmann, Kyra; Kaufmann, Sascha (2022): *Der Histaminirrtum*, VAK, Kirchzarten bei Freiburg

Kharrazian, Datis (2021): *Was ist bloß mit meinem Gehirn los?* 3. Auflage. VAK, Kirchzarten bei Freiburg

König, Verena (2024): *Trauma und Beziehungen*. Arkana, München

König, Verena (2023): *Bin ich traumatisiert?* 8. Auflage. Gräfe und Unzer, München

Lepera, Nicole (2021): *Heile. Dich. Selbst*. Arkana, München

Levine, Peter A. (2022): *Trauma-Heilung*. Synthesis, Essen

Levine, Peter A. (2023): *Sprache ohne Worte*. 11. Auflage. Kösel, München

Maté, Gabor; Maté, Daniel (2023): *Vom Mythos des Normalen*. Kösel, München

Maté, Gabor (2020): *Wenn der Körper Nein sagt*. 2. Auflage. Uni Medica, Kandern

Meier, Emeran (2022): *Gesundheit beginnt im Darm*. riva, München

Meier, Emeran (2024): *Das zweite Gehirn*. riva, München

Nehls, Michael (2022): *Das erschöpfte Gehirn*. 5. Auflage. Wilhelm Heyne, München

Nehls, Michael (2025): *Das Lithium-Komplott*. Mental Enterprises, Vörstetten

Orfanos-Boeckel, Helena (2022): *Nährstofftherapie*. Trias, Stuttgart

Palmer, Christopher M. (2023): *Psychische Erkrankungen neu verstehen*. VAK, Kirchzarten bei Freiburg

Porges, Stephen W.; Porges, Seth (2024): *Sicherheit und Heilung finden*. Probst, Lichtenau

Rosenberg, Stanley (2022): *Der Selbstheilungsnerv*. 13. Auflage. VAK, Kirchzarten bei Freiburg

Schubert, Christian; Amberger, Madeleine (2018): *Was uns krank macht, was uns heilt: Aufbruch in eine neue Medizin*. Korrektur, Mattighofen

Servan-Schreiber, David (2021): *Die neue Medizin der Emotionen*. 10. Auflage. Goldmann, München

Silbernagl, Stefan; Despopoulos, Agamemnon; Dragun, Andreas (2021): *Taschenatlas Physiologie*. 9. Auflage. Thieme, Stuttgart

Stahl, Stefanie (2015): *Das Kind in dir muss Heimat finden*. 24. Auflage. Kailash, München

Stahl, Stefanie (2020): *So bin ich eben!* 2. Auflage. Kailash, München

Straub, Rainer H. (2022): *Frühe Traumata als Ursprung von chronischer Entzündung*. Springer, Berlin

Unger, Sonja (2024): *Mikrotrauma: Wenn kleine seelische Verletzungen krank machen*. 2. Auflage. Humboldt, Berlin

Van der Kolk, Bessel (2021): *Verkörperter Schrecken*. 7. Auflage. Probst, Lichtenau

Windscheid, Leon (2021): *Besser fühlen*. 9. Auflage. Rowohlt, Hamburg

Weaver, Libby (2020): *Rushing-Woman-Syndrom*. 2. Auflage. Trias, Stuttgart

Empfehlungen der Autorin

Labore: Nicht alle Werte, über die ich in diesem Buch schreibe, sind über die Hausarztpraxen zugänglich. Hier sind daher einige Anbieter, über die du deine Blutwertmessungen selbst in die Hand nehmen kannst:

- Æscolab, Tests für zu Hause: über 70 hochwertige Analysen von Biomarkern der funktionellen Medizin, inklusive Auswertung und Empfehlungen von qualifizierten Therapeuten
- Medivere, Tests für zu Hause
- Omegametrix für einen HS-Omega-3-Index
- IMD Labor, nutzbar über einen Therapeuten, aber auch Blutabnahmen vor Ort im Berliner Labor sind möglich
- Biovis, für Therapeuten
- Ganzimmun, für Therapeuten
- Hello inside, Blutzuckermonitoring
- Libre sense, Blutzuckermonitoring

Supplemente: Es gibt viele gute Firmen für Nahrungsergänzungen, doch auch viele Produkte mit schlechter Qualität. Daher möchte ich dir hier eine kleine Auswahl an Firmen nennen, bei denen ich meine Nahrungsergänzungen beziehe:

- Sunday naturals
- Naturtreu
- Biogena
- Natugena
- Formmed
- Norsan (Algenöl)
- LebenskraftPur
- Miracle of Biome (Aloe-Vera-Saft)

Wasserfilter: Ein Wasserfilter mit Multimembrantechnologie und Remineralisation, den ich persönlich empfehlen kann, ist der Wasserfilter von Wertach Quelle: wertach-quelle.shop/

Therapeutenfinder: Es ist nicht immer leicht, einen guten Therapeuten zu finden, der sich Zeit nimmt und Expertise in der ursachenbasierten Medizin und Nährstofftherapie hat. Diesbezüglich empfehle ich dir, auf die Suche nach einem Arzt oder einer Ärztin mit Expertise in funktioneller oder orthomolekularer Medizin zu gehen. Diese beschäftigen sich genau damit.

Auf der Webseite der Europäischen Gesellschaft für funktionelle Medizin (EGFM) sowie der Fachgesellschaft für Orthomolekulare Medizin gibt es eine Therapeutenliste, auf der nach Postleitzahl geordnet viele Therapeuten aufgelistet sind, die dort ihre Ausbildung absolviert haben.

- EGFM: egfm.eu/therapeuten/
- Fachgesellschaft Orthomolekulare Medizin: fom-online.de/therapeutensuche/

Um einen geeigneten Hypnosetherapeuten zu finden, kannst du den Therapeutenfinder auf der Webseite meines Ausbilders Dr. Norbert Preetz nutzen. Dort kannst du dich näher zur Hypnosetherapie- und zur Yager-Code-Methode informieren: www.preetz-hypnose.de/therapeuten.

Listen der Gefühle

Diese beiden Listen können dir helfen, dein Vokabular in Sachen Gefühle zu erweitern. Sie sind unterteilt in angenehme Gefühle, die auftauchen können, wenn Bedürfnisse erfüllt sind, und weniger angenehme Gefühle, die sich zeigen können, wenn Bedürfnisse unerfüllt bleiben.

Gefühle, wenn Bedürfnisse erfüllt sind:

- (über-)glücklich
- abenteuerlustig
- aktiv
- angeregt
- aufgeregt
- behaglich
- belebt
- berührt
- bewegt
- dankbar
- energievoll
- enthusiastisch
- erfüllt
- erleichtert
- erlöst
- erregt
- erstaunt
- erwartungsvoll
- fasziniert
- frei
- freudig
- friedlich
- froh
- fröhlich
- gebannt
- geborgen
- gelassen
- großherzig
- gutmütig
- heiter
- hoffnungsvoll
- interessiert
- involviert
- lebhaft
- liebevoll
- lustig
- mitteilsam
- motiviert
- munter
- mutig
- neugierig
- optimistisch
- ruhig
- sanft
- selig
- sicher
- sorglos
- stolz
- überrascht
- überschwänglich
- unbekümmert
- vertrauensvoll
- wach
- zärtlich
- zufrieden

Gefühle, wenn Bedürfnisse nicht erfüllt sind:

- Abscheu
- abwesend
- alarmiert
- angespannt
- ängstlich
- apathisch
- bekümmert
- belastet
- besorgt
- bestürzt
- betrübt
- bitter
- deprimiert
- desinteressiert
- durcheinander
- düster
- einsam
- elend
- entsetzt
- enttäuscht
- erschöpft
- erschreckt
- faul
- feindselig
- frustriert
- gehemmt
- gelangweilt
- gemein
- gleichgültig
- Hass
- hilflos
- irritiert
- kalt
- kleinmütig
- konfus
- krank
- kribblig
- lethargisch
- matt
- melancholisch
- miserabel
- müde
- mutlos
- neidisch
- nervös
- niedergeschlagen
- passiv
- pessimistisch
- Scham
- schlapp
- schlecht
- schuldig
- schwermütig
- überlastet
- ungeduldig
- unruhig
- unsicher
- unstet
- verärgert
- verloren
- verzweifelt
- wütend

Sachregister

Dank

Ein Buch zu schreiben war schon lange ein immer wiederkehrender Wunsch von mir, den ich als junge Mutter stets wieder in die Zukunft verschoben habe. Als Allererstes möchte ich daher dem riva Verlag dafür danken, dass er im richtigen Moment auf mich zugekommen ist und mir den letzten Anstupser gegeben hat, es jetzt zu tun. Insbesondere bedanke ich mich bei Nora Kayser, die mir im Schreibprozess stets zur Seite stand. Auch bei meiner Lektorin, Diane Zilliges, möchte ich mich bedanken, dass sie mich unterstützt hat, dem Buch den wertvollen letzten Schliff zu verleihen.

Ein besonderer Dank gilt außerdem meinen Testlesern Pauline Schäfer, Katharina Streit, Florian Sump, Jessica Puffpaff sowie Jasmin Wilkens. In feinster Kleinarbeit habt ihr jede Formulierung auf links gedreht und mir unglaublich wertvolles Feedback zum Buch gegeben. Lieber Flo, dir danke ich außerdem für das schöne Vorwort.

Meinem Mann danke ich dafür, dass er monatelang ertragen hat, dass unser Wohnzimmer aussah wie eine Bücherei – nur unordentlicher. Und natürlich dafür, dass er mir im vollen Praxisalltag für den Schreibprozess den Rücken freigehalten hat. In jedem Moment voller Zweifel hat er mir Mut gemacht, dranzubleiben.

Meiner Zwillingsschwester möchte ich in besonderem Maße für die Co-Regulation während der letzten Jahre danken, die ich durch sie bekommen habe. Einen Menschen an meiner Seite zu haben, der genau weiß, wie ich denke und fühle – auch ohne Worte –, ist ein unfassbar großes Geschenk, für das ich jede Sekunde sehr dankbar bin.

Ich danke dir, Mama. Für all die schönen Momente mit dir, die ich trotz der letzten schweren Jahre vor deinem Tod im Herzen trage. Nicht selten führen die schwersten Momente des Lebens zu besonders großem Wachstum. Auch wenn ich es mir anders gewünscht hätte, so hat dein Tod maßgeblich dazu beigetragen, dass ich zu der ganzheitlich denkenden Ärztin und Löwenmama geworden bin, die ich heute bin.

Last but not least möchte ich mich bei dir als Leserin oder Leser für dein Vertrauen und deine Unterstützung bedanken! Ich hoffe so sehr, du konntest wichtige Erkenntnisse aus dem Buch mitnehmen und vor allem in deinen Alltag tragen.

Über die Autorin

Dr. med. Jessica Klebe ist Fachärztin für Innere Medizin mit langjähriger klinischer Erfahrung. Viele Jahre war sie in der klassischen Schulmedizin tätig – unter anderem in der Notaufnahme, auf der Intensivstation sowie in der klinischen Versorgung im Krankenhaus. Sie kennt die Möglichkeiten, aber auch die Grenzen der konventionellen Medizin.

Ein tiefgreifender Wendepunkt in ihrem Leben war der Suizid ihrer Mutter. Dieses einschneidende Ereignis veränderte nicht nur ihren Blick auf Gesundheit und Heilung, sondern führte sie zu einem inneren und beruflichen Wandel. Sie erkannte: Der Mensch ist nicht in einzelne Symptome oder Körperteile zu zerlegen – wahre Heilung kann nur geschehen, wenn Körper, Geist und Seele gemeinsam betrachtet werden.

Seither hat sie sich umfassend weitergebildet: unter anderem in Ernährungsmedizin, funktioneller und Orthomolekularmedizin, Mind-Body-Medizin sowie in verschiedenen Formen der klinischen Hypnosetherapie sowie im ganzheitlichen Coaching. Dieses breite Wissen bildet heute das Fundament ihrer ganzheitlichen ärztlichen Arbeit.

In ihrer Tätigkeit in einer hausärztlichen Praxis begleitet sie Menschen auf ihrem ganzheitlichen, individuellen Weg zu mehr Gesundheit, Selbstverantwortung und innerem Gleichgewicht. Dabei verbindet sie medizinisches Fachwissen mit einer zutiefst menschlichen und empathischen Herangehensweise.

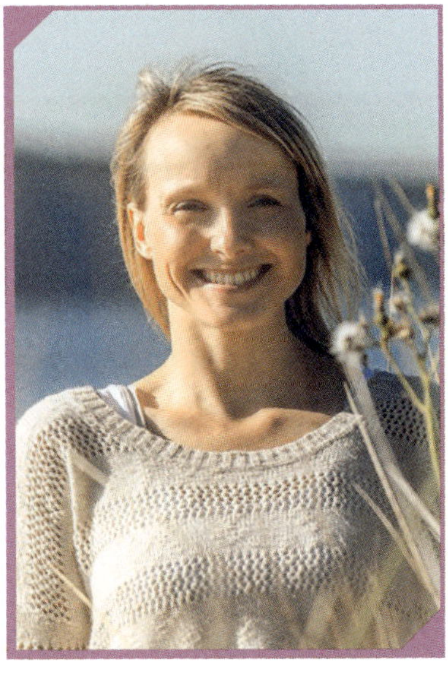

Mit Herzblut teilt sie als @dr.jessica.klebe ihre Erfahrungen und ihr Wissen auch über Instagram, in Podcast-Interviews und nun auch in diesem Buch – mit dem Wunsch, andere Menschen zu inspirieren und auf ihrem Weg zu mehr Ganzheitlichkeit zu unterstützen.

Privat lebt sie mit ihrem Mann und ihren zwei Kindern in Norddeutschland – mitten in der Natur, die ihr Kraft und Ruhe schenkt wie die tägliche Verbindung zu den Menschen, die sie begleiten darf.

Bibliografische Information der Deutschen Nationalbibliothek
Die Deutsche Nationalbibliothek verzeichnet diese Publikation in der Deutschen Nationalbibliografie. Detaillierte bibliografische Daten sind im Internet über https://dnb.de abrufbar.

Für Fragen und Anregungen
info@m-vg.de

Wichtige Hinweise
Dieses Buch ist für Lernzwecke gedacht. Es stellt keinen Ersatz für eine individuelle medizinische Beratung dar und sollte auch nicht als solcher benutzt werden. Wenn Sie medizinischen Rat einholen wollen, konsultieren Sie bitte einen qualifizierten Arzt oder eine qualifizierte Ärztin. Der Verlag und die Autorin haften für keine nachteiligen Auswirkungen, die in einem direkten oder indirekten Zusammenhang mit den Informationen stehen, die in diesem Buch enthalten sind.

Ausschließlich zum Zweck der besseren Lesbarkeit wurde auf eine genderspezifische Schreibweise sowie eine Mehrfachbezeichnung verzichtet. Alle personenbezogenen Bezeichnungen sind somit geschlechtsneutral zu verstehen.

Originalausgabe
3. Auflage 2026

Türkenstraße 89
80799 München
Tel.: 089 651285-0

Redaktion: Diane Zilliges
Umschlaggestaltung: Sonja Stiefel
Umschlagabbildung: Shutterstock/pro500, A-Star
Abbildungen im Innenteil: S. 16: Shutterstock/Rusanova Svetlana; S. 21: Shutterstock/logika600; S. 25, 41 (Nebenniere): Shutterstock/Tartila; S.3 1: Shutterstock/chaiyo12; S. 40, 45: Shutterstock/inspiring.team; S. 41: Shutterstock/ilusmedical (Rückenmark), Shutterstock/Pikovit; S. 58: Shutterstock/Mark Skitsky, Shutterstock/Oleksandr Panasovskyi; S. 185: Shutterstock/ODE.Studio (Haut); Shutterstock/technical tiger, Shutterstock/yayasya (Leber, Nieren), Shutterstock/art4stock, Shutterstock/zombiu26, S. 237: Thays Wilkens
Layout und Satz: feschart print- und webdesign, Michaela Röhler, Leopoldshöhe
Druck: Florjancic Tisk d.o.o., Slowenien
Printed in the EU

ISBN Print 978-3-7423-2882-3
ISBN E-Book (EPUB, Mobi) 978-3-7453-2656-7